常用中药材及饮片验收标准图谱

王云龙　刘春生　主编

化学工业出版社
·北京·

内容简介

《常用中药材及饮片验收标准图谱》是针对近年来中药材与饮片性状鉴别出现的新情况和新问题，广泛收集样品，并进行全面系统的比较、归纳整理、编撰而成的。全书共整理约370个品种，大部分品种均列有药材和饮片部分，少部分品种还列有伪品或掺伪品，有的品种将野生品和栽培品在性状上的不同以及不同产地、栽培变异、不同加工炮制方法导致的性状差异或与《中华人民共和国药典》（简称《中国药典》）性状描述有出入的地方在附注里作了适当说明，对从事药品检验、中药生产和经营及科研或教学的同仁具有现实参考价值。

本书适合中药材及饮片生产、经营企业、中药材种植企业等相关从业人员，以及对中医药文化感兴趣的大众阅读参考。

图书在版编目（CIP）数据

常用中药材及饮片验收标准图谱 / 王云龙，刘春生主编. -- 北京 : 化学工业出版社，2026. 1. -- ISBN 978-7-122-49325-5

Ⅰ. R282. 5-64

中国国家版本馆CIP数据核字第2025JF5492号

责任编辑：王嘉一　迟　蕾　李植峰
责任校对：李　爽
装帧设计：王晓宇

出版发行：化学工业出版社
（北京市东城区青年湖南街13号　邮政编码100011）
印　　装：河北京平诚乾印刷有限公司
787mm×1092mm　1/16　印张16¼　字数420千字
2026年3月北京第1版第1次印刷

购书咨询：010-64518888　　售后服务：010-64518899
网　　址：http://www.cip.com.cn
凡购买本书，如有缺损质量问题，本社销售中心负责调换。

定　　价：198.00元　

《常用中药材及饮片验收标准图谱》

编写人员

主　编　王云龙　刘春生

副主编　杨立志　陈立柱　朱著亮

编　者（以姓氏笔画为序）

王云龙　鸡西市药品检验中心

曲楠楠　鸡西市药品检验中心

朱著亮　鸡西鸡矿医院

刘春生　北京中医药大学

许世伟　鸡西市药品检验中心

孙　欣　鸡西市药品检验中心

孙　菲　鸡西市药品检验中心

李延雪　鸡西市药品检验中心

杨立志　鸡西市药品检验中心

张　宇　鸡西市药品检验中心

陈立柱　鸡西市药品检验中心

邵礼梅　鸡西市药品检验中心

林晓婷　广州医科大学附属第一医院

房　岐　北京中医药大学

赵　跃　鸡西市药品检验中心

姜雪敏　鸡西市药品检验中心

徐占方　鸡西市药品检验中心

郭　爽　鸡西市药品检验中心

前言
PREFACE

中药是在中医理论指导下用于预防和治疗疾病的重要武器，中药的质量直接影响临床疗效甚至人民的生命健康。新修订的《中华人民共和国药品管理法》加大了对生产和经营领域假冒伪劣药品的处罚力度，促进了中药行业质量意识的提升，我国中药材及饮片的质量合格率呈现出稳步提升的良好发展态势。虽然《中国药典》2025 年版一部在质量标准体系上得到很大完善，但随着中药产业的持续发展，中药材及饮片的质量出现了很多新的问题和挑战，比如同属近缘种相混用，栽培品与野生品的性状出入较大，采用现代炮制工艺与传统炮制工艺导致的饮片性状不同，还有一些掺伪、染色和增重问题，这些不仅影响药品质量和临床疗效，也给药品检验和验收工作带来一定困难。

本书针对目前基层药材市场出现的以上几种常见问题，结合我们近几年在检验过程中遇到的药材及饮片各种质量情况，共整理约 370 个常见中药品种，按药用部位分九大类，为了便于区别和比较，将易混品种和相似品种编排在一起，所有品种均采用高清彩图，针对细小种子和花类等肉眼不易观察的中药品种采用体视镜进行了局部放大，每幅图片均带有比例尺，重要鉴别要点用数字进行了标注，并与文字描述相对应。文字描述方面基本上以《中国药典》2025 年版一部为蓝本，多数品种对药材及饮片性状进行了分别描述，因为个别药材和饮片收集困难，所以本书会出现只有药材或饮片鉴别要点的情况。部分品种结合新情况和新问题进行了适当的补充和细化，部分品种在性状描述后以附注的形式做了适当说明。针对近些年容易出现质量问题的品种进行了伪品和掺伪品的举例。中药材及饮片检验标准主要包括《中国药典》、部颁标准和地方标准，具体执行什么标准需根据实际检品信息而定，因为我们在开展药品检验过程中所涉及的品种绝大多数执行的标准为《中国药典》标准，所以本书中的伪品和掺伪品均指依据《中国药典》性状检验不符合规定的品种，在此提醒广大同仁在开展药品检验和验收时应先根据检品信息明确品种的执行标准。

本书图文并茂，针对性和实用性较强，适合药品检验机构、中药生产和经营企业、医疗机构及医药高等院校等单位开展中药检验、验收和教学的参考使用。

本书得到了北京中医药大学中药鉴定专家刘春生老师的指导，在品种的选择和图片的拍摄方面得到了鸡西市药品检验中心各位同事的帮助，在此一并表示感谢！

由于水平所限，加之时间仓促，本书内容及评析观点如有不当之处，恳请广大读者批评指正。

编者

2025 年 10 月

目 录

CONTENTS

一、根及根茎类 001 ~ 094

三、茎木和髓类 150～161

四、皮类 162～179

五、叶及花类 180 ~ 202

六、全草类 203 ~ 225

七、动物类 226 ~ 237

八、矿物类 238 ~ 242

九、菌类、树脂类及其他类 243 ~ 249

一、根及根茎类

巴戟天

【来源】本品为茜草科植物巴戟天 *Morinda officinalis* How 的干燥根。全年均可采挖，洗净，除去须根，晒至六七成干，轻轻捶扁，晒干。

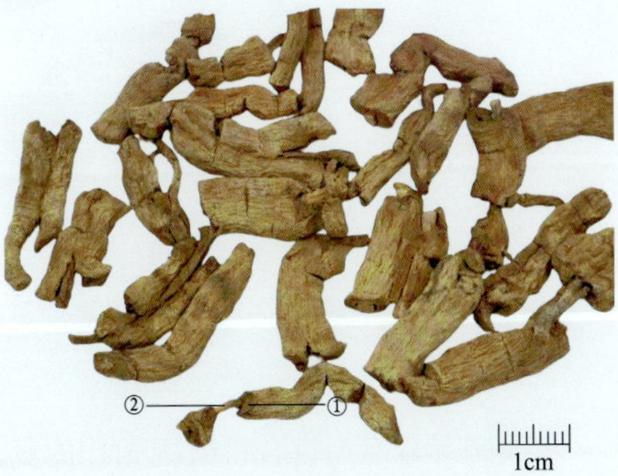

【药材鉴别要点】本品为扁圆柱形，略弯曲，长短不等，直径 0.5 ～ 2cm。表面灰黄色或暗灰色，具纵纹和横裂纹，有的皮部横向断离露出木部；质韧，①断面皮部厚，紫色或淡紫色，易与木部剥离；②木部坚硬，黄棕色或黄白色，直径 1 ～ 5mm。气微，味甘而微涩。

【饮片鉴别要点】

巴戟肉　本品呈扁圆柱形短段或不规则块，表面灰黄色或暗灰色，具密集的横皱纹，可见纵纹和横裂纹。切面皮部厚，紫色或淡紫色，中空。气微，味甘而微涩。

附注：巴戟肉横皱纹为抽除木心所致，应注意与恩施巴戟相区别。

巴戟肉掺伪品　为掺有部分未完全去除木心的药材。

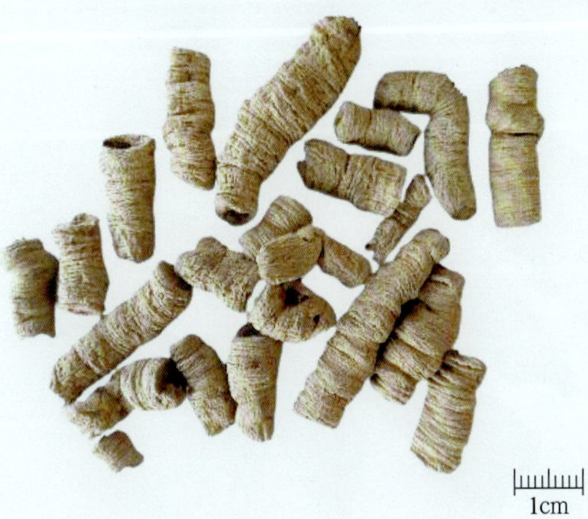

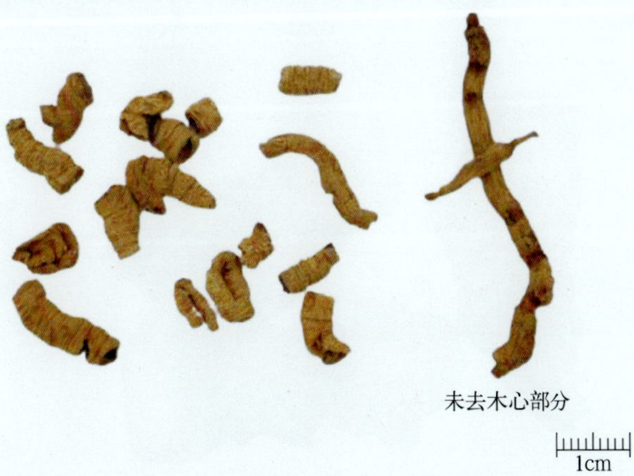

菝葜

【来源】本品为百合科植物菝葜 *Smilax china* L. 的干燥根茎。秋末至次年春采挖，除去须根，洗净，晒干或趁鲜切片，干燥。

【饮片鉴别要点】本品呈不规则的片。外表皮黄棕色或紫棕色，①可见残留刺状须根残基或细根。切面棕黄色或红棕色，纤维性，②可见点状维管束。质硬，折断时有粉尘飞扬。气微，味微苦、涩。

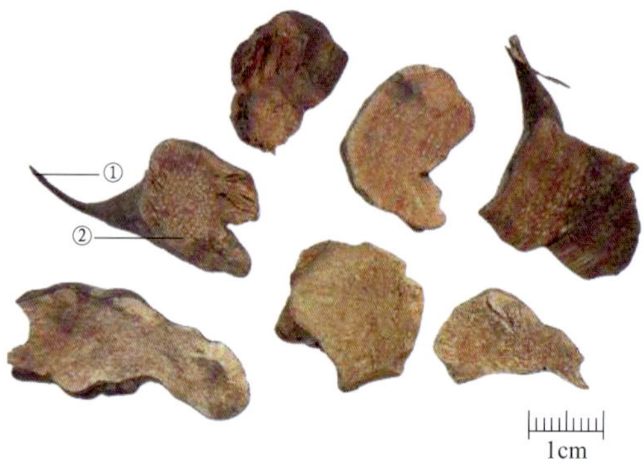

土茯苓

【来源】本品为百合科植物光叶菝葜 *Smilax glabra* Roxb. 的干燥根茎。夏、秋二季采挖，除去须根，洗净，干燥；或趁鲜切成薄片，干燥。

【药材鉴别要点】本品略呈圆柱形，稍扁或呈不规则条块，有结节状隆起，①具短分枝，长 5 ～ 22cm，直径 2 ～ 5cm。表面黄棕色或灰褐色，凹凸不平，②有坚硬的须根残基，分枝顶端或有圆形芽痕，有的外皮现不规则裂纹，并有残留的鳞叶。切片，呈长圆形或不规则，边缘不整齐。切面黄白色或红棕色，粉性，可见点状维管束及多数小亮点；质坚硬，略韧，折断时有粉尘飞扬，以水湿润后有黏滑感。气微，味微甘、涩。

【饮片鉴别要点】与趁鲜切片药材性状特征相同。

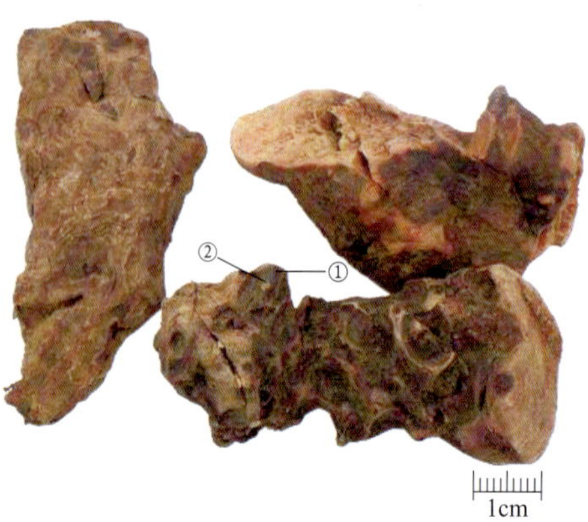

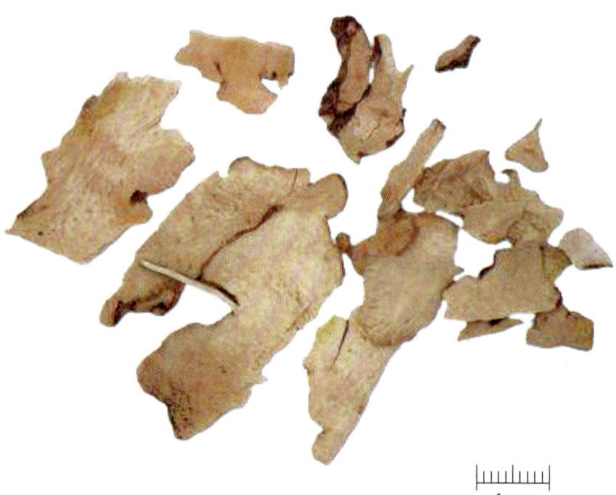

白附子

【来源】本品为天南星科植物独角莲 *Typhonium giganteum* Engl. 的干燥块茎。秋季采挖，除去须根和外皮，晒干。

【饮片鉴别要点】

制白附子　本品为类圆形或椭圆形厚片，直径 1 ～ 3cm。残留的外表皮淡棕色，略粗糙，①有的可见有环纹及须根痕，有的可见顶端有茎痕或芽痕。质坚硬，切面黄白色，②可见短线状维管束，角质。气微，味淡、微有麻舌感。

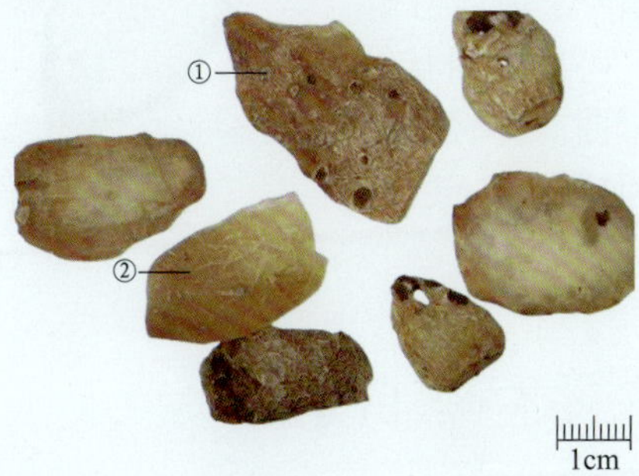

白及

【来源】本品为兰科植物白及 *Bletilla striata* (Thunb.) Reichb. f. 的干燥块茎。夏、秋二季采挖，除去须根，洗净，置沸水中煮或蒸至无白心，晒至半干，除去外皮，晒干。

【药材鉴别要点】本品呈不规则扁圆形，①多有 2 ～ 3 个爪状分枝，长 1.5 ～ 5cm，厚 0.5 ～ 1.5cm。表面灰白色或黄白色，②有数圈同心环节和棕色点状须根痕，上面有突起的茎痕，下面有连接另一块茎的痕迹。质坚硬，不易折断，断面类白色，角质样。气微，味苦，嚼之有黏性。

【饮片鉴别要点】本品呈不规则的薄片。①有的可见 2 ～ 3 个爪状分枝，外表皮灰白色或黄白色，有的具同心环节。切面类白色，角质样，半透明，②维管束小点状，散生。质脆。气微，味苦，嚼之有黏性。

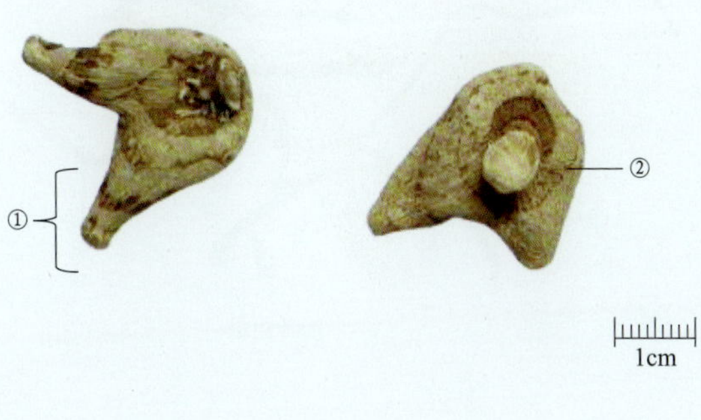

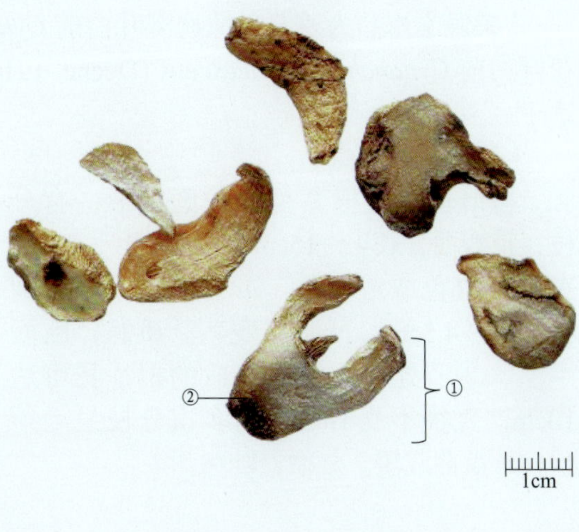

白蔹

【来源】本品为葡萄科植物白蔹 *Ampelopsis japonica* (Thunb.) Makino 的干燥块根。春、秋二季采挖，除去泥沙和细根，切成纵瓣或斜片，晒干。

【饮片鉴别要点】本品为不规则的厚片。外皮红棕色或红褐色，有纵皱纹、细横纹及横长皮孔，易层层脱落，脱落处呈淡红棕色。切面类白色或浅红棕色，可见放射状纹理，周边较厚，微翘起或略弯曲。体轻，质硬脆，易折断，折断时有粉尘飞出。气微，味甘。

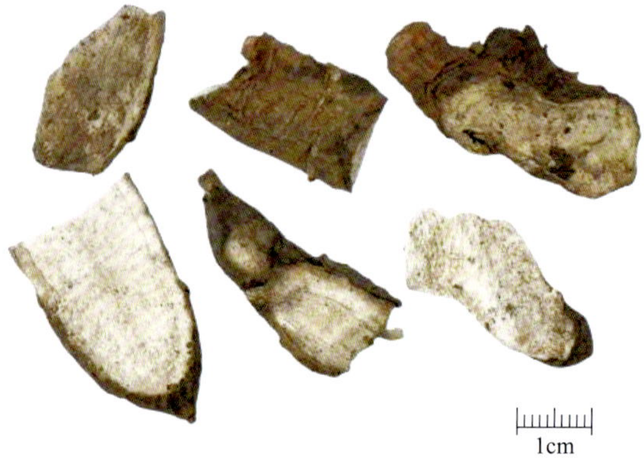

白茅根

【来源】本品为禾本科植物白茅 *Imperata cylindrica* Beauv. var. *major* (Nees) C. E. Hubb. 的干燥根茎。春、秋二季采挖，洗净，晒干，除去须根和膜质叶鞘，捆成小把。

【饮片鉴别要点】本品呈圆柱形的段。①外表皮黄白色或淡黄色，微有光泽，具纵皱纹，②有的可见稍隆起的节。切面皮部白色，多有裂隙，放射状排列，中柱淡黄色或中空，易与皮部剥离。气微，味微甜。

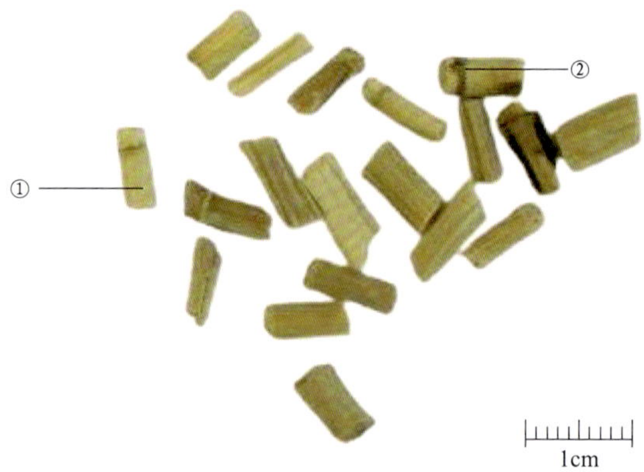

白前

【来源】本品为萝藦科植物柳叶白前 *Cynanchum stauntonii* (Decne.) Schltr. ex Lévl. 或芫花叶白前 *Cynanchum glaucescens* (Decne.) Hand. -Mazz. 的干燥根茎和根。秋季采挖，洗净，晒干。

【药材鉴别要点】

柳叶白前　根茎呈细长圆柱形，有分枝，稍弯曲，长4～15cm，直径1.5～4mm。表面黄白色或黄棕色，①节明显，②节间长1.5～4.5cm，顶端有残茎。质脆，断面中空。③节处簇生纤细弯曲的根，长可达10cm，直径不及1mm，有多次分枝呈毛须状，常盘曲成团。气微，味微甜。

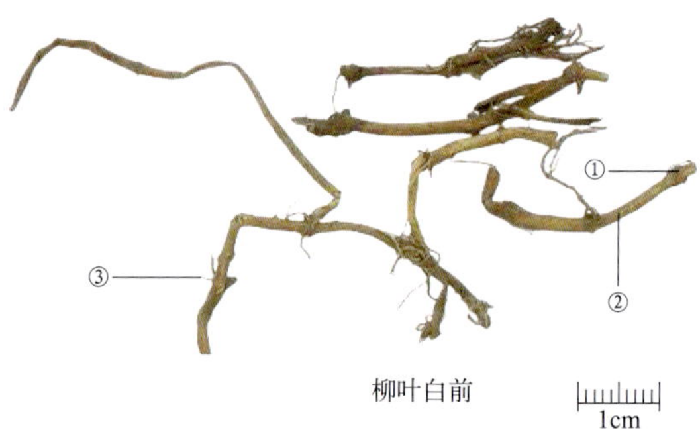

柳叶白前

芫花叶白前　根茎较短小或略呈块状；表面灰绿色或灰黄色，节间长 1 ～ 2cm。质较硬，根稍弯曲，直径约 1mm，分枝少。

【饮片鉴别要点】

柳叶白前　根茎呈细圆柱形的段，直径 1.5 ～ 4mm。表面黄白色或黄棕色，节明显。质脆，断面中空。有时节处簇生纤细的根或根痕，根直径不及 1mm。气微，味微甜。

芫花叶白前　根茎呈细圆柱形的段，表面灰绿色或灰黄色。质较硬。根直径约 1mm。

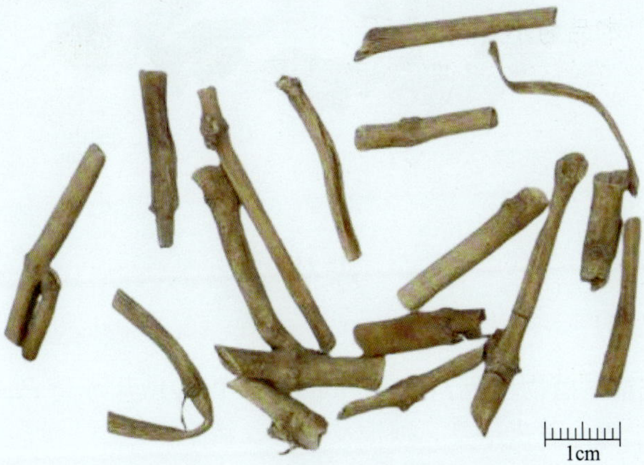

白芍

【来源】本品为毛茛科植物芍药 *Paeonia lactiflora* Pall. 的干燥根。夏、秋二季采挖，洗净，除去头尾和细根，置沸水中煮后除去外皮或去皮后再煮，晒干。

【饮片鉴别要点】

白芍　本品呈类圆形的薄片。表面淡棕红色或类白色，偶有残存的棕褐色外皮。切面微带棕红色或类白色，①形成层环明显，②可见稍隆起的筋脉纹呈放射状排列。气微，味微苦、酸。

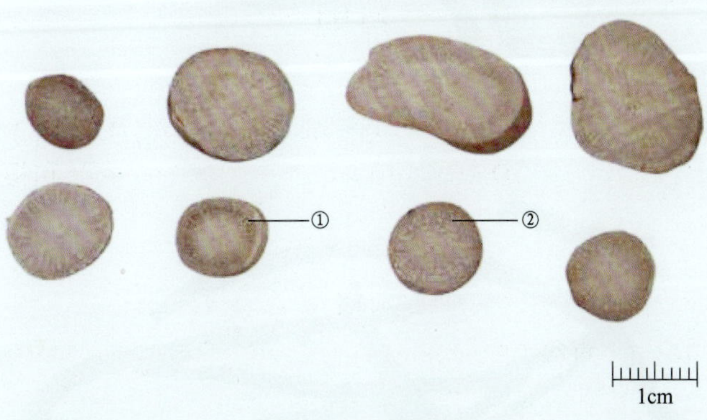

近根头切片（商品习称狗头片）　本品呈不规则的薄片。表面淡棕红色或类白色，偶有残存的棕褐色外皮。切面微带棕红色或类白色，有的中空，可见稍隆起的筋脉纹呈放射状排列。气微，味微苦、酸。

附注：狗头片可能掺有根茎切片，不易与近根头切片区别，存在一定的质量风险。

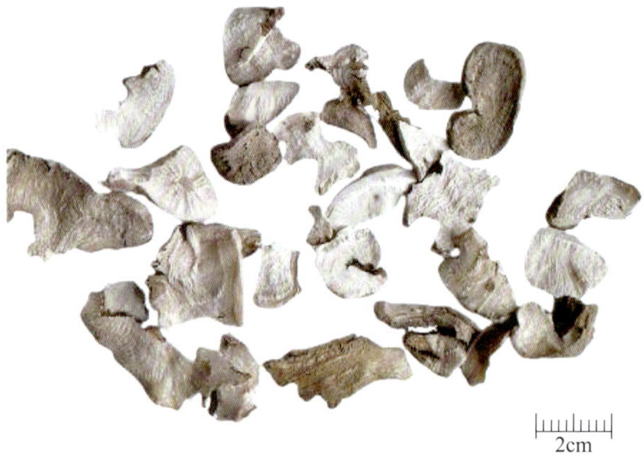

赤芍

【来源】本品为毛茛科植物芍药 *Paeonia lactiflora* Pall. 或川赤芍 *Paeonia veitchii* Lynch 的干燥根。春、秋二季采挖，除去根茎、须根及泥沙，晒干。

【药材鉴别要点】本品呈圆柱形，稍弯曲，长 5 ～ 40cm，直径 0.5 ～ 3cm。表面棕褐色，粗糙，有纵沟和皱纹，并有须根痕和横长的皮孔样突起，有的外皮易脱落。质硬而脆，易折断，断面粉白色或粉红色，皮部窄，木部放射状纹理明显，有的有裂隙。气微香，味微苦、酸涩。

附注：目前市场上赤芍来源多为芍药，川赤芍少见。

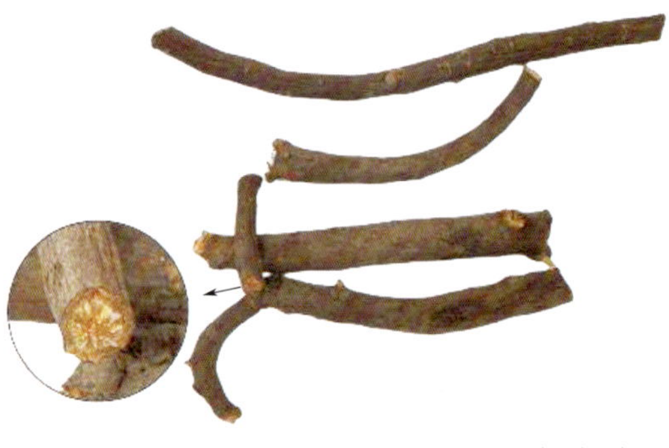

黑龙江省四年生栽培品

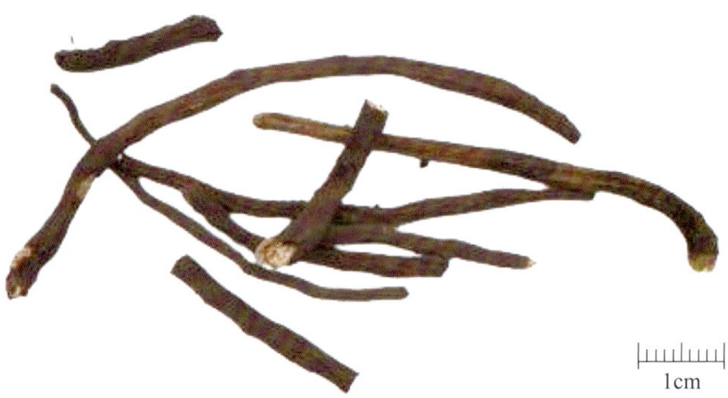

辽宁省野生品

【饮片鉴别要点】

赤芍　本品为类圆形切片，外表皮棕褐色，切面粉白色或粉红色，①皮部窄，②木部放射状纹理明显，有的有裂隙。

附注：赤芍同白芍一样同样存在近根头部切片。

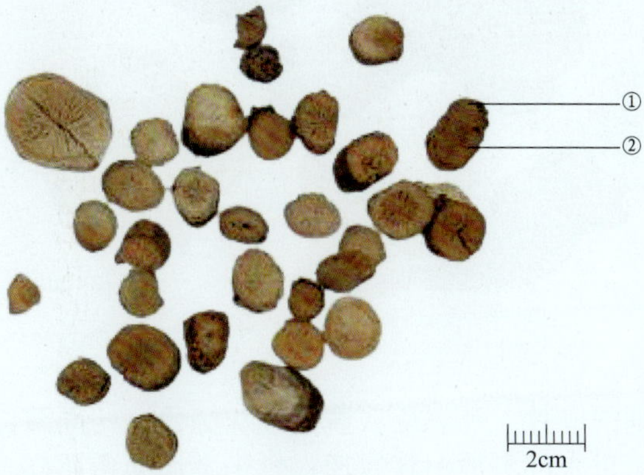

黑白芍　性状基本同赤芍，但放射状纹理及表面纵纹不如赤芍细密，通常切面颜色比赤芍白。

附注：亳州一带的家种芍药未去皮水煮多作为赤芍（黑白芍）。由于东北及内蒙古一带野生赤芍的短缺，黑白芍目前已经有一定的市场份额，依据药典是否应将其确定为赤芍的伪品学术界还存在不同观点，有待进一步验证，但人为加工使其变黑、切面颜色深的，不符合药典炮制工艺和性状要求。

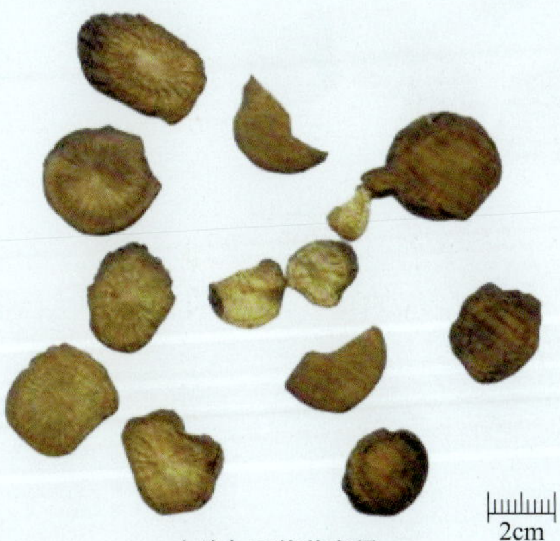

人为加工使其变黑

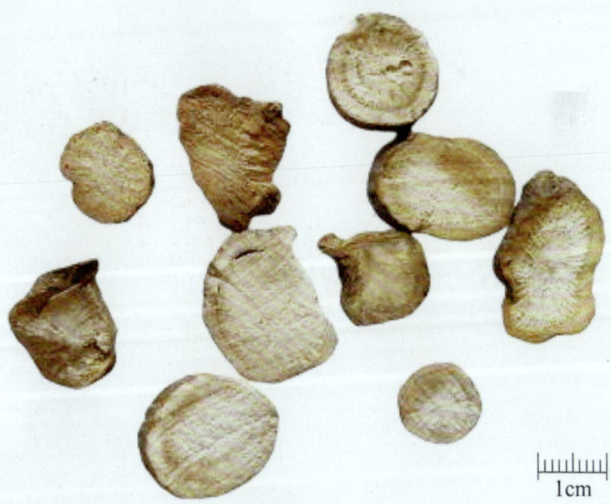

白术

【来源】本品为菊科植物白术 *Atractylodes macrocephala* Koidz. 的干燥根茎。冬季下部叶枯黄、上部叶变脆时采挖，除去泥沙，烘干或晒干，再除去须根。

【药材鉴别要点】本品为不规则的肥厚团块，长 3 ～ 13cm，直径 1.5 ～ 7cm。表面灰黄色或灰棕色，①有瘤状突起及②断续的纵皱和沟纹，③并有须根痕，顶端有残留茎基和芽痕。质坚硬不易折断，断面不平坦，黄白色至淡棕色，有棕黄色的点状油室散在；烘干者断面角质样，色较深或有裂隙。气清香，味甘、微辛，嚼之略带黏性。

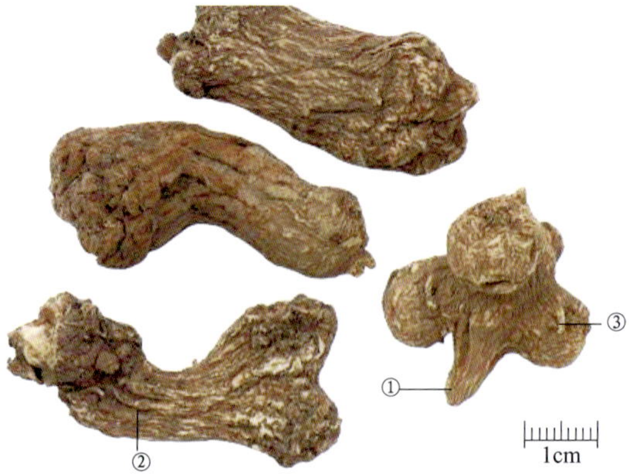

【饮片鉴别要点】

白术　本品呈不规则的厚片。外表皮灰黄色或灰棕色。切面黄白色至淡棕色，①散生棕黄色的点状油室，有的可见木部具放射状纹理；烘干者切面角质样，②色较深或有裂隙。气清香，味甘、微辛，嚼之略带黏性。

附注：白术切片中多为纵切或斜切片，故不易观察到木部的放射状纹理；药材或饮片烘干过程中，时间过长或温度过高，颜色易变深，同时水分蒸发过快，切面孔隙较多。

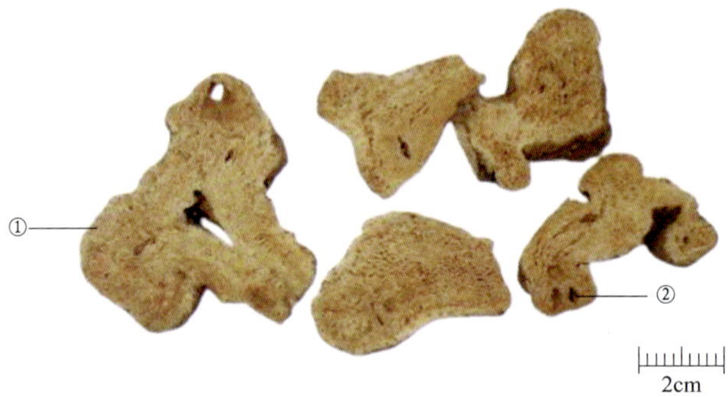

麸炒白术　本品形如白术片，表面黄棕色，偶见焦斑，有的可见木部具放射状纹理。略有焦香气和麦麸香气。

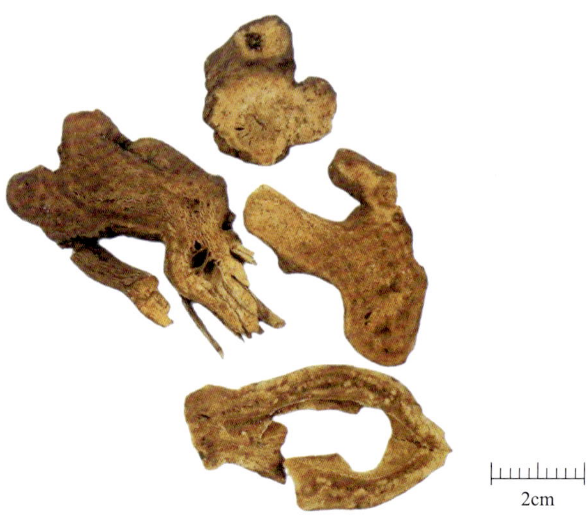

白头翁

【来源】本品为毛茛科植物白头翁 *Pulsatilla chinensis* (Bge.) Regel 的干燥根。春、秋二季采挖，除去泥沙，干燥。

【药材鉴别要点】本品呈类圆柱形或圆锥形，稍扭曲，长 6 ～ 20cm，直径 0.5 ～ 2cm。表面黄棕色或棕褐色，具不规则纵皱纹或纵沟，皮部易脱落，①露出黄色的木部，有的有网状裂纹或裂隙，近根头处常有朽状凹洞。根头部稍膨大，②有白色绒毛，③有的可见鞘状叶柄残基。质硬而脆，断面皮部黄白色或淡黄棕色，木部淡黄色。气微，味微苦涩。

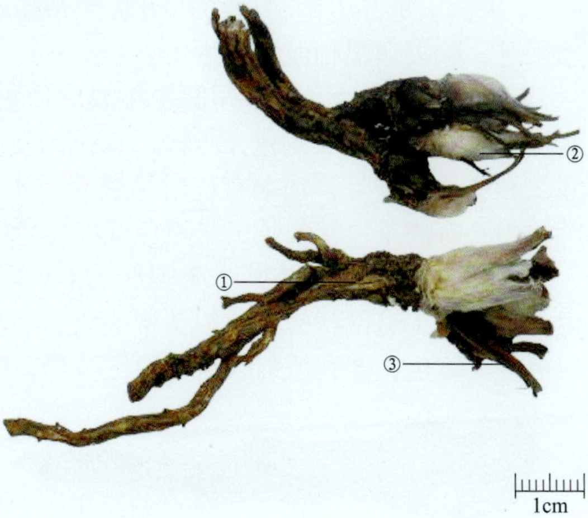

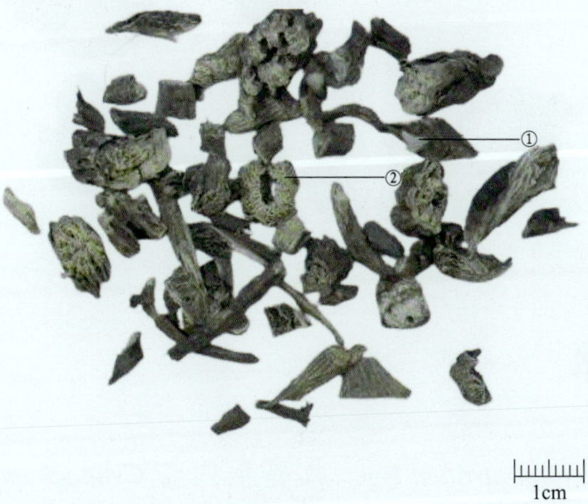

【饮片鉴别要点】

白头翁　本品呈类圆形的片。外表皮黄棕色或棕褐色，具不规则纵皱纹或纵沟，①近根头部有白色绒毛。切面皮部黄白色或淡黄棕色，②具网状裂纹或裂隙，木部淡黄色。气微，味微苦涩。

伪品——甘肃白头翁　本品为毛茛科植物大火草 *Anemone tomentosa* (Maxim.) C. P′ei 的干燥根。本品呈类圆形的厚片。外表皮灰棕色至棕褐色，粗糙，①近根头部有白色绒毛。切面皮部较厚，淡黄棕色至灰褐色，木部淡黄白色，②呈放射状排列。气特异，味苦涩。

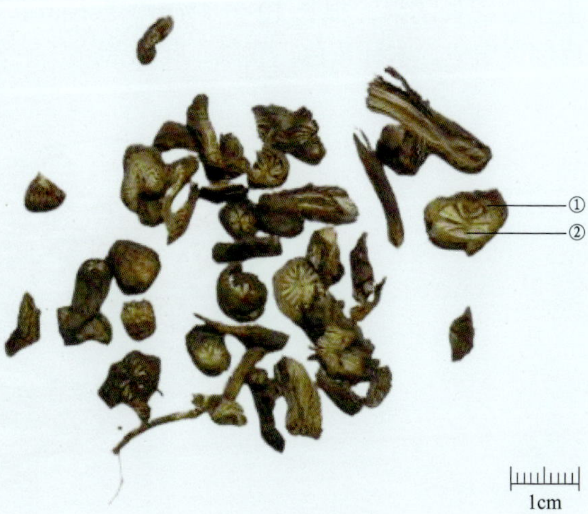

漏芦

【来源】本品为菊科植物祁州漏芦 *Rhaponticum uniflorum* (L.) DC. 的干燥根。春、秋二季采挖，除去须根和泥沙，晒干。

【药材鉴别要点】本品呈圆锥形或扁片块状，多扭曲，长短不一，直径 1 ～ 2.5cm。表面暗棕色、灰褐色或黑褐色，粗糙，具纵沟及菱形的网状裂隙，外层易剥落。根头部膨大，有残茎和鳞片状叶基，顶端有灰白色绒毛。体轻，质脆，易折断，断面不整齐，灰黄色，有裂隙，中心有的呈星状裂隙，灰黑色或棕黑色。气特异，味微苦。

【饮片鉴别要点】本品呈类圆形或不规则的厚片，直径 1 ～ 2.5cm。外表皮暗棕色至黑褐色，粗糙，①有网状裂纹。根头部膨大，有残茎和鳞片状叶基，②可见灰白色绒毛。切面黄白色至灰黄色，③有放射状裂隙。气特异，味微苦。

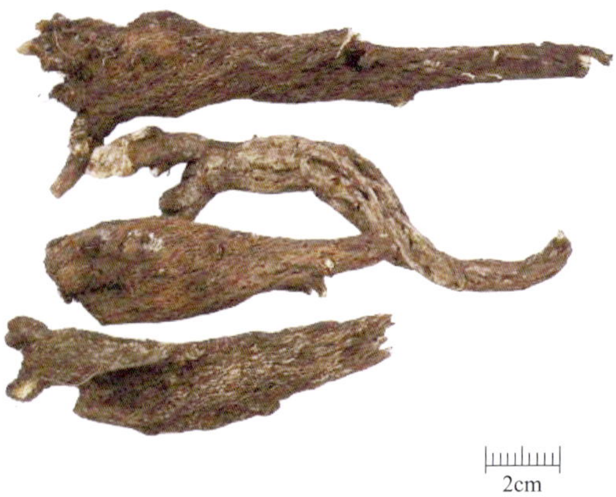

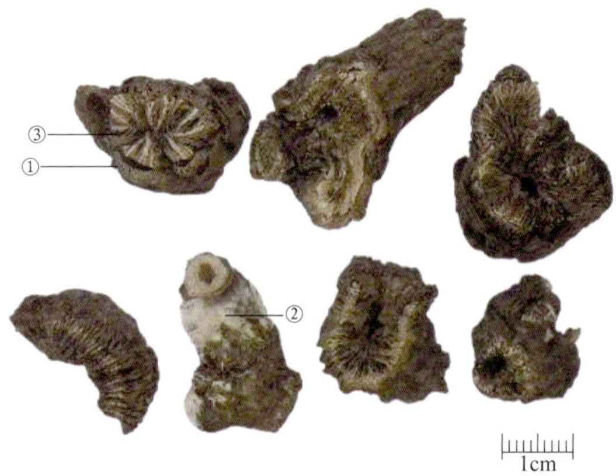

白薇

【来源】本品为萝藦科植物白薇 *Cynanchum atratum* Bge. 或蔓生白薇 *Cynanchum versicolor* Bge. 的干燥根和根茎。春、秋二季采挖，洗净，干燥。

【药材鉴别要点】本品根茎粗短，有结节，多弯曲。上面有圆形的茎痕，下面及两侧簇生多数细长的根，根长 10 ～ 25cm，直径 0.1 ～ 0.2cm。表面棕黄色。质脆，易折断，断面皮部黄白色，木部黄色。气微，味微苦。

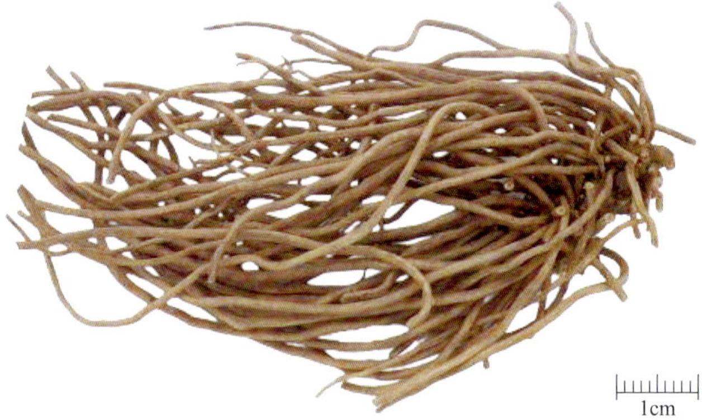

【饮片鉴别要点】本品呈不规则的段。根茎不规则形，可见圆形凹陷的茎痕，结节处残存多数簇生的根。①根细，直径小于 0.2cm，表面棕黄色。切面皮部类白色或黄白色，②木部较皮部窄小，黄色。质脆。气微，味微苦。

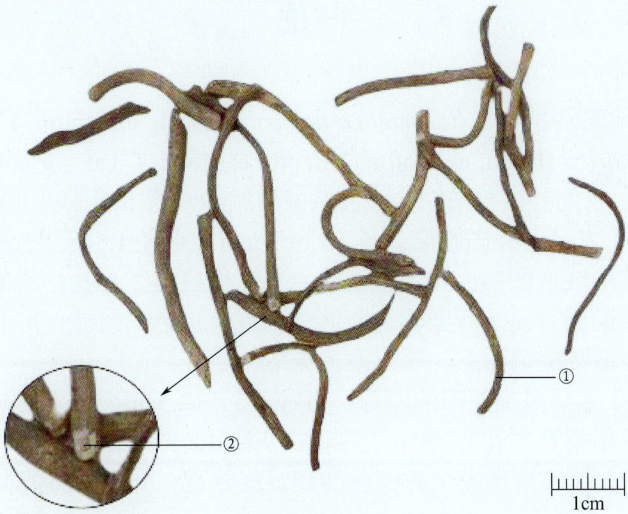

徐长卿

【来源】本品为萝藦科植物徐长卿 *Cynanchum paniculatum* (Bge.) Kitag. 的干燥根和根茎。秋季采挖，除去杂质，阴干。

【药材鉴别要点】本品①根茎呈不规则柱状，有盘节，长 0.5 ～ 3.5cm，直径 2 ～ 4mm。有的顶端带有残茎，细圆柱形，长约 2cm，直径 1 ～ 2mm，断面中空；根茎节处周围着生多数根。②根呈细长圆柱形，弯曲，长 10 ～ 16cm，直径 1 ～ 1.5mm。表面淡黄白色至淡棕黄色或棕色，具微细的纵皱纹，并有纤细的须根。质脆，易折断，断面粉性，皮部类白色或黄白色，形成层环淡棕色，木部细小。气香，味微辛凉。

【饮片鉴别要点】本品呈不规则的段。①根茎有节，四周着生多数根。②根圆柱形，表面淡黄白色至淡棕黄色或棕色，有细纵皱纹。切面粉性，皮部类白色或黄白色，形成层环淡棕色，木部细小。气香，味微辛凉。

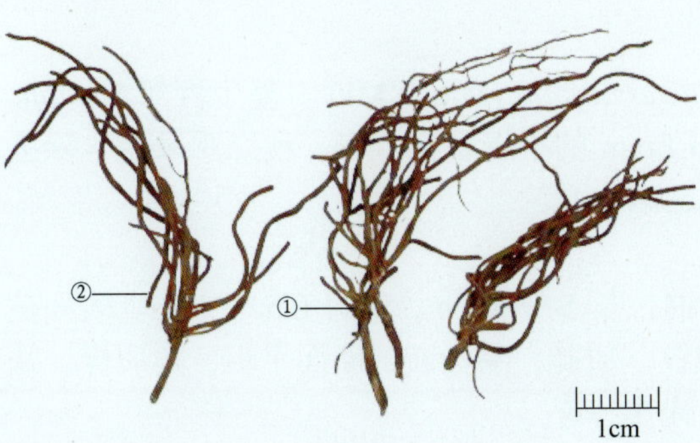

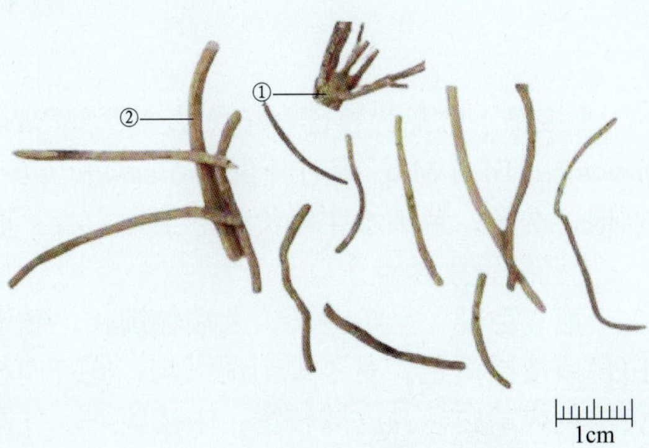

附注：徐长卿和白薇为同科属植物，药材和饮片性状相似，只有气味不同，徐长卿因含有丹皮酚，故可闻到类似牡丹皮的气味。

白芷

【来源】本品为伞形科植物白芷 *Angelica dahurica* (Fisch. ex Hoffm.) Benth. et Hook. f. 或杭白芷 *Angelica dahurica* (Fisch. ex Hoffm.) Benth. et Hook. f. var. *formosana* (Boiss.) Shan et Yuan 的干燥根。夏、秋间叶黄时采挖，除去须根和泥沙，晒干或低温干燥。

【药材鉴别要点】本品呈长圆锥形，长 10 ～ 25cm，直径 1.5 ～ 2.5cm。表面灰棕色或黄棕色，根头部钝四棱形或近圆形，具①纵皱纹、②支根痕及③皮孔样的横向突起，有的排列成四纵行。顶端有凹陷的茎痕。质坚实，断面白色或灰白色，粉性，形成层环棕色，近方形或近圆形，皮部散有多数棕色油点。气芳香，味辛、微苦。

【饮片鉴别要点】本品呈类圆形的厚片，直径 1.5 ～ 2.5cm。外表皮灰棕色或黄棕色，具纵皱纹，有的可见支根痕及皮孔样的横向突起。切面白色或灰白色，具粉性，①形成层环棕色，近方形或近圆形，②皮部散有多数棕色油点。气芳香，味辛、微苦。

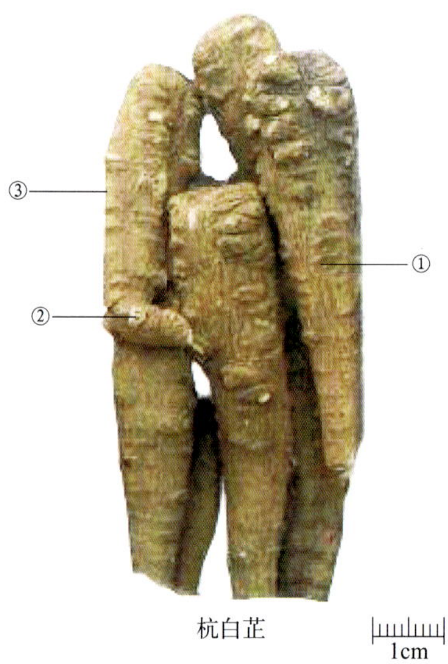

杭白芷

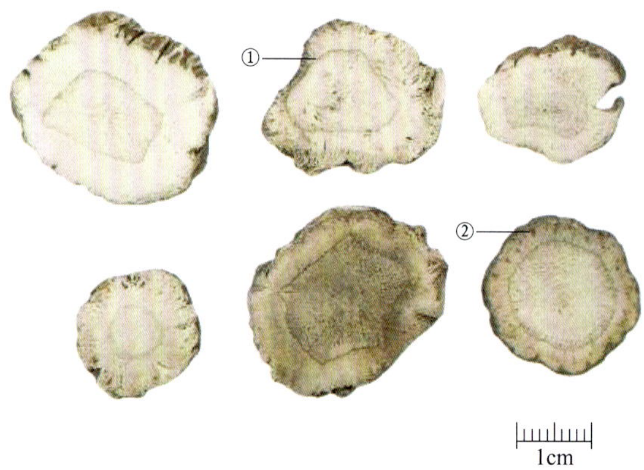

百部

【来源】本品为百部科植物直立百部 *Stemona sessilifolia* (Miq.) Miq.、蔓生百部 *Stemona japonica* (Bl.) Miq. 或对叶百部 *Stemona tuberosa* Lour. 的干燥块根。春、秋二季采挖，除去须根，洗净，置沸水中略烫或蒸至无白心，取出，晒干。

【药材鉴别要点】

直立百部　呈纺锤形，上端较细长，皱缩弯曲，长 5 ～ 12cm，直径 0.5 ～ 1cm。表面黄白色或淡棕黄色，有不规则深纵沟，间或有横皱纹。质脆，易折断，断面平坦，角质样，淡黄棕色或黄白色，皮部较宽，中柱扁缩。气微，味甘、苦。

蔓生百部　两端稍狭细，表面多不规则皱褶和横皱纹。

对叶百部　呈长纺锤形或长条形，长 8 ～ 24cm，直径 0.8 ～ 2cm。表面浅黄棕色至灰棕色，具浅纵皱纹或不规则纵槽。质坚实，断面黄白色至暗棕色，中柱较大，髓部类白色。

【饮片鉴别要点】本品呈不规则厚片或不规则条形斜片；表面灰白色、棕黄色，有深纵皱纹；切面灰白色、淡黄棕色或黄白色，角质样；皮层较厚，中柱扁缩，质韧软。气微，味甘、苦。

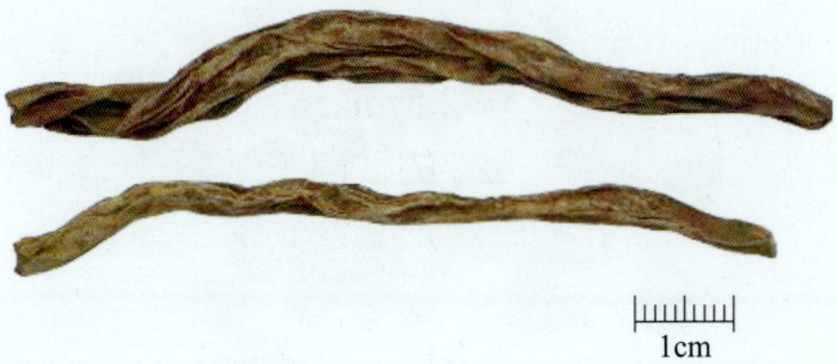

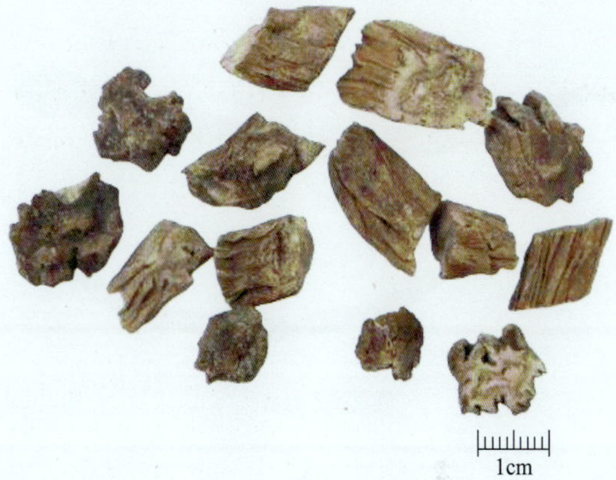

百合

【来源】本品为百合科植物卷丹 *Lilium lancifolium* Thunb.、百合 *Lilium brownii* F. E. Brown var. *viridulum* Baker 或细叶百合 *Lilium pumilum* DC. 的干燥肉质鳞叶。秋季采挖，洗净，剥取鳞叶，置沸水中略烫，干燥。

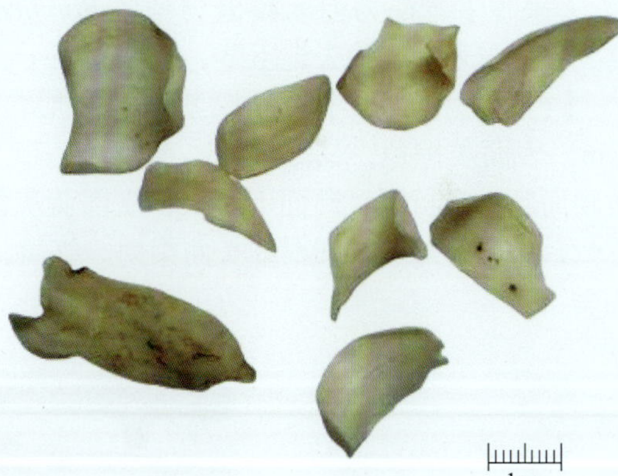

【药材（饮片）鉴别要点】本品呈长椭圆形，长 2 ～ 5cm，宽 1 ～ 2cm，中部厚 1.3 ～ 4mm。表面黄白色至淡棕黄色，有的微带紫色，有数条纵直平行的白色维管束。顶端稍尖，基部较宽，边缘薄，微波状，略向内弯曲。质硬而脆，断面较平坦，角质样。气微，味微苦。

附注：图中百合产于湖南省隆回县，因瓣形肥大而弯曲，色泽洁白至宝黄，形似龙牙，故称“龙牙百合”。

板蓝根

【来源】本品为十字花科植物菘蓝 *Isatis indigotica* Fort. 的干燥根。秋季采挖，除去泥沙，晒干。

【药材鉴别要点】本品呈圆柱形，稍扭曲，长 10 ～ 20cm，直径 0.5 ～ 1cm。表面淡灰黄色或淡棕黄色，有纵皱纹、横长皮孔样突起及支根痕。根头略膨大，可见暗绿色或暗棕色轮状排列的叶柄残基和密集的疣状突起。体实，质略软，断面皮部黄白色，木部黄色。气微，味微甜后苦涩。

【饮片鉴别要点】本品呈圆形的厚片。外表皮淡灰黄色至淡棕黄色，有纵皱纹。①切面皮部黄白色，②木部黄色。气微，味微甜后苦涩。

附注：板蓝根靠近根头部的木心较大，皮部较薄。

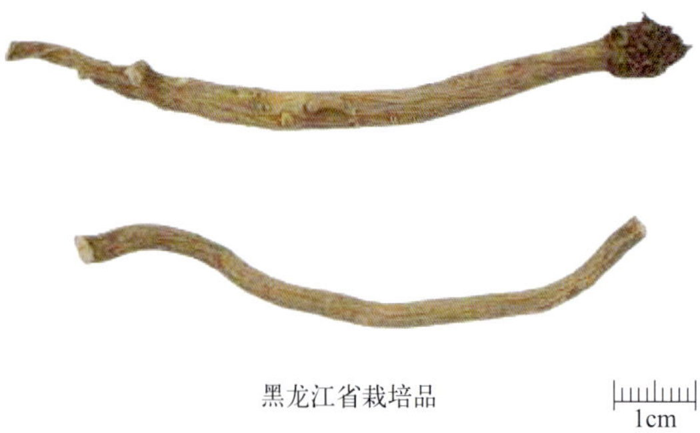

黑龙江省栽培品

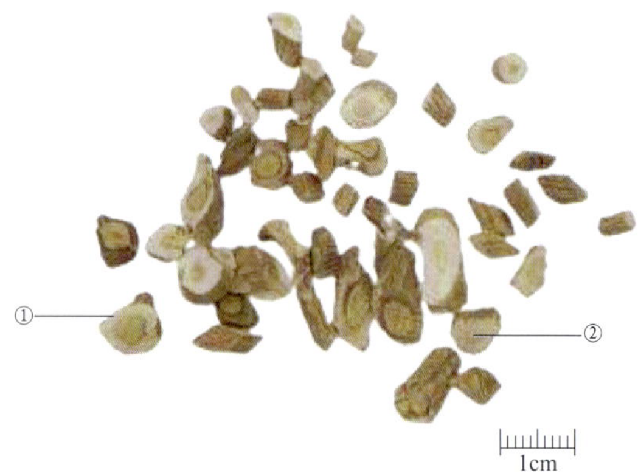

南板蓝根

【来源】本品为爵床科植物马蓝 *Baphicacanthus cusia* (Nees) Bremek. 的干燥根茎和根。夏、秋二季采挖，除去地上茎，洗净，晒干。

【药材鉴别要点】本品根茎呈类圆形，多弯曲，有分枝，长 10 ～ 30cm，直径 0.1 ～ 1cm。表面灰棕色，具纵皱纹；节膨大，节上长有细根或茎残基；外皮易剥落，呈蓝灰色。质硬而脆，易折断，断面不平坦，皮部蓝灰色，木部灰蓝色至淡黄褐色，中央有髓。根粗细不一，弯曲有分枝，细根细长而柔韧。气微，味淡。

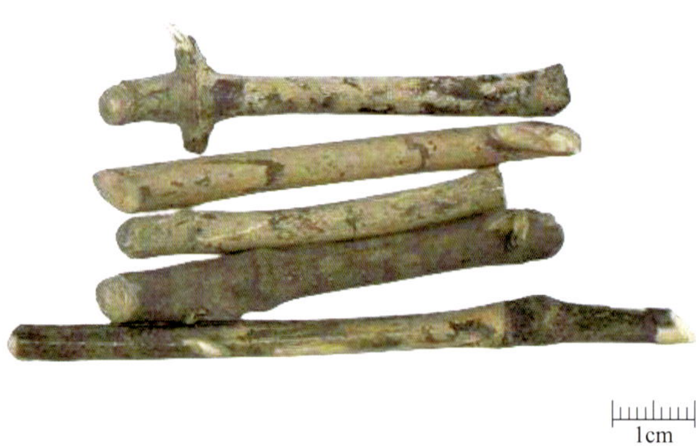

半夏

【来源】本品为天南星科植物半夏 *Pinellia ternata* (Thunb.) Breit. 的干燥块茎。夏、秋二季采挖，洗净，除去外皮和须根，晒干。

【药材鉴别要点】本品呈类球形，有的稍偏斜，直径 1 ～ 1.5cm，表面白色或浅黄色，①顶端有凹陷的茎痕，②周围密布麻点状根痕；下面钝圆，较光滑。质坚实，断面洁白，富粉性。气微，味辛辣、麻舌而刺喉。

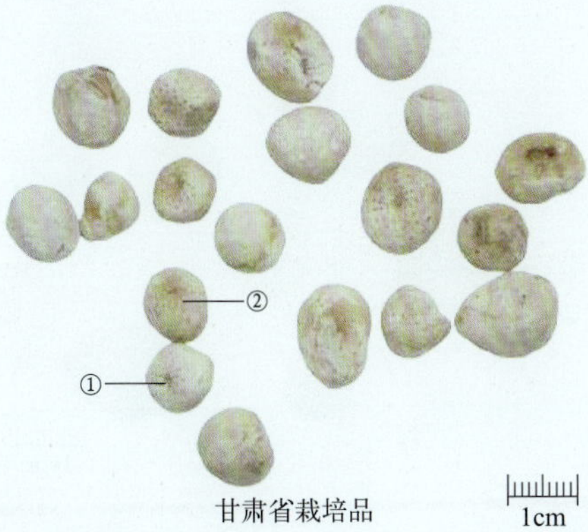

甘肃省栽培品

【饮片鉴别要点】

清半夏　本品呈椭圆形、类圆形或不规则的片。切面淡灰色至灰白色或黄白色至黄棕色，可见灰白色点状或短线状维管束迹，有的残留栓皮处下方显淡紫红色斑纹。质脆，易折断，断面略呈粉性或角质样。气微，味微涩、微有麻舌感。

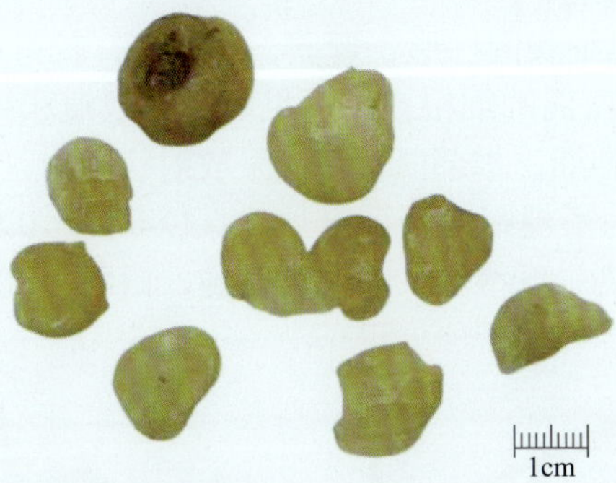

伪品——清水半夏　为天南星科植物鞭檐犁头尖 *Typhonium flagelliforme* (Lodd.) Blume 的干燥块茎。本品呈椭圆形、类三角形或不规则的片。切面粉白色至灰白色。

附注：清水半夏一般相比清半夏直径小，有的可见顶端细尖。

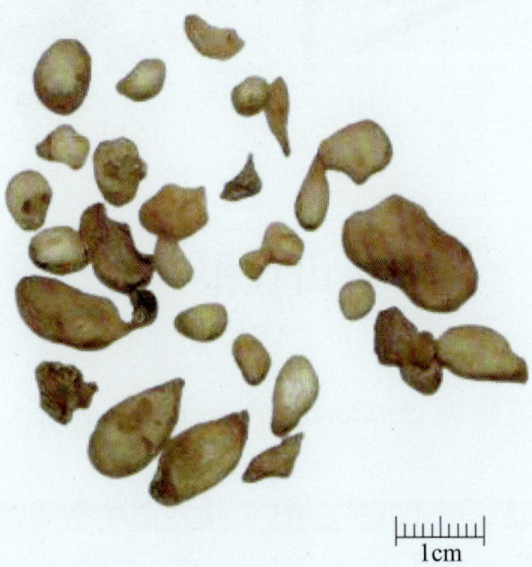

法半夏　本品呈类球形或破碎成不规则颗粒状，完整者直径 1 ～ 1.5cm。表面淡黄白色、黄色或棕黄色。①顶端有凹陷的茎痕，②周围密布麻点状根痕；下面钝圆。质较松脆或硬脆，断面黄色或淡黄色，颗粒者质稍硬脆。气微，味淡略甘、微有麻舌感。

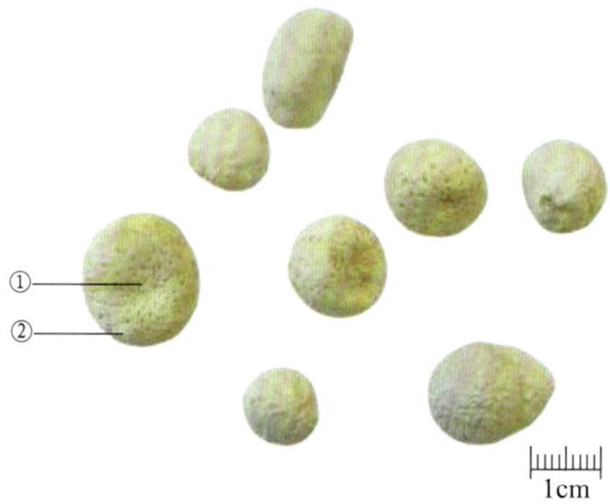

北豆根

【来源】本品为防己科植物蝙蝠葛 *Menispermum dauricum* DC. 的干燥根茎。春、秋二季采挖，除去须根和泥沙，干燥。

【药材鉴别要点】本品呈细长圆柱形，弯曲，有分枝，长可达 50cm，直径 0.3 ～ 0.8cm。表面黄棕色至暗棕色，多有弯曲的细根，并可见突起的根痕和纵皱纹，外皮易剥落。质韧，不易折断，断面不整齐，纤维细，木部淡黄色，呈放射状排列，中心有髓。气微，味苦。

【饮片鉴别要点】本品为不规则的圆形厚片，直径 0.3 ～ 0.8cm。表面淡黄色至棕褐色，①木部淡黄色，呈放射状排列，纤维性，②中心有髓，白色。气微，味苦。

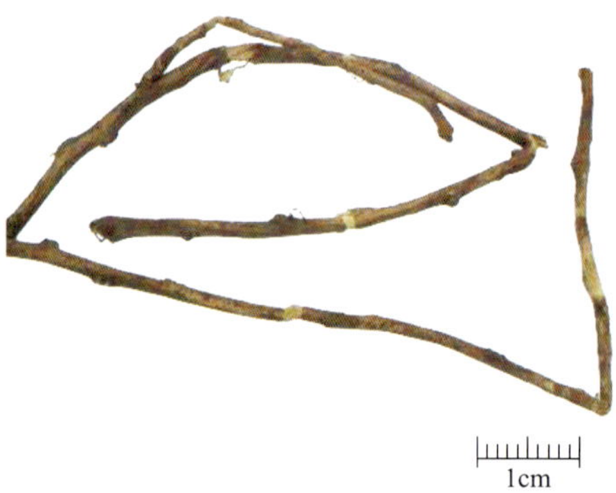

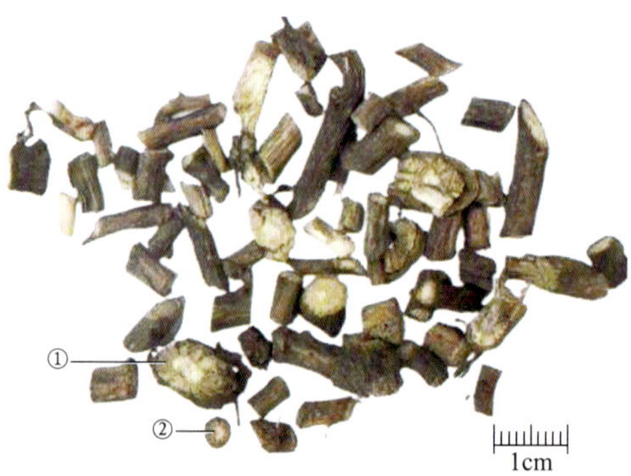

山豆根

【来源】本品为豆科植物越南槐 *Sophora tonkinensis* Gagnep. 的干燥根和根茎。秋季采挖，除去杂质，洗净，干燥。

【药材鉴别要点】本品①根茎呈不规则的结节状，顶端常残存茎基，其下着生根数条。根呈长圆柱形，常有分枝，长短不等，直径 0.7 ～ 1.5cm。表面棕色至棕褐色，②有不规则的纵皱纹及横长皮孔样突起。质坚硬，难折断，断面皮部浅棕色，木部淡黄色。有豆腥气，味极苦。

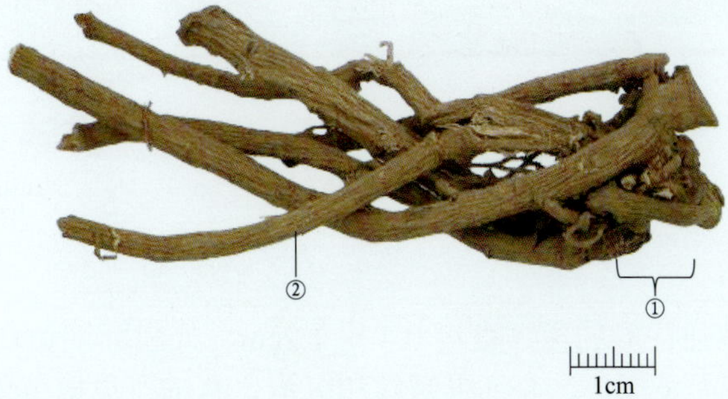

【饮片鉴别要点】本品呈不规则的类圆形厚片。①外表皮棕色至棕褐色，有不规则的纵皱纹，有的可见横长皮孔样突起。②切面皮部浅棕色，③木部淡黄色。有豆腥气，味极苦。

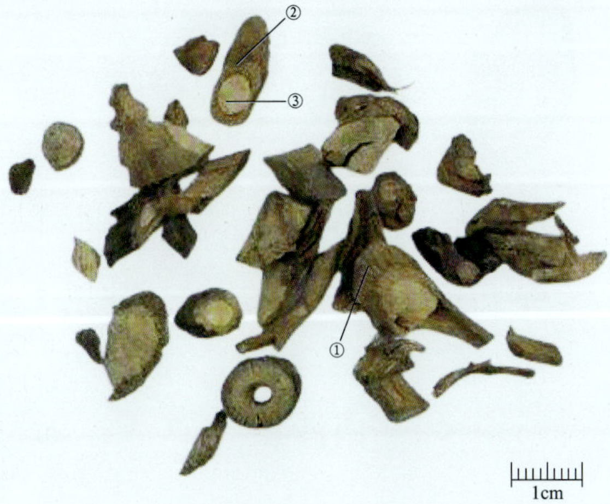

北沙参

【来源】本品为伞形科植物珊瑚菜 *Glehnia littoralis* Fr. Schmidt ex Miq. 的干燥根。夏、秋二季采挖，除去须根，洗净，稍晾，置沸水中烫后，除去外皮，干燥；或洗净直接干燥。

【药材鉴别要点】本品呈细长圆柱形，偶有分枝，长 15 ～ 45cm，直径 0.4 ～ 1.2cm。表面淡黄白色，略粗糙，偶有残存外皮，未去外皮的表面黄棕色。全体有细纵皱纹和纵沟，①并有棕黄色点状细根痕及皮孔样突起；②顶端常留有黄棕色根茎残基；上端稍细，中部略粗，下部渐细。质坚脆，易折断，断面皮部浅黄白色，形成层环棕黄色至深褐色，木部黄色。气特异，味微甘。

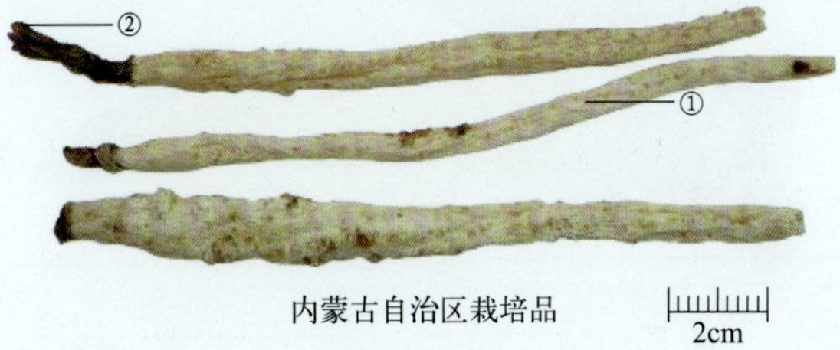

内蒙古自治区栽培品

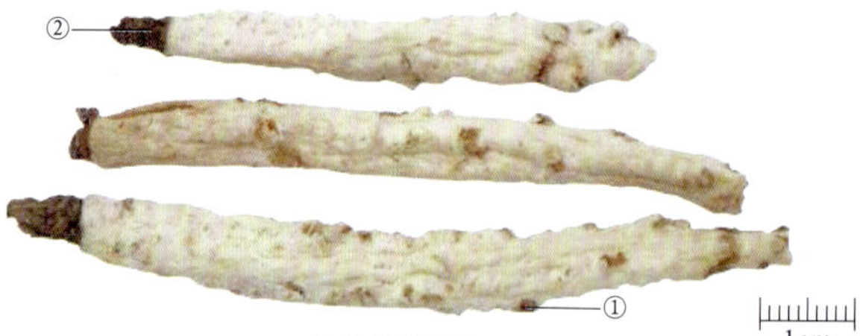

河北省栽培品

【饮片鉴别要点】

北沙参　本品呈圆柱形的段，直径 0.4 ～ 1.2cm。外表面淡黄白色，略粗糙，偶有残存外皮，未去外皮的表面黄棕色，有细纵皱纹和纵沟，有的可见棕黄色点状细根痕；有的可见顶端留有黄棕色根茎残基；切面皮部浅黄白色，形成层环棕黄色至深褐色，木部黄色部分中间有裂隙或空洞。气特异，味微甘。

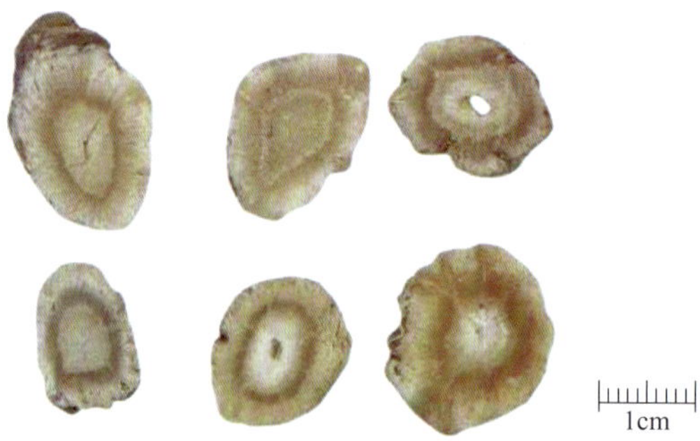

南沙参

【来源】本品为桔梗科植物轮叶沙参 *Adenophora tetraphylla* (Thunb.) Fisch. 或沙参 *Adenophora stricta* Miq. 的干燥根。春、秋二季采挖，除去须根，洗后趁鲜刮去粗皮，洗净，干燥。

【药材鉴别要点】本品呈圆锥形或圆柱形，略弯曲，长 7 ～ 27cm，直径 0.8 ～ 3cm。表面黄白色或淡棕黄色，凹陷处常有残留粗皮，①上部多有深陷横纹，呈断续的环状，下部有纵纹和纵沟。②顶端具 1 或 2 个根茎。体轻，质松泡，易折断，断面不平坦，黄白色，多裂隙。气微，味微甘。

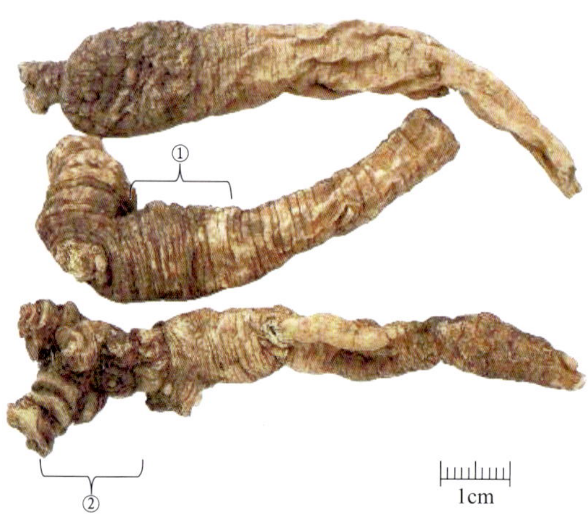

【饮片鉴别要点】本品呈圆形、类圆形或不规则形厚片，直径0.8～3cm。外表皮黄白色或淡棕黄色，凹陷处有残留粗皮，多具纵纹和纵沟，有的可见断续的环状横纹。切面黄白色，有不规则裂隙。气微，味微甘。

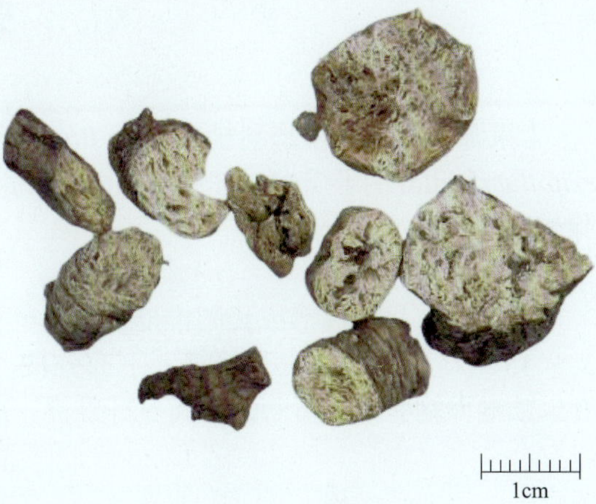

常山

【来源】本品为虎耳草科植物常山 *Dichroa febrifuga* Lour. 的干燥根。秋季采挖，除去须根，洗净，晒干。

【药材鉴别要点】本品呈圆柱形，常弯曲扭转，或有分枝，长9～15cm，直径0.5～2cm。表面棕黄色，具细纵纹，外皮易剥落，剥落处露出淡黄色木部。质坚硬，不易折断，折断时有粉尘飞扬；横切面黄白色，射线类白色，呈放射状。气微，味苦。

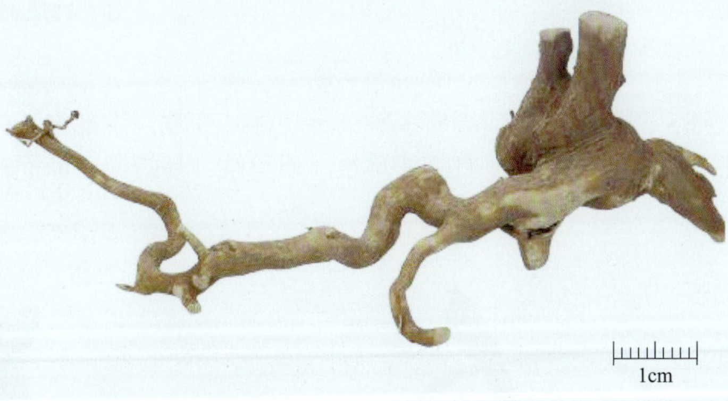

【饮片鉴别要点】本品呈不规则的薄片。外表皮淡黄色，无外皮。切面黄白色，有放射状纹理。质硬。气微，味苦。

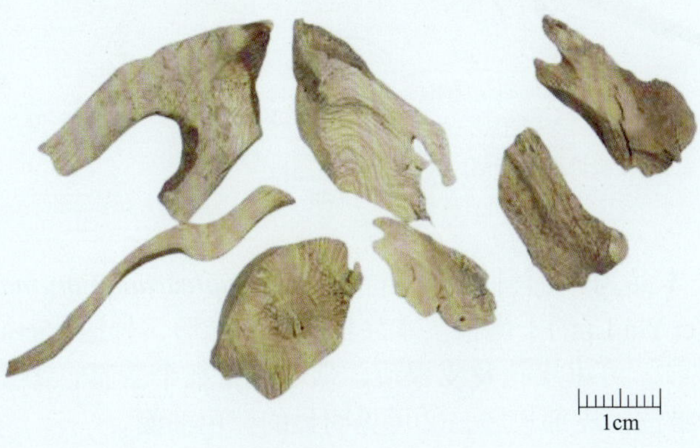

柴胡

【来源】本品为伞形科植物柴胡 *Bupleurum chinense* DC. 或狭叶柴胡 *Bupleurum scorzonerifolium* Willd. 的干燥根。按性状不同，分别习称“北柴胡”和“南柴胡”。春、秋二季采挖，除去茎叶和泥沙，干燥。

【药材鉴别要点】

北柴胡　呈圆柱形或长圆锥形，长 6 ～ 15cm，直径 0.3 ～ 0.8cm。根头膨大，顶端残留 3 ～ 15 个茎基或短纤维状叶基，下部分枝。表面黑褐色或浅棕色，具纵皱纹、支根痕及皮孔。质硬而韧，不易折断，断面显纤维性，皮部浅棕色，木部黄白色。气微香，味微苦。

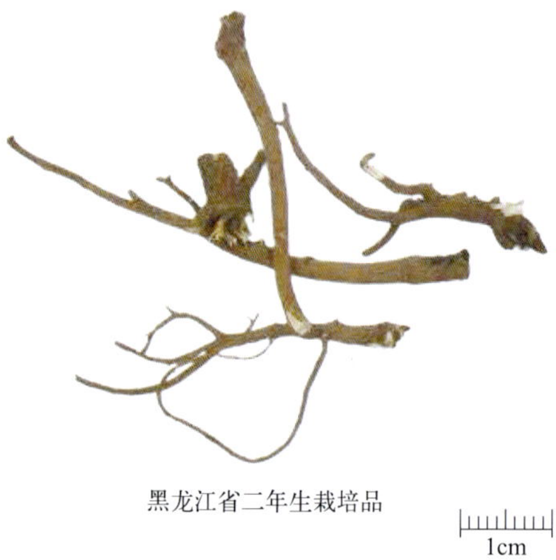

黑龙江省二年生栽培品

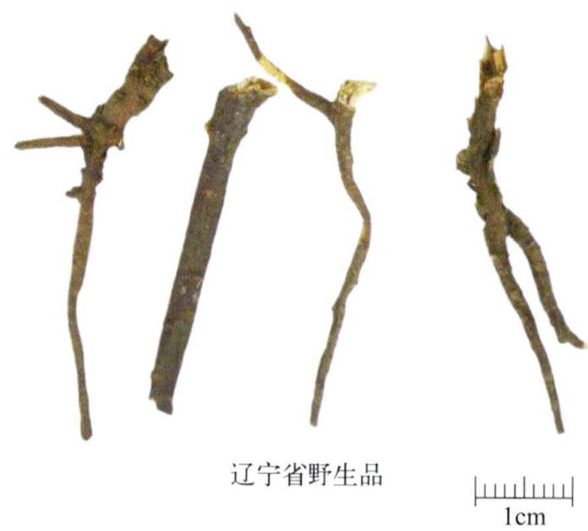

辽宁省野生品

南柴胡　根较细，圆锥形，①顶端有多数细毛状枯叶纤维，下部多不分枝或稍分枝。表面红棕色或黑棕色，②靠近根头处多具细密环纹。质稍软，易折断，断面略平坦，不显纤维性。具败油气。

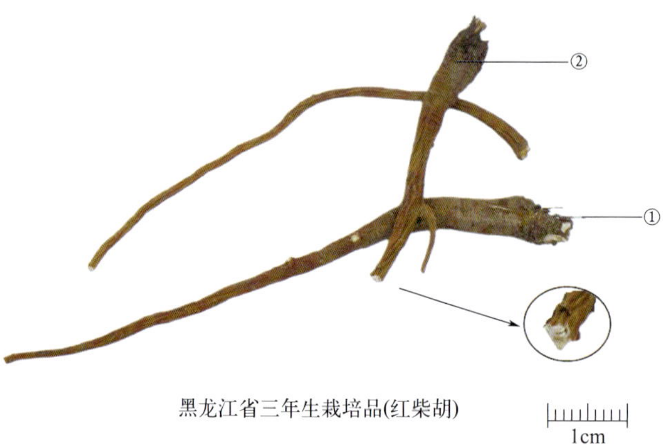

黑龙江省三年生栽培品(红柴胡)

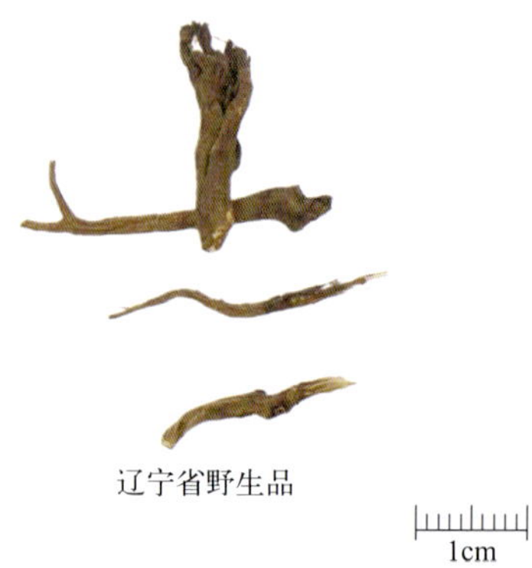

辽宁省野生品

伪品—藏柴胡　本品为伞形科植物窄竹叶柴胡 *Bupleurum marginatum* var. *stenophyllum* (H. Wolff) R. H. Shan et Yin Li 的干燥根。本品呈细长圆锥形，长达 15cm，直径 0.5 ～ 0.8cm。表面灰褐色，具细皱纹，可见皮孔及支根痕，顶端残留数个茎基，①茎基部节明显。质脆，易折断，断面略显纤维性，皮部较厚，②可见明显的棕色油圈。

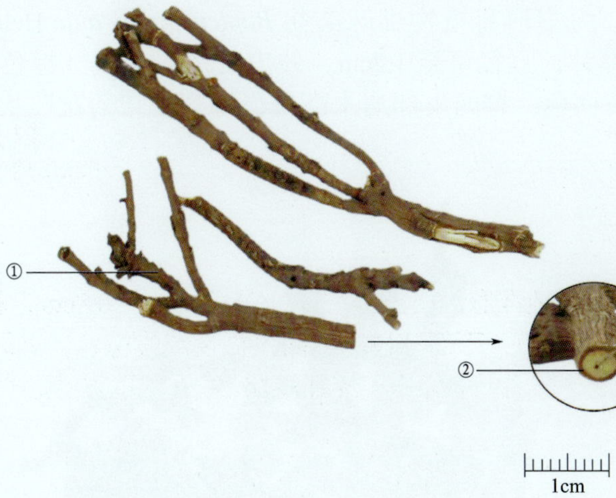

【饮片鉴别要点】

北柴胡 本品呈不规则厚片。①外表皮黑褐色或浅棕色，具纵皱纹和支根痕。②切面淡黄白色，纤维性。质硬。气微香，味微苦。

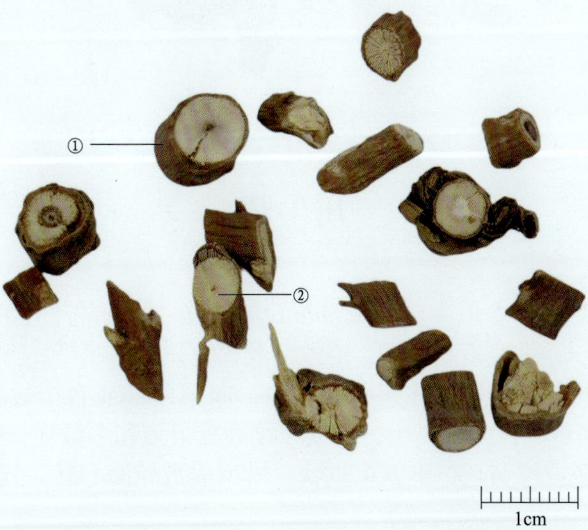

掺伪品 ①本品为柴胡掺有地上部分。②地上部分可见明显的髓部，有的可见茎节。

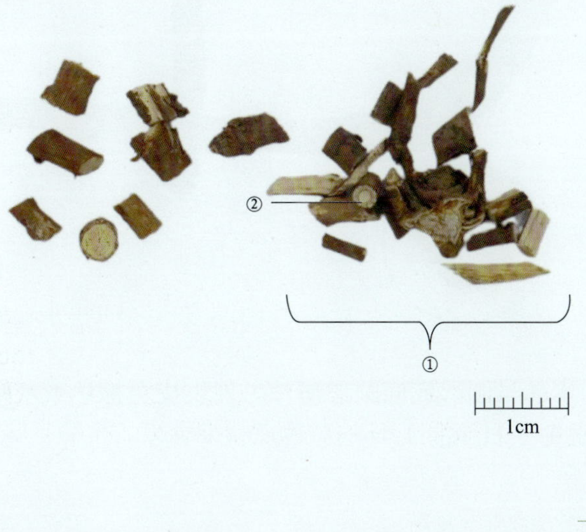

伪品—锥叶柴胡 为伞形科植物锥叶柴胡 *Bupleurum bicaule* Helm 的干燥根。本品呈类圆形或不规则的厚片，直径可至 1.2cm。外表皮黑褐色或红棕色，粗糙。①切面皮部红棕色，②木部淡黄白色，有的皮部与木部镶嵌排列呈“菊花”状。气微香，具败油气味。

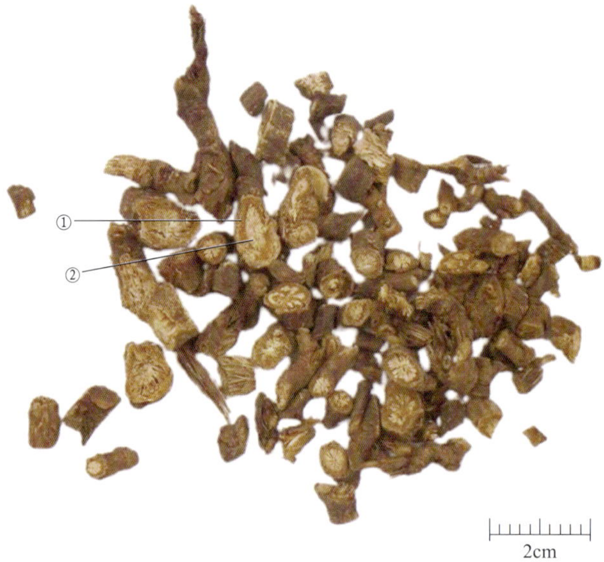

川牛膝

【来源】本品为苋科植物川牛膝 *Cyathula officinalis* Kuan 的干燥根。秋、冬二季采挖，除去芦头、须根及泥沙，烘或晒至半干，堆放回润，再烘干或晒干。

【药材鉴别要点】本品呈近圆柱形，微扭曲，向下略细或有少数分枝，长 30 ～ 60cm，直径 0.5 ～ 3cm。表面黄棕色或灰褐色，具纵皱纹、支根痕和多数横长的皮孔样突起。质韧，不易折断，断面浅黄色或棕黄色，维管束点状，排列成数轮同心环。气微，味甜。

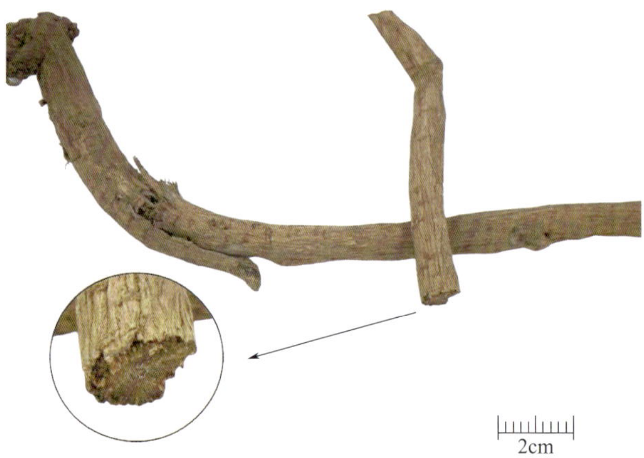

【饮片鉴别要点】本品呈圆形或椭圆形薄片。外表皮黄棕色或灰褐色。①切面浅黄色至棕黄色。②可见排列成 4 ～ 11 轮同心环的黄色点状维管束。气微，味甜。

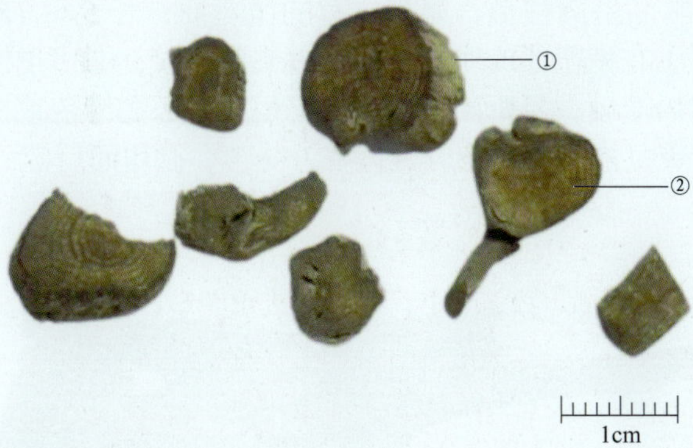

牛膝

【来源】本品为苋科植物牛膝 *Achyranthes bidentata* Bl. 的干燥根。冬季茎叶枯萎时采挖，除去须根和泥沙，捆成小把，晒至干皱后，将顶端切齐，晒干。

【饮片鉴别要点】 本品呈圆柱形的段。外表皮灰黄色或淡棕色，有微细的纵皱纹及横长皮孔。质硬脆，易折断，受潮变软。切面平坦，淡棕色或棕色，略呈角质样而油润，①中心维管束木部较大，黄白色，②其外围散有多数黄白色点状维管束，断续排列成 2 ～ 4 轮。气微，味微甜而稍苦涩。

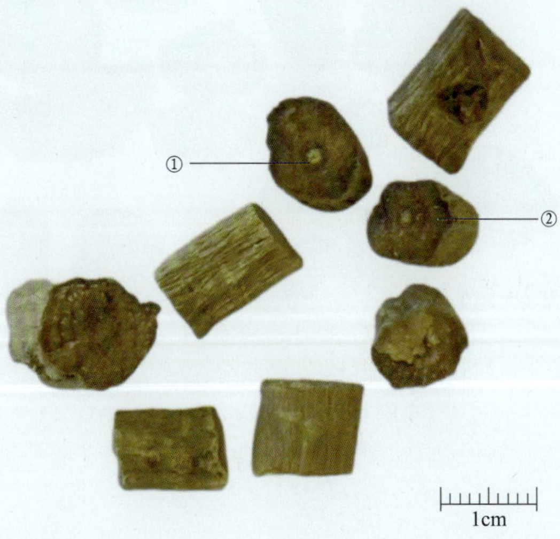

附注：牛膝的外表皮颜色相比川牛膝稍浅一些；牛膝的切面维管束环纹数一般不超过 4 轮，而川牛膝在 4 轮以上；此外，牛膝味微甜而稍苦涩，川牛膝味甜。

续断

【来源】本品为川续断科植物川续断 *Dipsacus asper* Wall. ex Henry 的干燥根。秋季采挖，除去根头及须根，用微火烘至半干，堆置“发汗”至内部变绿色时，再烘干。

【药材鉴别要点】本品呈圆柱形，略扁，有的微弯曲，长 5 ～ 15cm，直径 0.5 ～ 2cm。表面灰褐色或黄褐色，①有稍扭曲或明显扭曲的纵皱及沟纹，②可见横列的皮孔样斑痕和少数须根痕。质软，久置后变硬，易折断，断面不平坦，皮部墨绿色或棕色，外缘褐色或淡褐色，木部黄褐色，导管束呈放射状排列。气微香，味苦、微甜而后涩。

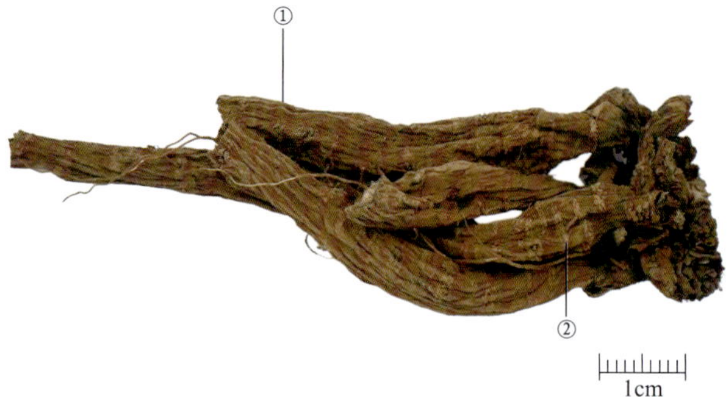

【饮片鉴别要点】 本品呈类圆形或椭圆形的厚片，直径 0.5 ～ 2cm。外表皮灰褐色至黄褐色，有纵皱。切面皮部墨绿色或棕褐色，木部灰黄色或黄褐色，①可见放射状排列的导管束纹，②形成层部位多有深色环。气微，味苦、微甜而涩。

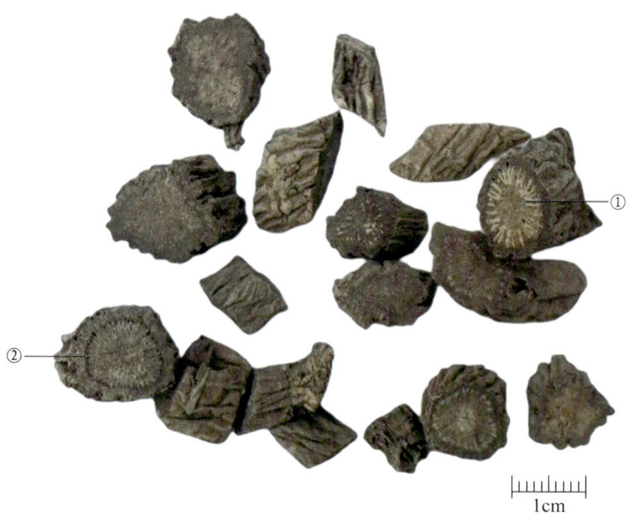

川木香

【来源】本品为菊科植物川木香 *Vladimiria souliei* (Franch.) Ling 或灰毛川木香 *Vladimiria souliei* (Franch.) Ling var. *cinerea* Ling 的干燥根。秋季采挖，除去须根、泥沙及根头上的胶状物，干燥。

【药材鉴别要点】本品呈圆柱形或有纵槽的半圆柱形，稍弯曲，长 10 ～ 30cm，直径 1 ～ 3cm。表面黄褐色或棕褐色，具纵皱纹，外皮脱落处可见丝瓜络状细筋脉；根头偶有黑色发黏的胶状物，习称“油头”。体较轻，质硬脆，易折断，断面黄白色或黄色，有深黄色稀疏油点及裂隙，木部宽广，有放射状纹理；有的中心呈枯朽状。气微香，味苦，嚼之粘牙。

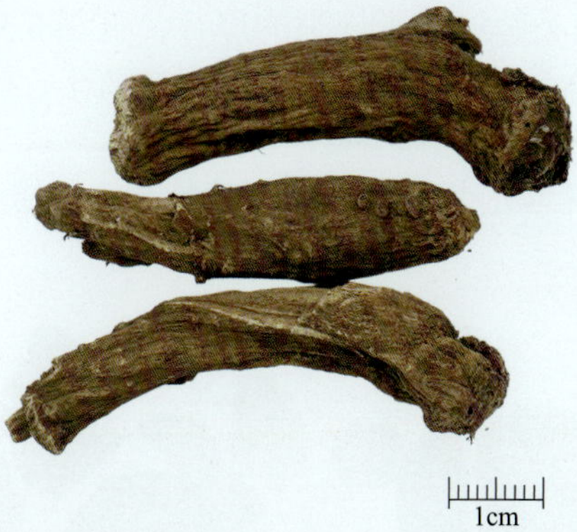

【饮片鉴别要点】本品呈类圆形切片，直径 1.5 ～ 3cm。外皮黄褐色至棕褐色。切面黄白色至黄棕色，①有深棕色稀疏油点，②木部显菊花心状的放射纹理，有的中心呈枯朽状，周边有一明显的环纹，体较轻，质硬脆。气微香，味苦，嚼之粘牙。

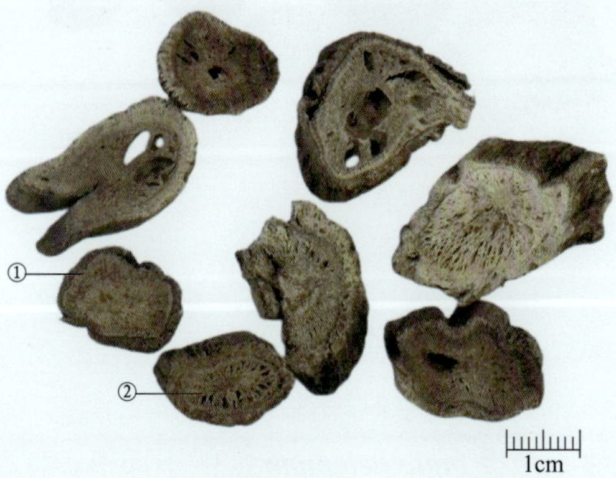

木香

【来源】本品为菊科植物木香 *Aucklandia lappa* Decne. 的干燥根。秋、冬二季采挖，除去泥沙和须根，切段，大的再纵剖成瓣，干燥后撞去粗皮。

【药材鉴别要点】本品呈圆柱形或半圆柱形，长 5 ～ 10cm，直径 0.5 ～ 5cm。表面黄棕色至灰褐色，有明显的皱纹、纵沟及侧根痕，有时可见不规则菱形网纹。质坚，不易折断，断面灰褐色至暗褐色，周边灰黄色或浅棕黄色，形成层环棕色，有放射状纹理及散在的褐色点状油室。气香特异，味微苦。

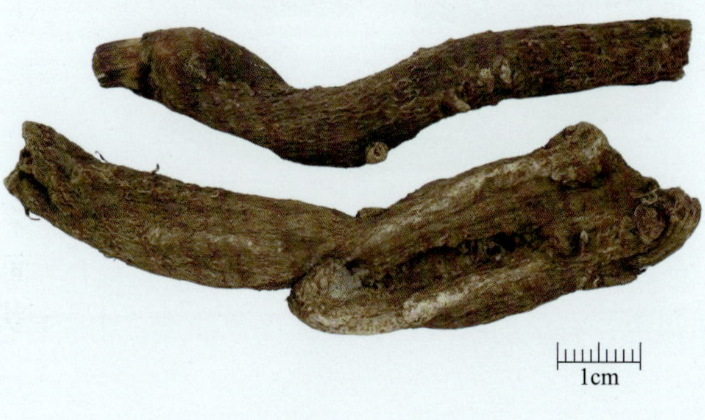

【饮片鉴别要点】本品呈类圆形或不规则的厚片，直径 0.5 ～ 5cm。外表皮黄棕色至灰褐色，有纵皱纹。切面棕黄色至棕褐色，①中部有明显菊花心状的放射纹理，②形成层环棕色，褐色油点（油室）散在。气香特异，味微苦。

附注：木香和川木香气味差别明显，木香气味特异，味微苦；而川木香气微香，味苦，嚼之粘牙。

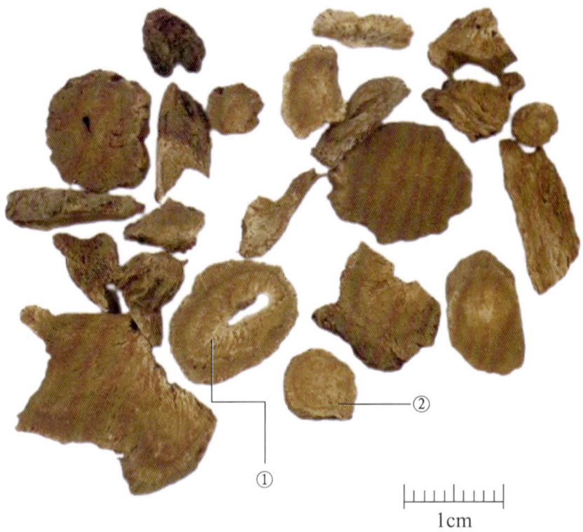

土木香

【来源】本品为菊科植物土木香 *Inula helenium* L. 的干燥根。秋季采挖，除去泥沙，晒干。

【药材鉴别要点】本品呈圆锥形，略弯曲，长 5 ～ 20cm。表面黄棕色或暗棕色，有纵皱纹及须根痕。根头粗大，顶端有凹陷的茎痕及叶鞘残基，周围有圆柱形支根。质坚硬，不易折断，断面略平坦，黄白色至浅灰黄色，有凹点状油室。气微香，味苦、辛。

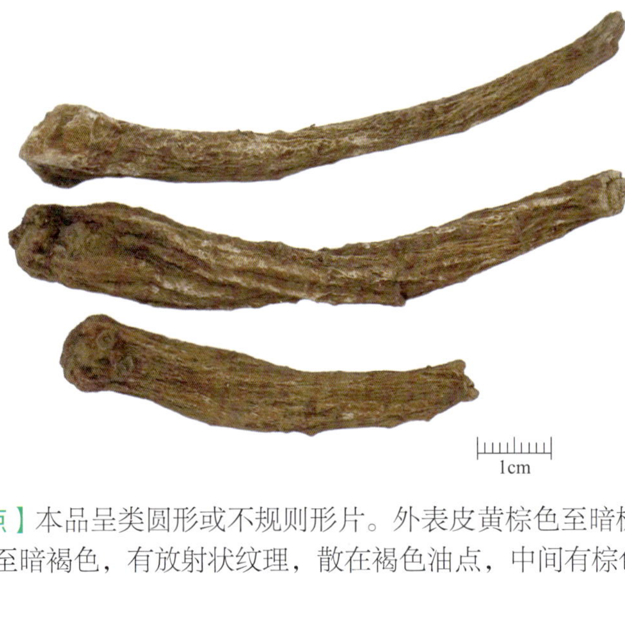

【饮片鉴别要点】本品呈类圆形或不规则形片。外表皮黄棕色至暗棕色，可见纵皱纹和纵沟。切面黄白色至暗褐色，有放射状纹理，散在褐色油点，中间有棕色环纹。气微香，味苦、辛。

附注：相比木香和川木香，土木香的形成层环不明显，同时土木香新货的切面颜色相比前两者浅。

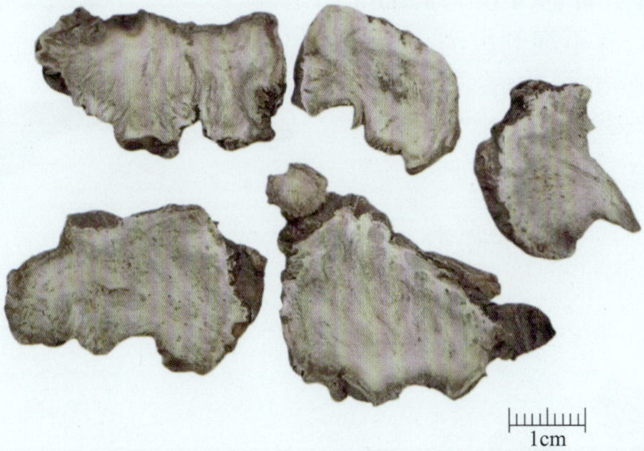

川芎

【来源】本品为伞形科植物川芎 *Ligusticum chuanxiong* Hort. 的干燥根茎。夏季当茎上的节盘显著突出并略带紫色时采挖，除去泥沙，晒后烘干，再去须根。

【药材鉴别要点】本品为不规则结节状拳形团块，直径 2 ～ 7cm。表面灰褐色或褐色，粗糙皱缩，①有多数平行隆起的轮节，②顶端有凹陷的类圆形茎痕，下侧及③轮节上有多数小瘤状根痕。质坚实，不易折断，断面黄白色或灰黄色，散有黄棕色的油室，形成层环呈波状。气浓香，味苦、辛，稍有麻舌感，微回甜。

【饮片鉴别要点】本品为不规则厚片，外表皮灰褐色或褐色，有皱缩纹。切面黄白色或灰黄色，①具有明显波状环纹或多角形纹理，②散生黄棕色油点。质坚实。气浓香，味苦、辛、微甜。

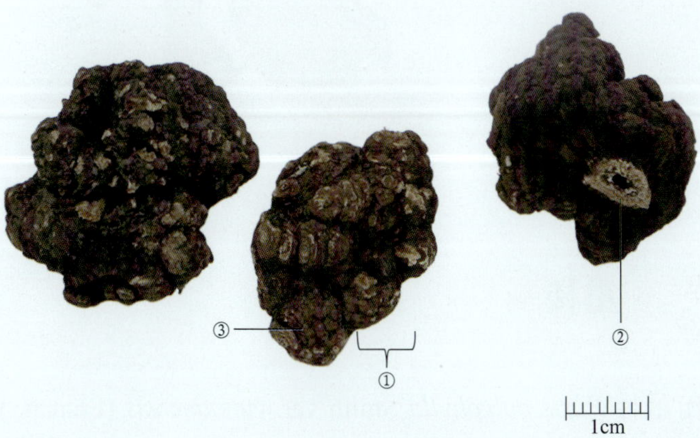

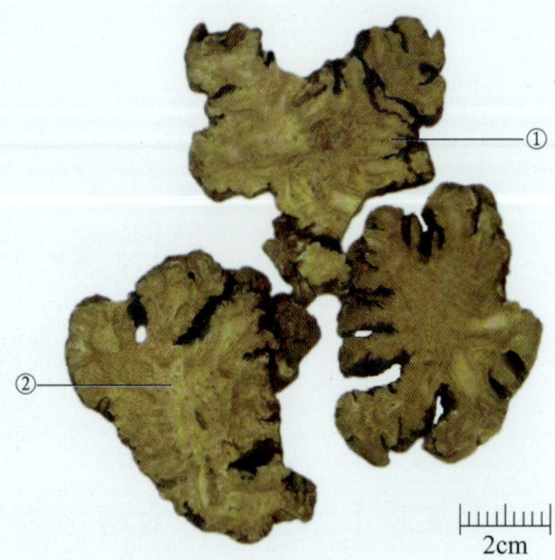

穿山龙

【来源】本品为薯蓣科植物穿龙薯蓣 *Dioscorea nipponica* Makino 的干燥根茎。春、秋二季采挖，洗净，除去须根和外皮，晒干。

【药材鉴别要点】本品呈类圆柱形，稍弯曲，长 15 ～ 20cm，直径 1.0 ～ 1.5cm。表面黄白色或棕黄色。有不规则纵沟、①刺状残根及②偏于一侧的突起茎痕。质坚硬，断面平坦，白色或黄白色，散有淡棕色维管束小点。气微，味苦涩。

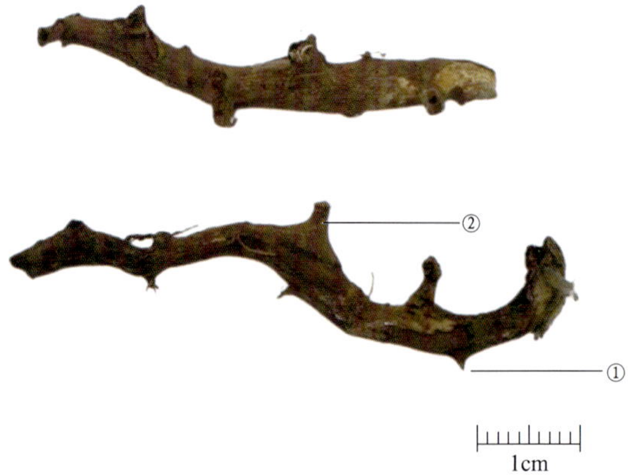

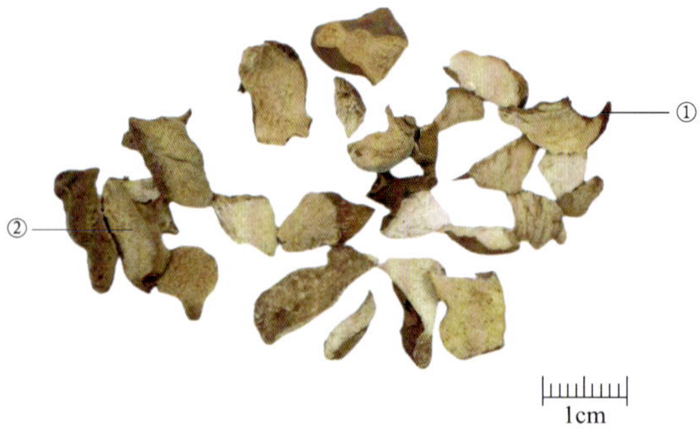

【饮片鉴别要点】

穿山龙　本品呈圆形或椭圆形的厚片。外表皮黄白色或棕黄色，①有时可见刺状残根。切面白色或黄白色，②有淡棕色的点状维管束。气微，味苦涩。

掺伪品　本品为穿山龙饮片掺有未除净的须根。

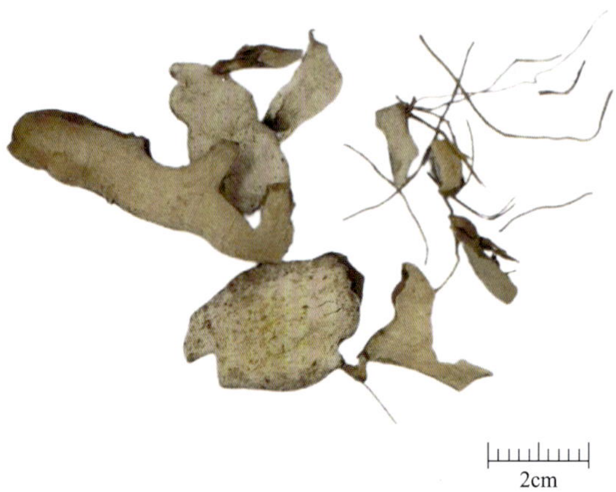

重楼

【来源】本品为百合科植物云南重楼 *Paris polyphylla* Smith var. *yunnanensis* (Franch.) Hand. -Mazz. 或七叶一枝花 *Paris polyphylla* Smith var. *chinensis* (Franch.) Hara 的干燥根茎。秋季采挖，除去须根，洗净，晒干。

【药材鉴别要点】本品呈结节状扁圆柱形，略弯曲，长 5 ～ 12cm，直径 1.0 ～ 4.5cm。表面黄棕色或灰棕色，外皮脱落处呈白色；密具层状突起的粗环纹，一面结节明显，结节上具椭圆形凹陷茎痕，另一面有疏生的须根或疣状须根痕。顶端具鳞叶和茎的残基。质坚实，断面平坦，白色至浅棕色，粉性或角质。气微，味微苦、麻。

【饮片鉴别要点】本品为近圆形、椭圆形或不规则片状。直径 1.0 ~ 4.5cm。表面白色、黄白色或浅棕色，周边表皮黄棕色或棕褐色，粉性或角质。气微，味微苦、麻。

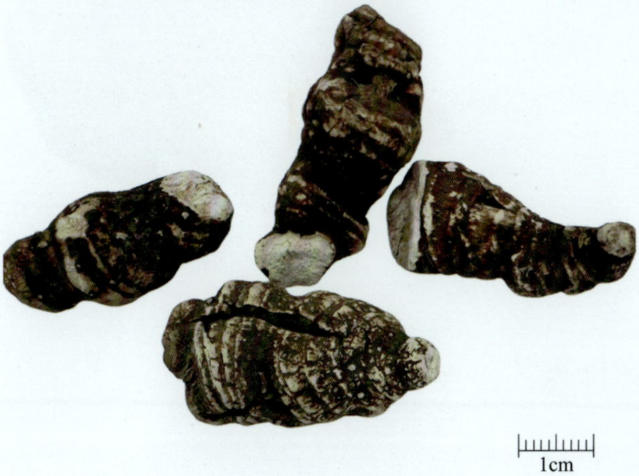

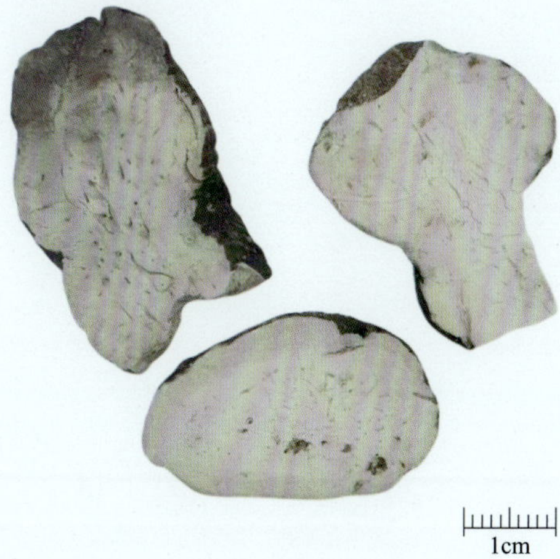

大黄

【来源】本品为蓼科植物掌叶大黄 *Rheum palmatum* L. 、唐古特大黄 *Rheum tanguticum* Maxim. ex Balf. 或药用大黄 *Rheum officinale* Baill. 的干燥根和根茎。秋末茎叶枯萎或次春发芽前采挖，除去细根，刮去外皮，切瓣或段，绳穿成串干燥或直接干燥。

【饮片鉴别要点】

大黄　本品呈不规则类圆形厚片或块，大小不等。①外表皮黄棕色或棕褐色，有纵皱纹及疙瘩状隆起。质坚实，有的中心稍松软，切面淡红棕色或黄棕色，较平坦；根茎髓部宽广，②有星点环列或散在；根木部发达，具放射状纹理，形成层环明显，无星点。气清香，味苦而微涩，嚼之粘牙，有沙粒感。

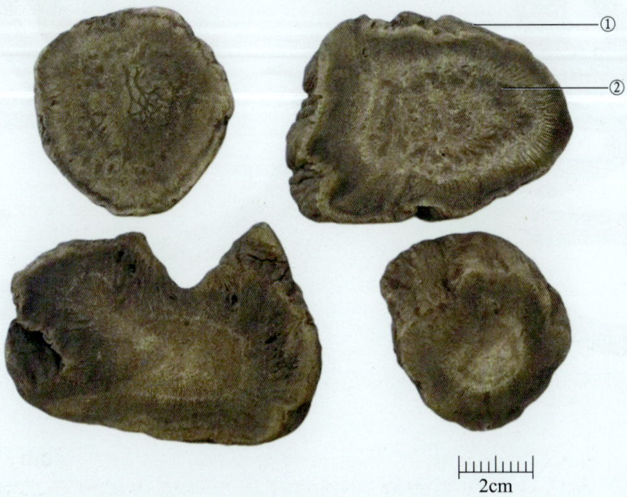

伪品—波叶大黄　为蓼科植物波叶大黄 *Rheum rhabarbarum* L. 的干燥根及根茎。本品呈不规则类圆形厚片或块，大小不等。栓皮多已刮去，表面黄棕色，有皱纹，质地坚实，切面有红棕色放射状纹理。无星点。气特异，味苦。

附注：伪品大黄一般在紫外光灯（365nm）下显蓝紫色荧光，切面无星点或具极少的星点。

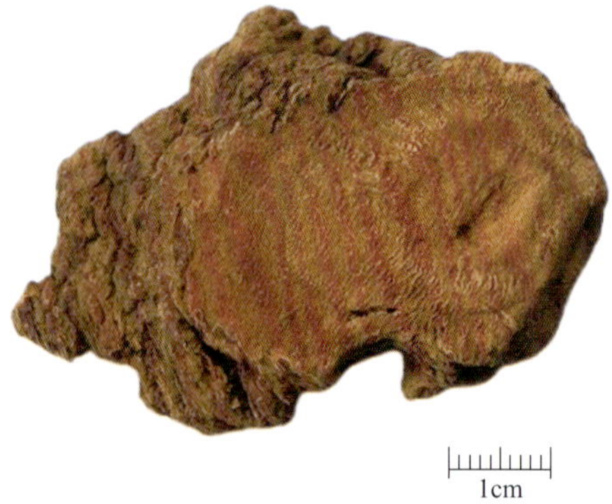

丹参

【来源】本品为唇形科植物丹参 *Salvia miltiorrhiza* Bge. 的干燥根和根茎。春、秋二季采挖，除去泥沙，干燥。

【药材鉴别要点】①本品根茎短粗，顶端有时残留茎基。②根数条，长圆柱形，略弯曲，有的分枝并具须状细根，长 10 ～ 20cm，直径 0.3 ～ 1cm。表面棕红色或暗棕红色，粗糙，具纵皱纹。老根外皮疏松，多显紫棕色，常呈鳞片状剥落。质硬而脆，断面疏松，有裂隙或略平整而致密，皮部棕红色，木部灰黄色或紫褐色，导管束黄白色，呈放射状排列。气微，味微苦涩。

栽培品较粗壮，直径 0.5 ～ 1.5cm。表面红棕色，具纵皱纹，外皮紧贴不易剥落。质坚实，断面较平整，略呈角质样。

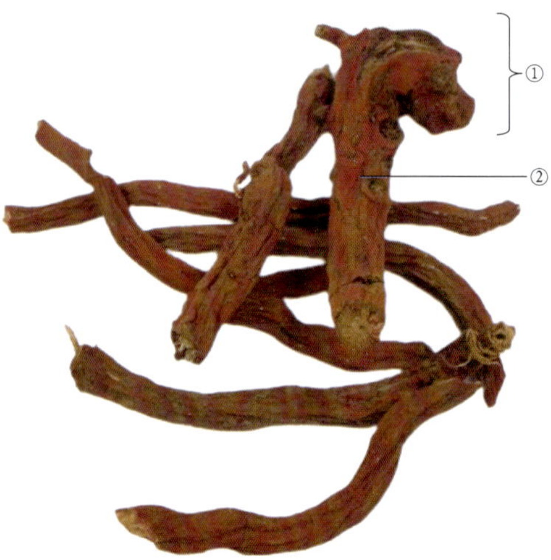

山东省栽培品

1cm

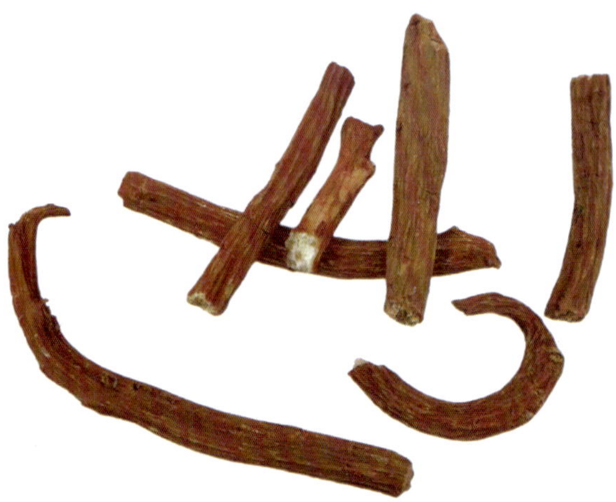

河南省栽培品

1cm

【饮片鉴别要点】本品呈类圆形或椭圆形的厚片。外表皮棕红色或暗棕红色，粗糙，具纵皱纹。切面有裂隙或略平整而致密，有的呈角质样，①皮部棕红色，②木部灰黄色或紫褐色，有黄白色放射状纹理。气微，味微苦涩。

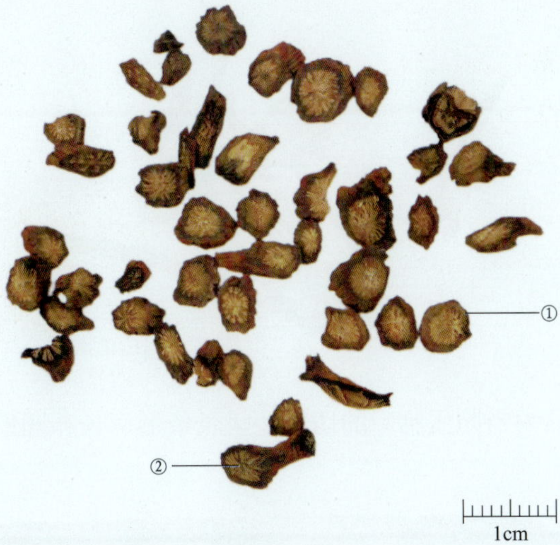

当归

【来源】本品为伞形科植物当归 *Angelica sinensis* (Oliv.) Diels 的干燥根。秋末采挖，除去须根和泥沙，待水分稍蒸发后，捆成小把，上棚，用烟火慢慢熏干；或晾晒，或低温烘干。

【药材鉴别要点】本品略呈圆柱形，下部有支根数条，长 15 ～ 25cm。表面浅棕色至棕褐色。①根头（归头）直径 1.5 ～ 4cm，具环纹，上端圆钝，或具数个明显突出的根茎痕，有紫色或黄绿色的茎和叶鞘的残基；②主根（归身）表面凹凸不平；③支根（归尾）直径 0.3 ～ 1cm，上粗下细，多扭曲，④具纵皱纹和横长皮孔样突起，有少数须根痕。质柔韧，断面黄白色或淡黄棕色，皮部厚，有裂隙和多数棕色点状分泌腔，木部色较淡，形成层环黄棕色。有浓郁的香气，味甘、辛、微苦。

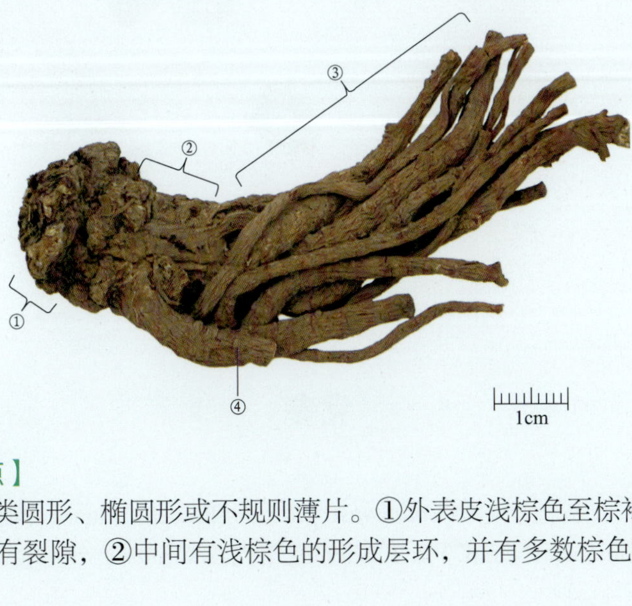

【饮片鉴别要点】

当归　本品呈类圆形、椭圆形或不规则薄片。①外表皮浅棕色至棕褐色。切面浅棕黄色或黄白色，平坦，有裂隙，②中间有浅棕色的形成层环，并有多数棕色的油点，香气浓郁，味甘、辛、微苦。

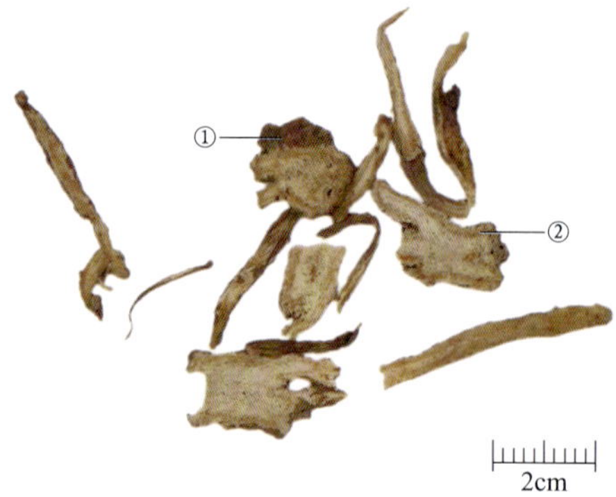

伪品—佛手片 本品为当归压制后的切片，呈长条形、长卵圆形或长三角形，皮部和木部相间排列。

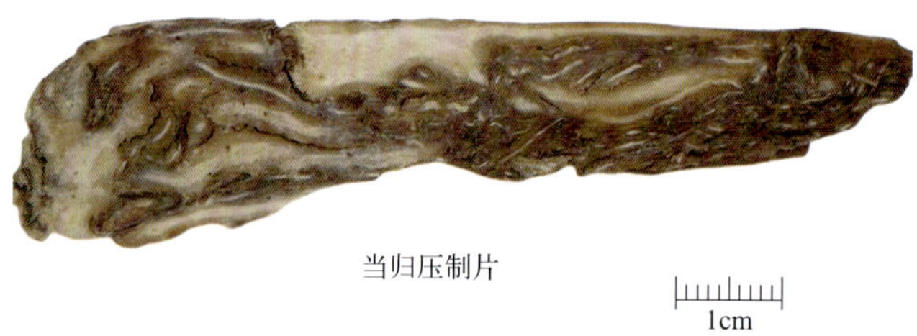

当归压制片

伪品—欧当归 为伞形科植物欧当归 *Levisticum officinale* W. D. J. Koch 的干燥根。本品呈类圆形、椭圆形或不规则薄片。外表面灰棕色或棕色，有纵皱纹及横长皮孔样疤痕。①切面皮部较厚，棕黄色，②木部黄白色。气微，味微甘而麻舌。

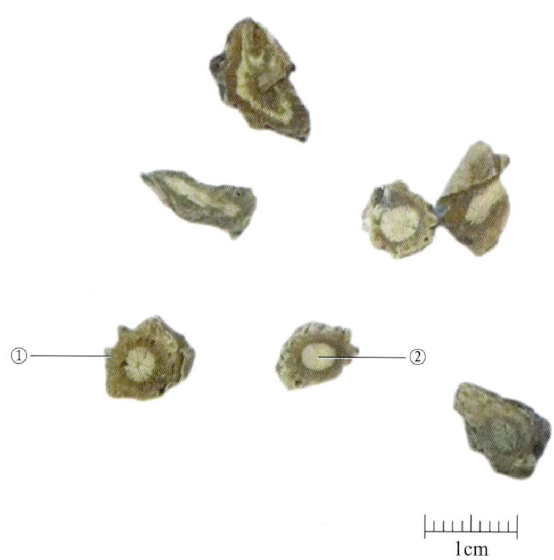

党参

【来源】本品为桔梗科植物党参 *Codonopsis pilosula* (Franch.) Nannf. 、素花党参 *Codonopsis pilosula* Nannf. var. *Modesta* (Nannf.) L. T. Shen 或川党参 *Codonopsis tangshen* Oliv. 的干燥根。秋季采挖，洗净，晒干。

【药材鉴别要点】

党参 呈长圆柱形，稍弯曲，长 10 ～ 35cm，直径 0. 4 ～ 2cm。表面灰黄色、黄棕色至灰棕色，①根头部有多数疣状突起的茎痕及芽（习称“狮子盘头”），每个茎痕的顶端呈凹下的圆点状；根头下有致密的环状横纹，向下渐稀疏，有的达全长的一半，栽培品环状横纹少或无；②全体有纵皱纹和散在的横长皮孔样突起，支根断落处常有黑褐色胶状物。质稍柔软或稍硬而略带韧性，断面稍平坦，有裂隙或放射状纹理，皮部淡棕黄色至黄棕色，木部淡黄色至黄色。有特殊香气，味微甜。

素花党参（西党参） 长 10 ～ 35cm，直径 0.5 ～ 2.5cm。表面黄白色至灰黄色，根头下致密的环状横纹常达全长的一半以上。断面裂隙较多，皮部灰白色至淡棕色。

川党参 长 10 ～ 45cm，直径 0.5 ～ 2cm。表面灰黄色至黄棕色，有明显不规则的纵沟。质较软而结实，断面裂隙较少，皮部黄白色。

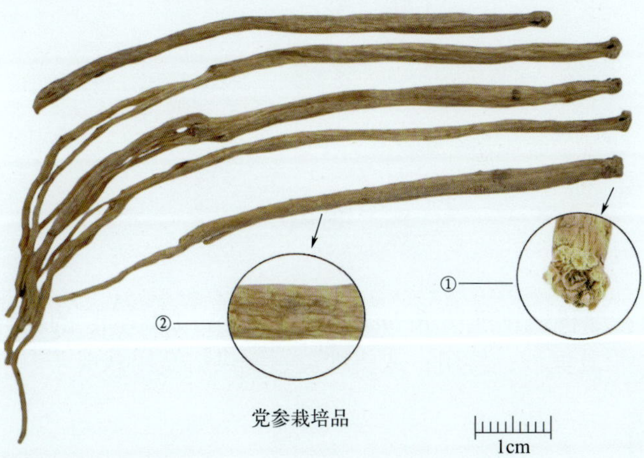

党参栽培品

【饮片鉴别要点】

党参 本品呈类圆形的厚片。外表皮灰黄色、黄棕色至灰棕色，有纵皱纹和散在的横长皮孔样突起，①有时可见根头部有多数疣状突起的茎痕和芽，有的可见致密的环状横纹。②切面皮部淡棕黄色至黄棕色，③木部淡黄色至黄色，有裂隙或放射状纹理。有特殊香气，味微甜。

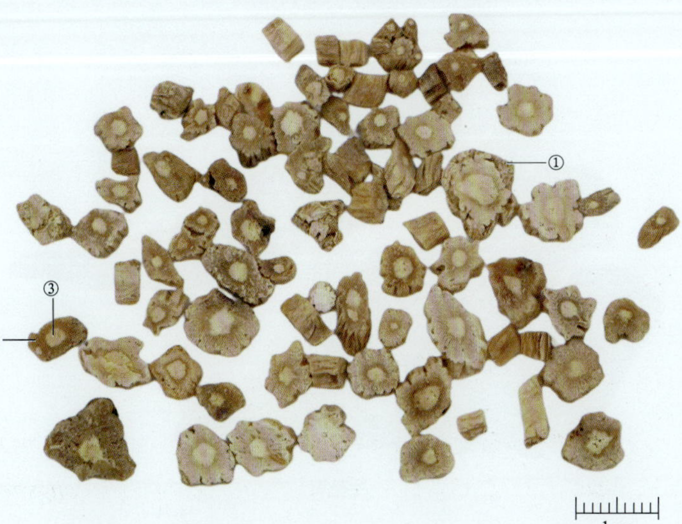

伪品—党参段 该品种为切段的党参。党参片药典规定为切厚片，市场上曾出现过切段的党参，不符合药典党参片的炮制和性状描述要求。

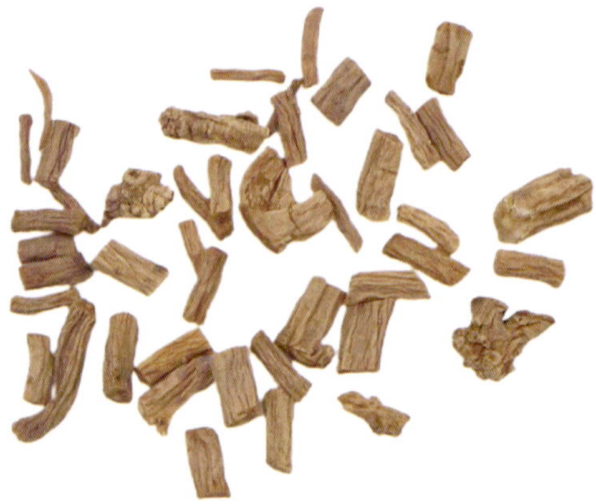

党参段 1cm

地黄

【来源】本品为玄参科植物地黄 *Rehmannia glutinosa* Libosch. 的新鲜或干燥块根。秋季采挖，除去芦头、须根及泥沙，鲜用；或将地黄缓缓烘焙至约八成干。前者习称“鲜地黄”，后者习称“生地黄”。

【药材鉴别要点】

鲜地黄 呈纺锤形或条状，长 8 ～ 24cm，直径 2 ～ 9cm。外皮薄，表面浅红黄色，具弯曲的纵皱纹、芽痕、横长皮孔样突起及不规则疤痕。肉质，易断，断面皮部淡黄白色，可见橘红色油点，木部黄白色，导管呈放射状排列。气微，味微甜、微苦。

生地黄 多呈不规则的团块状或长圆形，中间膨大，两端稍细，有的细小，长条状，稍扁而扭曲，长6～12cm，直径2～6cm。表面棕黑色或棕灰色，极皱缩，具不规则的横曲纹。体重，质较软而韧，不易折断，断面棕黄色至黑色或乌黑色，有光泽，具黏性。气微，味微甜。

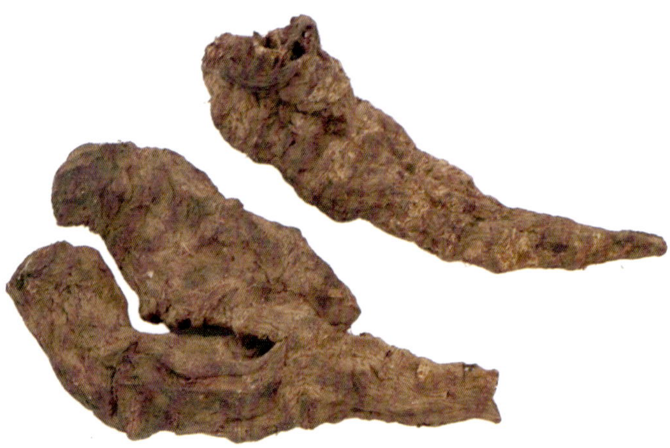

生地黄 1cm

【饮片鉴别要点】

生地黄　本品呈类圆形或不规则的厚片。外表皮棕黑色或棕灰色，极皱缩，具不规则的横曲纹。切面棕黄色至黑色或乌黑色，有光泽，具黏性。气微，味微甜。

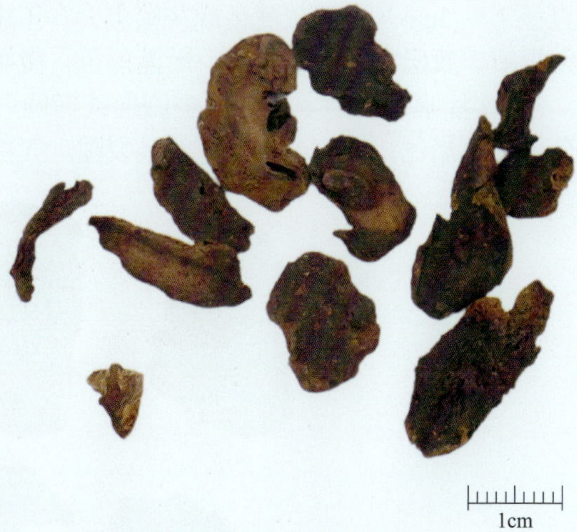

熟地黄　本品为不规则的块片、碎块，大小、厚薄不一。表面乌黑色，有光泽，黏性大。质柔软而带韧性，不易折断，断面乌黑色，有光泽。气微，味甜。

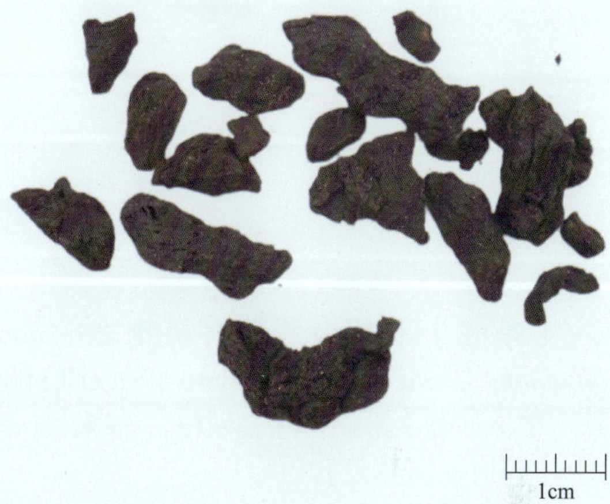

玄参

【来源】本品为玄参科植物玄参 *Scrophularia ningpoensis* Hemsl. 的干燥根。冬季茎叶枯萎时采挖，除去根茎、幼芽、须根及泥沙，晒或烘至半干，堆放3～6天，反复数次至干燥。

【药材鉴别要点】本品呈类圆柱形，中间略粗或上粗下细，有的微弯曲，长6～20cm，

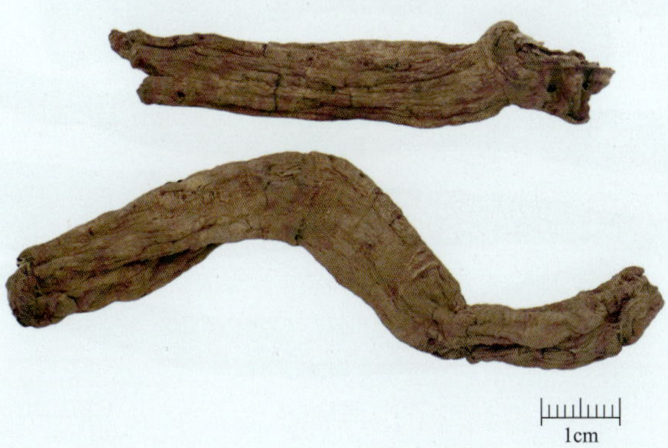

直径 1 ～ 3cm。表面灰黄色或灰褐色，有不规则的纵沟、横长皮孔样突起和稀疏的横裂纹和须根痕。质坚实，不易折断，断面黑色，微有光泽。气特异似焦糖，味甘、微苦。

【饮片鉴别要点】本品呈类圆形或椭圆形的薄片，直径 1 ～ 3cm。外表皮灰黄色或灰褐色。切面黑色，微有光泽，有的具裂隙。气特异似焦糖，味甘、微苦。

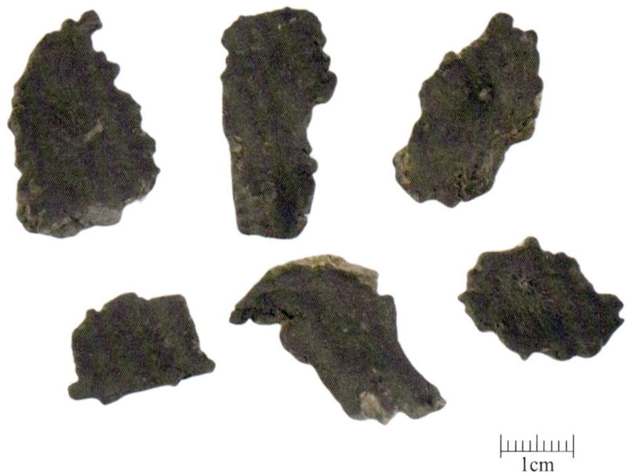

地榆

【来源】本品为蔷薇科植物地榆 *Sanguisorba officinalis* L. 或长叶地榆 *Sanguisorba officinalis* L. var. *longifolia* (Bert.) Yü et Li 的干燥根。后者习称“绵地榆”。春季将发芽时或秋季植株枯萎后采挖，除去须根，洗净，干燥；或趁鲜切片，干燥。

【药材鉴别要点】

地榆 呈不规则纺锤形或圆柱形，稍弯曲，长 5 ～ 25cm，直径 0.5 ～ 2cm。表面灰褐色至暗棕色，粗糙，有纵纹。质硬，断面较平坦，粉红色或淡黄色，木部略呈放射状排列。气微，味微苦涩。

绵地榆 呈长圆柱形，稍弯曲，着生于短粗的根茎上；表面红棕色或棕紫色，有细纵纹。质坚韧，断面黄棕色或红棕色，皮部有多数黄白色或黄棕色绵状纤维。气微，味微苦涩。

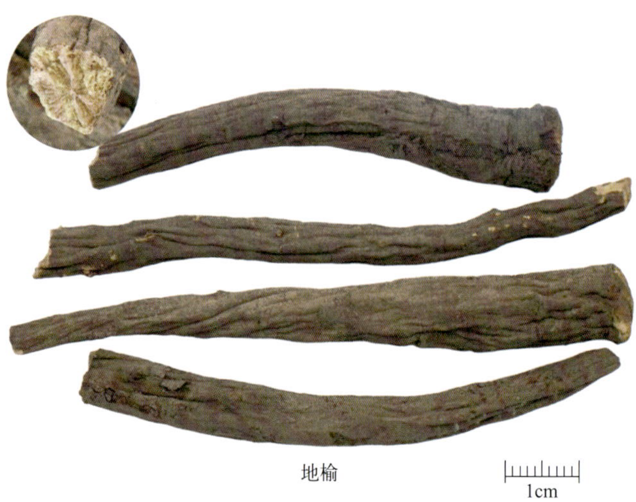

地榆

【饮片鉴别要点】本品呈不规则的类圆形片或斜切片。外表皮灰褐色至深褐色。切面较平坦，粉红色、淡黄色或黄棕色，木部略呈放射状排列；或皮部有多数黄棕色绵状纤维。气微，味微苦涩。

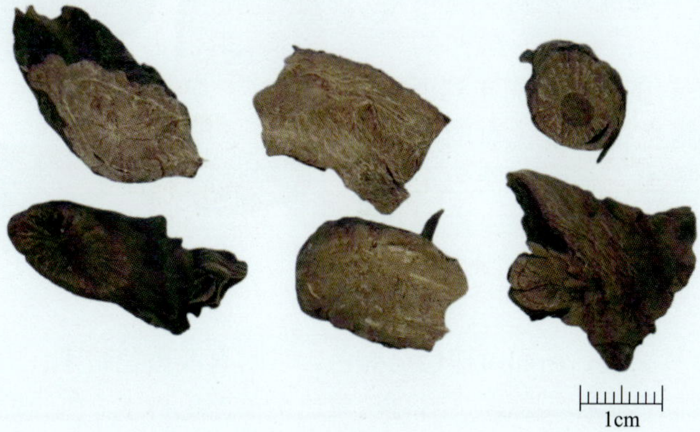

独活

【来源】本品为伞形科植物重齿毛当归 *Angelica pubescens* Maxim. f. *biserrata* Shan et Yuan 的干燥根。春初苗刚发芽或秋末茎叶枯萎时采挖，除去须根和泥沙，烘至半干，堆置 2 ～ 3 天，发软后再烘至全干。

【饮片鉴别要点】本品呈类圆形薄片，直径 1.5 ～ 3cm。外表皮灰褐色或棕褐色，具皱纹。切面皮部灰白色至灰褐色，有多数散在棕色油点，木部灰黄色至黄棕色，形成层环棕色。有特异香气。味苦、辛、微麻舌。

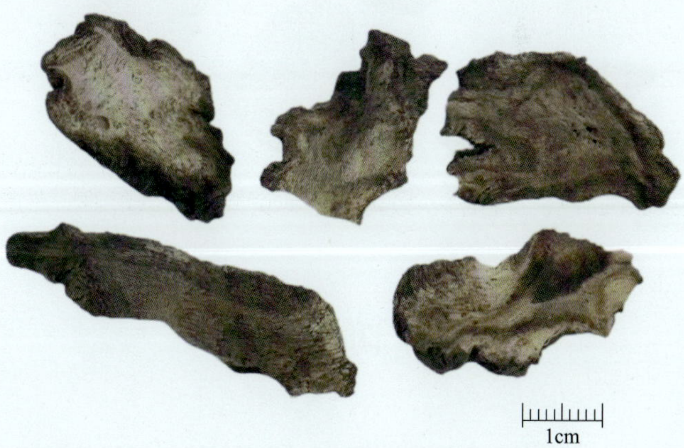

莪术

【来源】本品为姜科植物蓬莪术 *Curcuma phaeocaulis* Val.、广西莪术 *Curcuma kwangsiensis* S. G. Lee et C. F. Liang 或温郁金 *Curcuma wenyujin* Y. H. Chen et C. Ling 的干燥根茎。后者习称“温莪术”。冬季茎叶枯萎后采挖，洗净，蒸或煮至透心，晒干或低温干燥后除去须根和杂质。

【药材鉴别要点】

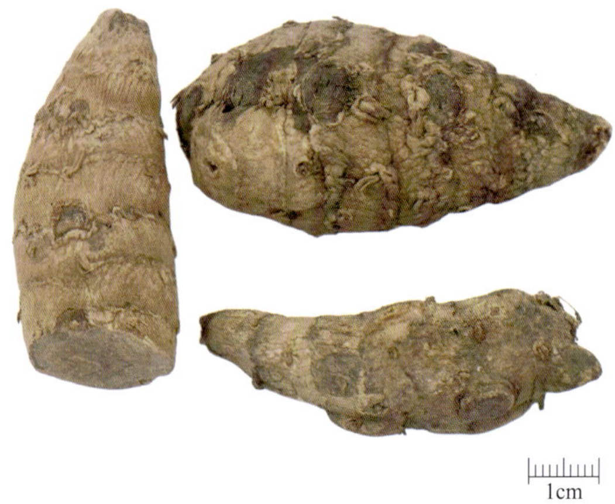

蓬莪术 呈卵圆形、长卵形、圆锥形或长纺锤形，顶端多钝尖，基部钝圆，长2～8cm，直径1.5～4cm。表面灰黄色至灰棕色，上部环节突起，有圆形微凹的须根痕或残留的须根，有的两侧各有1列下陷的芽痕和类圆形的侧生根茎痕，有的可见刀削痕。体重，质坚实，断面灰褐色至蓝褐色，蜡样，常附有灰棕色粉末，皮层与中柱易分离，内皮层环纹棕褐色。气微香，味微苦而辛。

广西莪术 环节稍突起，断面黄棕色至棕色，常附有淡黄色粉末，内皮层环纹黄白色。

温莪术 断面黄棕色至棕褐色，常附有淡黄色至黄棕色粉末。气香或微香。

【饮片鉴别要点】本品呈类圆形或椭圆形的厚片。外表皮灰黄色或灰棕色，有时可见环节或须根痕。切面黄绿色、黄棕色或棕褐色，①内皮层环纹明显，②散在“筋脉”小点。气微香，味微苦而辛。

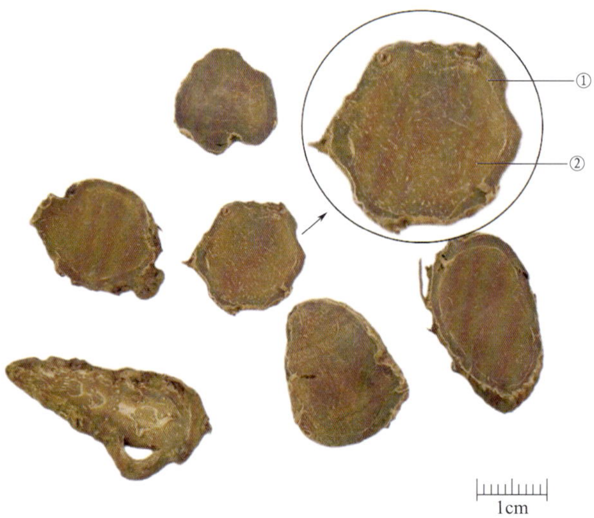

防风

【来源】本品为伞形科植物防风 *Saposhnikovia divaricata* (Turcz.) Schischk. 的干燥根。春、秋二季采挖未抽花茎植株的根，除去须根和泥沙，晒干。

【药材鉴别要点】本品呈长圆锥形或长圆柱形，下部渐细，有的略弯曲，长6～30cm，直径0.5～2cm。表面淡黄色至棕褐色，粗糙，有纵皱纹、多数横长皮孔样突起及点状的细根痕。①根头部有环纹，野生品环纹密集而明显（蚯蚓头），②有的环纹上残存棕褐色毛状叶基。体轻，质松，易折断，断面不平坦，皮部淡黄色至棕色，有裂隙，木部黄色，有放射状纹理（凤眼圈）。气特异，味微甘。

附注：目前部分栽培品和药典性状描述出入很大，尤其是秧播防风，或者引种变异的防风，蚯蚓头和凤眼圈不明显，有的根头残存片状叶基。一般来讲，此种防风性状特征只能勉强符合药典要求，而且需根据实物的性状特征并结合显微特征、薄层色谱进行综合判断。

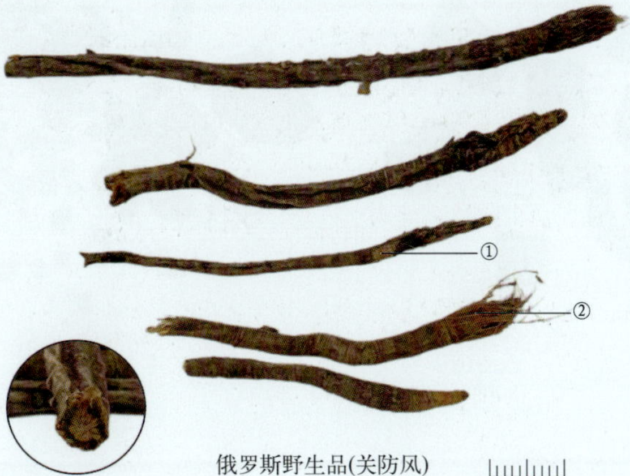

俄罗斯野生品(关防风)

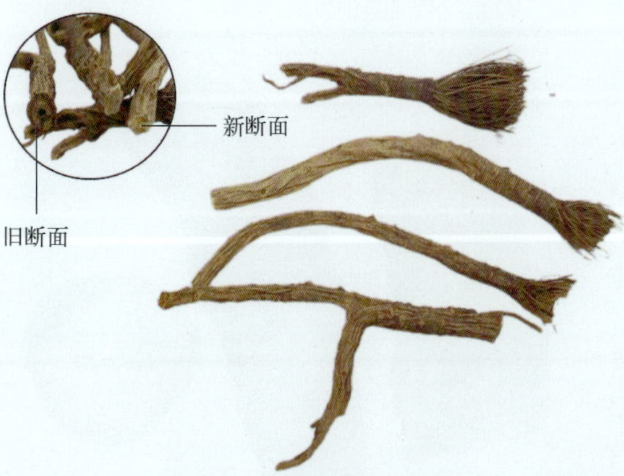

黑龙江省三年生栽培品(关防风)

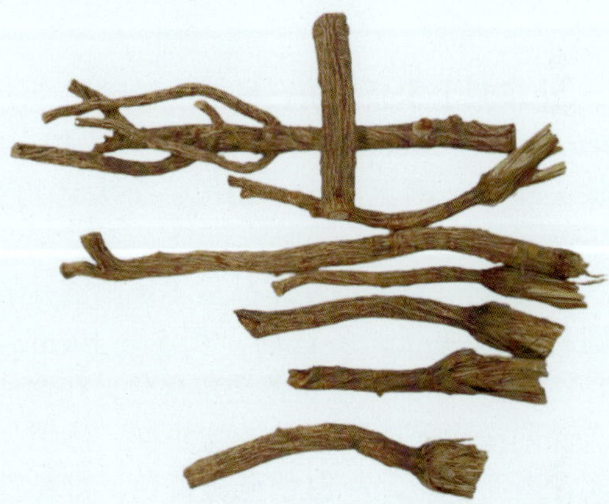

与药典性状描述出入较大

伪品一宽萼岩风　为伞形科植物宽萼岩风 *Libanotis laticalycina* R. H. Shan et M. L. Sheh 的干燥根及根茎。本品呈长圆柱形，略弯曲。表面浅棕黄至灰褐色，粗糙，具纵皱纹、疣状皮孔或横长的皮孔，有的顶端可见环纹及叶鞘残基。体轻，质脆，易折断，折断面平坦，皮部有棕色油点，木部浅黄色，其外侧有一棕色环。气微，味淡。

【饮片鉴别要点】　本品为圆形或椭圆形的厚片。外表皮淡黄色或棕褐色，有纵皱纹，有的可见横长皮孔样突起、密集的环纹或残存的毛状叶基；栽培品环纹稀少，有的叶基呈片状。①切面皮部棕黄色至棕色，有裂隙或裂隙不明显，②木部黄色，具放射状纹理。气特异，味微甘。

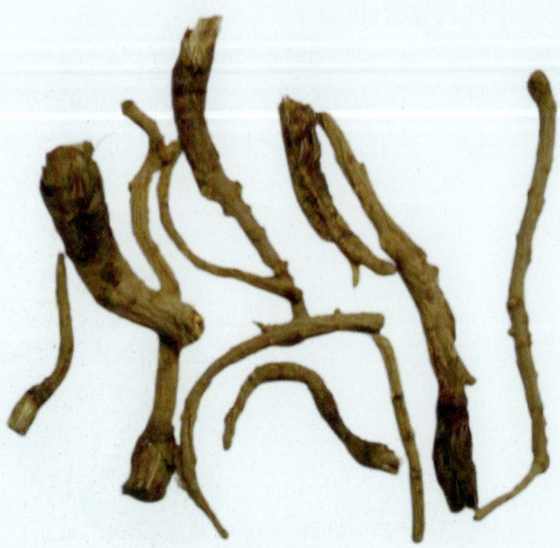

河南省野生品

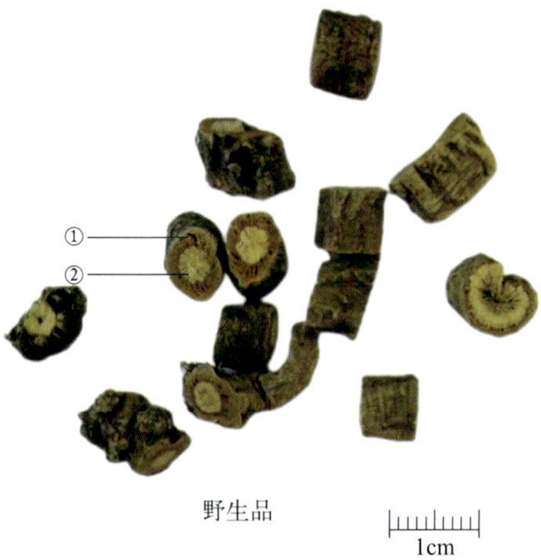

野生品

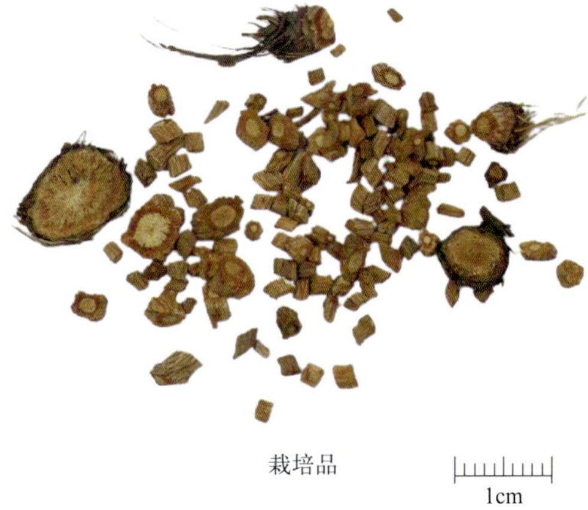

栽培品

防己

【来源】本品为防己科植物粉防己 *Stephania tetrandra* S. Moore 的干燥根。秋季采挖，洗净，除去粗皮，晒至半干，切段，个大者再纵切，干燥。

【药材鉴别要点】本品呈不规则圆柱形、半圆柱形或块状，多弯曲，长 5 ～ 10cm，直径 1 ～ 5cm。表面淡灰黄色至灰褐色，在弯曲处常有深陷横沟而成结节状的瘤块样。体重，质坚实，断面平坦，灰白色至灰黄色，富粉性，有排列较稀疏的放射状纹理，有的有裂隙。气微，味苦。

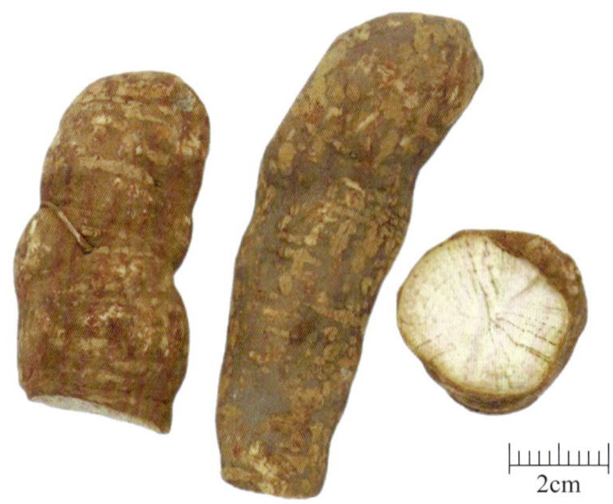

【饮片鉴别要点】

防己　本品呈类圆形或半圆形的厚片。外表皮淡灰黄色至灰褐色。切面灰白色至灰黄色，粉性，①有的粉性差，②有稀疏的放射状纹理，有的有裂隙。气微，味苦。

附注：有的防己粉性较差，其原因可能与药材部位（弯曲处或裸露于地表部分）有关，

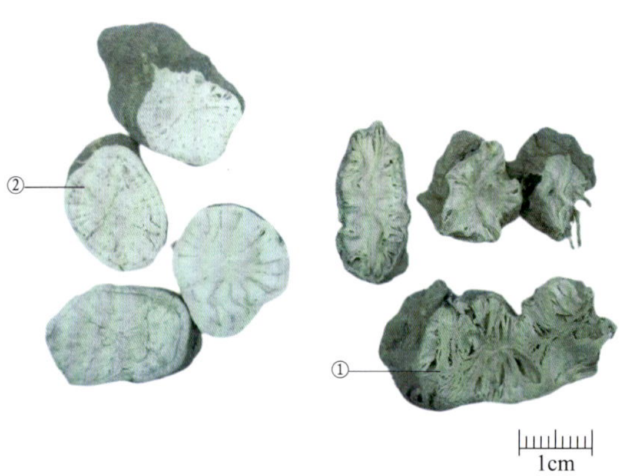

应注意与木防己相区别。

伪品—小果微花藤　为茶茱萸科植物小果微花藤 *Iodes vitiginea* (Hance) Hance 的干燥根。本品呈类圆形的厚片。直径 2.2 ～ 5cm。周边外皮棕褐色，具纵皱纹，除去外皮者可见黄棕色斑点。切面粉性，浅黄白色，①皮部外侧有黄棕色斑点，其内侧偶见，②木部可见明显的放射状纹理。味淡。

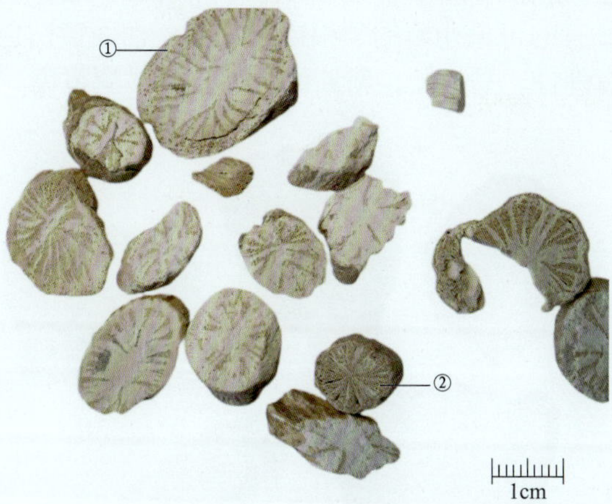

金果榄

【来源】本品为防己科植物青牛胆 *Tinospora sagittata* (Oliv.) Gagnep. 或金果揽 *Tinospora capillipes* Gagnep. 的干燥块根。秋、冬二季采挖，除去须根，洗净，晒干。

【药材鉴别要点】本品呈不规则圆块状，长 5 ～ 10cm，直径 3 ～ 6cm。表面棕黄色或淡褐色，粗糙不平，有深皱纹。质坚硬，不易击碎、破开，横断面淡黄白色，导管束略呈放射状排列，色较深。气微，味苦。

【饮片鉴别要点】本品呈类圆形或不规则形的厚片，直径 3 ～ 6cm。①外表皮棕黄色至暗褐色，皱缩，凹凸不平。切面淡黄白色，②有时可见灰褐色排列稀疏的放射状纹理，有的具裂隙。气微，味苦。

附注：金果榄和防己均为防己科植物，性状相似，不同之处是金果榄外皮皱缩不平，有深皱纹，切面皮部比防己薄。

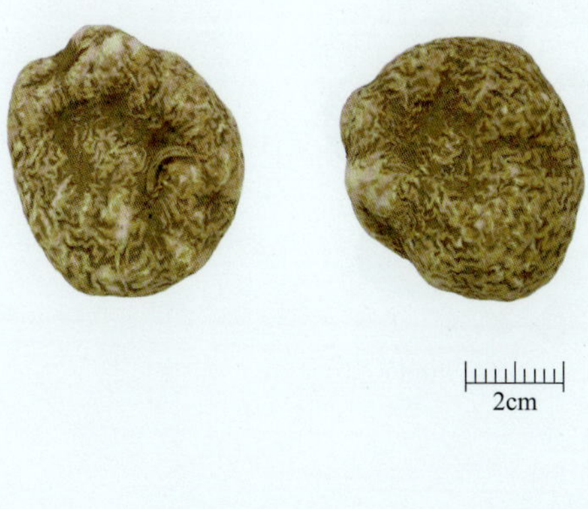

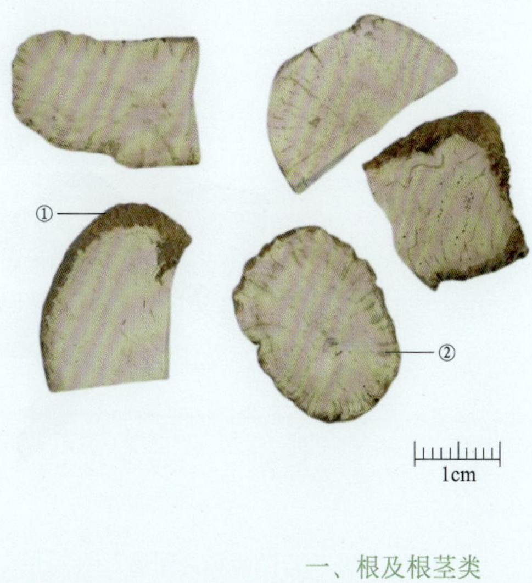

粉萆薢

【来源】本品为薯蓣科植物粉背薯蓣 *Dioscorea hypoglauca* Palibin 的干燥根茎。秋、冬二季采挖，除去须根，洗净，切片，晒干。

【药材（饮片）鉴别要点】本品为不规则的薄片，边缘不整齐，大小不一。①有的有棕黑色或灰棕色的外皮，②有的可见残留的须根或须根痕。切面黄白色或淡灰棕色，维管束呈小点状散在。质松，略有弹性，易折断，新断面近外皮处显淡黄色。气微，味辛、微苦。

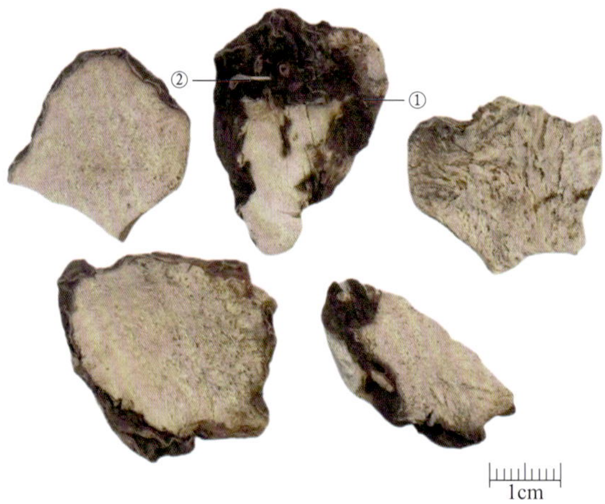

绵萆薢

【来源】本品为薯蓣科植物绵萆薢 *Dioscorea spongiosa* J. Q. Xi，M. Mizuno et W. L. Zhao 或福州薯蓣 *Dioscorea futschauensis* Uline ex R. Kunth 的干燥根茎。秋、冬二季采挖，除去须根，洗净，切片，晒干。

【药材（饮片）鉴别要点】本品为不规则的斜切片，边缘不整齐，大小不一，厚 2～5mm。①外皮黄棕色至黄褐色，②有稀疏的须根残基，呈圆锥状突起。质疏松，略呈海绵状，切面灰白色至浅灰棕色，③黄棕色点状维管束散在。气微，味微苦。

附注：绵萆薢相比粉萆薢外皮色稍浅，绵萆薢质地疏松，略呈海绵状。

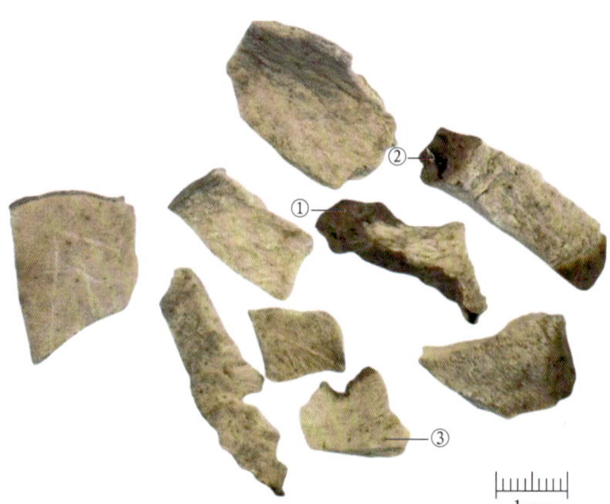

粉葛

【来源】本品为豆科植物甘葛藤 *Pueraria thomsonii* Benth. 的干燥根。秋、冬二季采挖，除去外皮，稍干，截段或再纵切两半或斜切成厚片，干燥。

【药材鉴别要点】本品呈圆柱形、类纺锤形或半圆柱形，长 12 ～ 15cm，直径 4 ～ 8cm；有的为纵切或斜切的厚片，大小不一。表面黄白色或淡棕色，未去外皮的呈灰棕色。体重，质硬，富粉性，横切面可见由纤维形成的浅棕色同心性环纹，纵切面可见由纤维形成的数条纵纹。气微，味微甜。

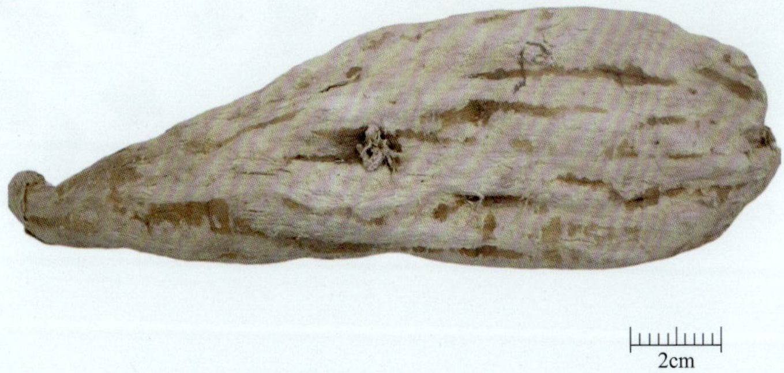

【饮片鉴别要点】本品呈不规则的厚片或立方块状。外表面黄白色或淡棕色。①切面黄白色，②横切面有时可见由纤维形成的浅棕色同心性环纹，纵切面可见由纤维形成的数条纵纹。体重，质硬，富粉性，有的粉性稍差。气微，味微甜。

附注：粉葛的粉性强弱与熏硫与否有关，熏硫者粉性强，未熏硫者粉性差，纤维性较强，但其纤维性远不及葛根，应注意与葛根相区别。

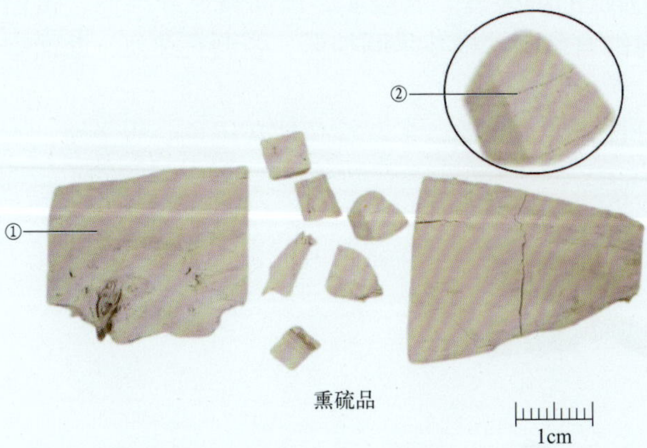

熏硫品

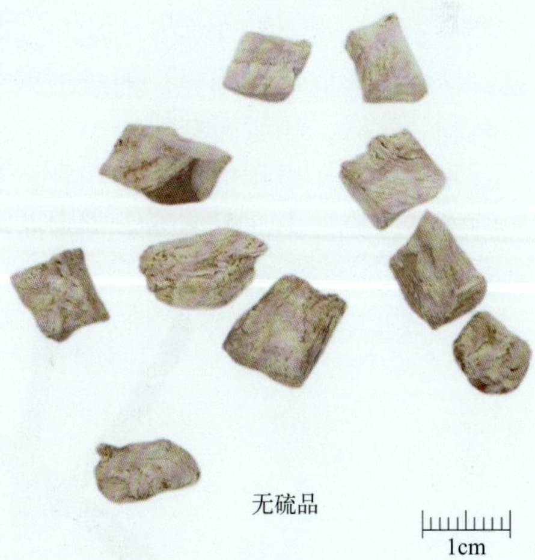

无硫品

葛根

【来源】本品为豆科植物野葛 *Pueraria lobata* (Willd.) Ohwi 的干燥根。习称野葛。秋、冬二季采挖，趁鲜切成厚片或小块；干燥。

【药材鉴别要点】本品呈纵切的长方形厚片或小方块，厚片长 5 ～ 35cm，厚 0.5 ～ 1cm。外皮淡棕色至棕色，有纵皱纹，粗糙。切面黄白色至淡黄棕色，有的纹理明显。质韧，纤维性强。气微，味微甜。

【饮片鉴别要点】本品呈不规则的厚片、粗丝或边长为 0.5 ～ 1.2cm 的方块。切面浅黄棕色至棕黄色。质韧，纤维性强。气微，味微甜。

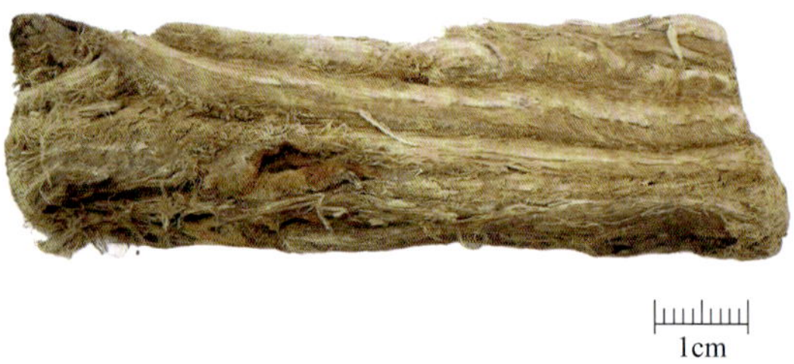

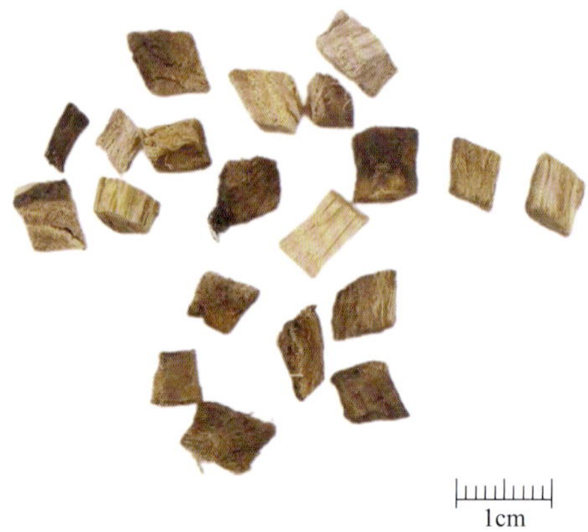

甘草

【来源】本品为豆科植物甘草 *Glycyrrhiza uralensis* Fisch.、胀果甘草 *Glycyrrhiza inflata* Bat. 或光果甘草 *Glycyrrhiza glabra* L. 的干燥根和根茎。春、秋二季采挖，除去须根，晒干。

【药材鉴别要点】

甘草　根呈圆柱形，长 25 ～ 100cm，直径 0.6 ～ 3.5cm。外皮松紧不一。表面红棕色或灰棕色，具显著的纵皱纹、沟纹、皮孔及稀疏的细根痕。质坚实，断面略显纤维性，黄白色，粉性，形成层环明显，射线放射状，有的有裂隙。根茎呈圆柱形，表面有芽痕，断面中部有髓。气微，味甜而特殊。

胀果甘草　根和根茎木质粗壮，有的分枝，外皮粗糙，多灰棕色或灰褐色。质坚硬，木质纤维多，粉性小。根茎不定芽多而粗大。

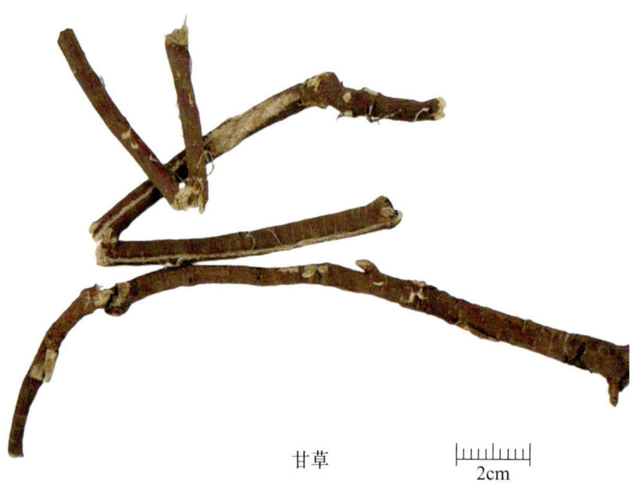

甘草

光果甘草 根和根茎质地较坚实，有的分枝，外皮不粗糙，多灰棕色，皮孔细而不明显。

【饮片鉴别要点】

甘草 本品呈类圆形或椭圆形的厚片。①外表皮红棕色或灰棕色，具纵皱纹。切面略显纤维性，中心黄白色，②有明显放射状纹理及③形成层环。质坚实，具粉性。气微，味甜而特殊。

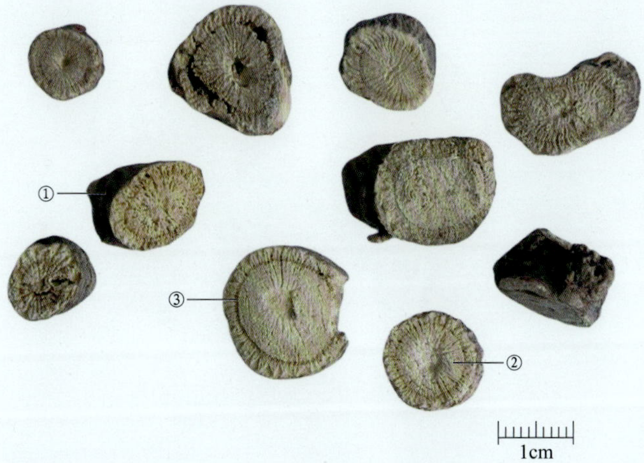

炙甘草 本品呈类圆形或椭圆形切片。外表皮红棕色或灰棕色，微有光泽。切面黄色至深黄色，形成层环明显，射线放射状。略有黏性。具焦香气，味甜。

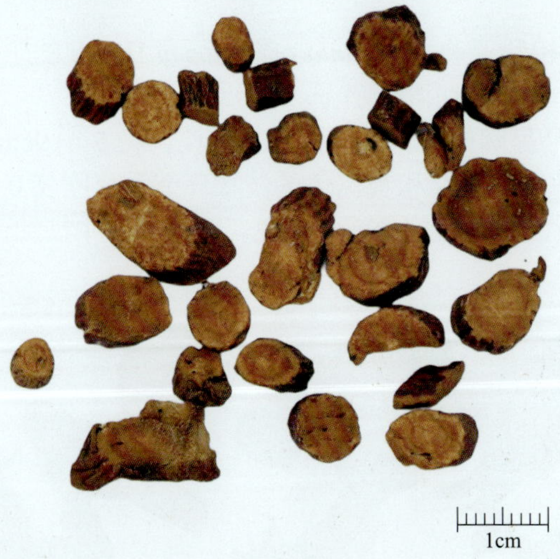

干姜

【来源】本品为姜科植物姜 *Zingiber officinale* Rosc. 的干燥根茎。冬季采挖，除去须根和泥沙，晒干或低温干燥。趁鲜切片晒干或低温干燥者称为“干姜片”。

【药材鉴别要点】

干姜 呈扁平块状，具指状分枝，长 3 ～ 7cm，厚 1 ～ 2cm。表面灰黄色或浅灰棕色，粗糙，具纵皱纹和明显的环节。分枝处常有鳞叶残存，分枝顶端有茎痕或芽。质坚实，断面黄白色或灰白色，粉性或颗粒性，内皮层环纹明显，维管束及黄色油点散在。气香、特异，味辛辣。

干姜片　呈不规则纵切片或斜切片，具指状分枝，长 1 ～ 6cm，宽 1 ～ 2cm，厚 0.2 ～ 0.4cm。外皮灰黄色或浅黄棕色，粗糙，具纵皱纹及明显的环节。切面灰黄色或灰白色，略显粉性，可见较多的纵向纤维，有的呈毛状。质坚实，断面纤维性。气香、特异，味辛辣。

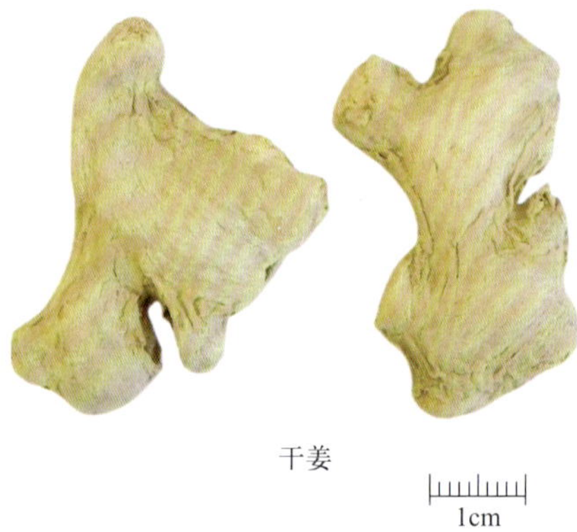

干姜

高良姜

【来源】本品为姜科植物高良姜 *Alpinia officinarum* Hance 的干燥根茎。夏末秋初采挖，除去须根和残留的鳞片，洗净，切段，晒干。

【药材鉴别要点】本品呈圆柱形，多弯曲，有分枝，长 5 ～ 9cm，直径 1 ～ 1.5cm。表面棕红色至暗褐色，有细密的纵皱纹和灰棕色的波状环节，节间长 0.2 ～ 1cm，一面有圆形的根痕。质坚韧，不易折断，断面灰棕色或红棕色，纤维性，中柱约占 1/3。气香，味辛辣。

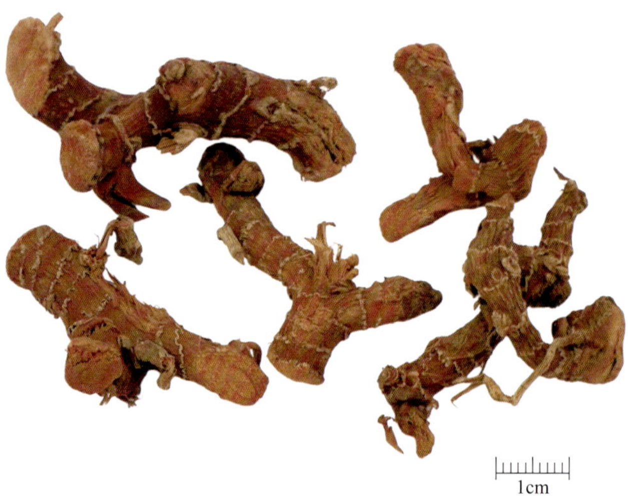

【饮片鉴别要点】本品呈类圆形或不规则形的薄片，直径 1 ～ 1.5cm。外表皮棕红色至暗棕色，①有的可见环节和须根痕。②切面灰棕色至红棕色，外周色较淡，具多数散在的筋脉小点，中心圆形，约占 1/3。气香，味辛辣。

附注：市场上很多高良姜为斜切片或纵切片，故筋脉小点和中心的圆形不明显。

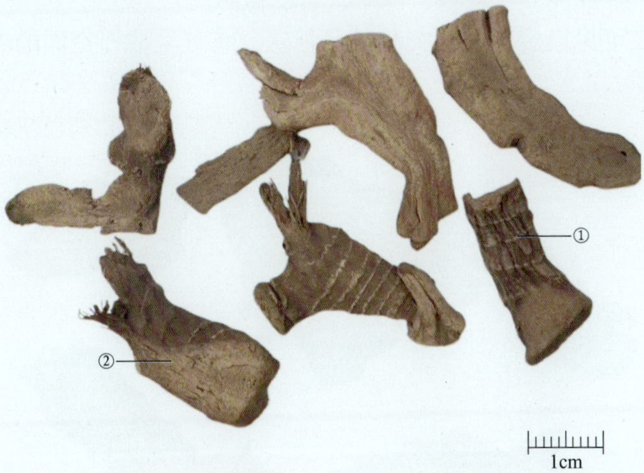

藁本

【来源】本品为伞形科植物藁本 *Ligusticum* sinense Oliv. 或辽藁本 *Ligusticum jeholense* Nakai et Kitag. 的干燥根和根茎。秋季茎叶枯萎或次春出苗时采挖，除去泥沙，晒干或烘干。

【药材鉴别要点】

藁本　根茎呈不规则结节状圆柱形，稍扭曲，有分枝，长 3 ～ 10cm，直径 1 ～ 2cm。表面棕褐色或暗棕色，粗糙，有纵皱纹，上侧残留数个凹陷的圆形茎基，下侧有多数点状突起的根痕和残根。体轻，质较硬，易折断，断面黄色或黄白色，纤维状。气浓香，味辛、苦、微麻。

辽藁本　较小，根茎呈不规则的团块状或柱状，长 1 ～ 3cm，直径 0.6 ～ 2cm。有多数细长弯曲的根。

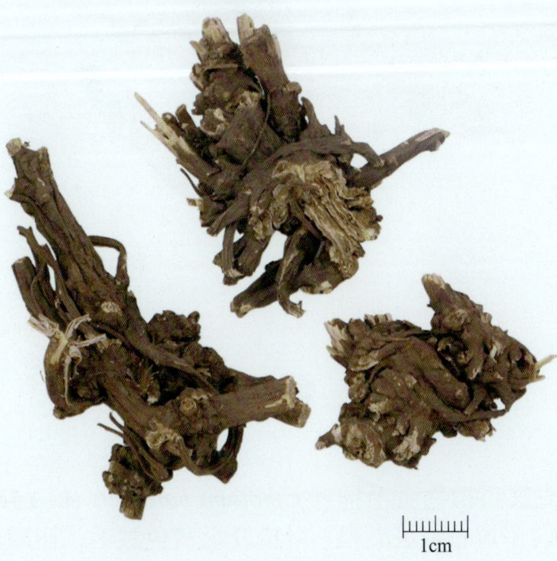

【饮片鉴别要点】

藁本　藁本片呈不规则的厚片。外表皮棕褐色至黑褐色，粗糙。切面黄白色至浅黄褐色，具裂隙或孔洞，纤维性。气浓香，味辛、苦、微麻。

辽藁本片外表皮可见根痕和残根突起呈毛刺状，或有呈枯朽空洞的老茎残基。切面木部有放射状纹理和裂隙。

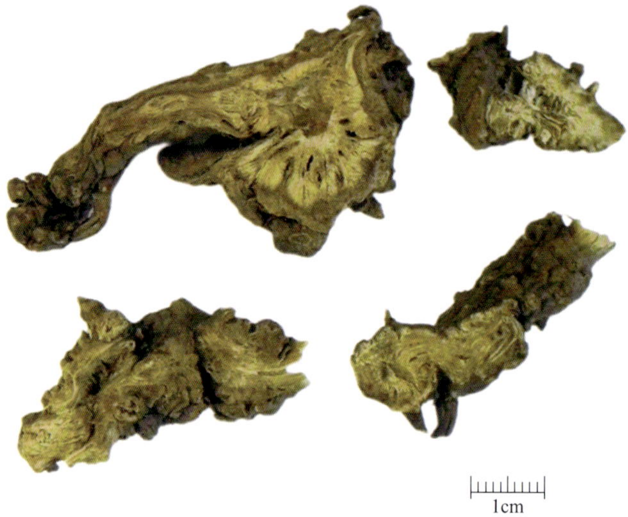

伪品—新疆藁本　为伞形科植物鞘山芎 *Conioselinum vaginatum* (Spreng.) Thell. 的干燥根茎。本品呈不规则形或斜切的厚片；外表皮棕褐色或黑棕色，具纵皱纹和凸起的根痕及横向突起的皮孔；切面浅黄白至黄白色，具不规则黄色纹理、裂隙和孔洞；质地较硬，易碎，纤维性；气香浓，味辛、苦、微麻。

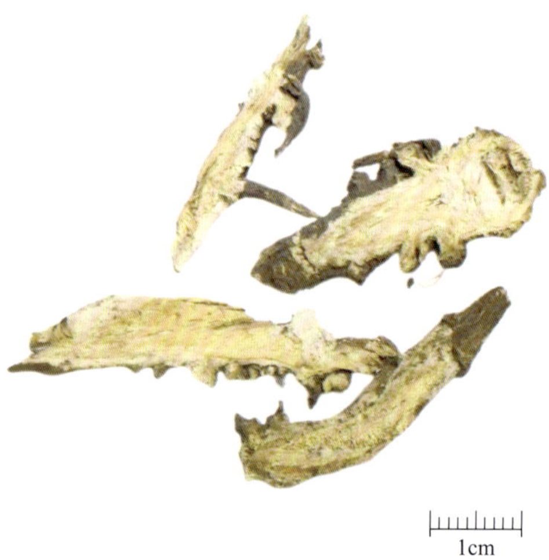

狗脊

【来源】本品为蚌壳蕨科植物金毛狗脊 *Cibotium barometz* (L.) J. Sm. 的干燥根茎。秋、冬二季采挖，除去泥沙，干燥；或去硬根、叶柄及金黄色绒毛，切厚片，干燥，为“生狗脊片”；蒸后晒至六七成干，切厚片，干燥，为“熟狗脊片”。

【药材鉴别要点】本品呈不规则的长块状，长 10 ～ 30cm，直径 2 ～ 10cm。表面深棕色，残留金黄色绒毛；上面有数个红棕色的木质叶柄，下面残存黑色细根。质坚硬，不易折断。无臭，味淡、微涩。生狗脊片呈不规则长条形或圆形，长 5 ～ 20cm，直径 2 ～ 10cm，厚 1.5 ～ 5mm；切面浅棕色，较平滑，近边缘 1 ～ 4mm 处有 1 条棕黄色隆起的木质部环纹或条纹，边缘不整齐，偶有金黄色绒毛残留；质脆，易折断，有粉性。熟狗脊片呈黑棕色，质坚硬。

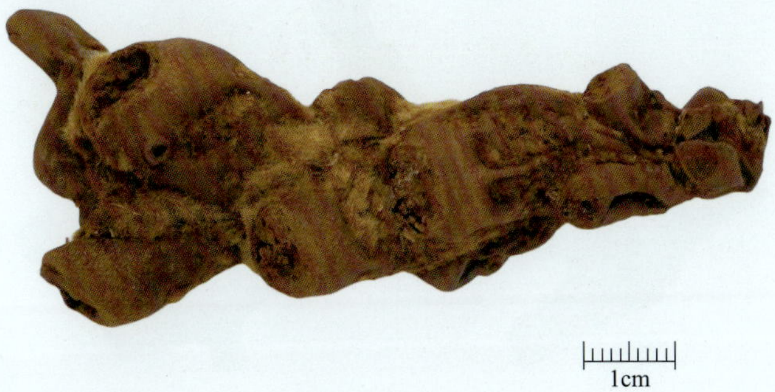

【饮片鉴别要点】本品呈不规则长条形或圆形的厚片，长 5 ～ 20cm，直径 2 ～ 10cm，厚 1.5 ～ 5mm；切面浅棕色，较平滑，①近边缘 1 ～ 4mm 处有 1 条棕黄色隆起的木质部环纹或条纹，②边缘不整齐，偶有金黄色绒毛残留；质脆，易折断，有粉性。熟狗脊片呈棕黑色，质坚硬。

附注：与药材切片者性状相同。

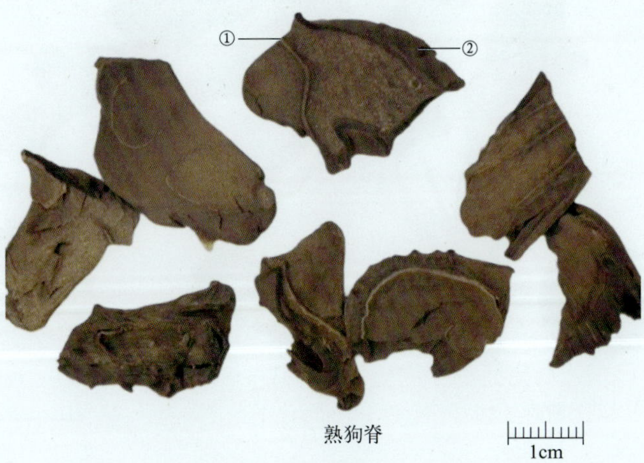

熟狗脊

骨碎补

【来源】本品为水龙骨科植物槲蕨 *Drynaria fortunei* (Kunze) J. Sm. 的干燥根茎。全年均可采挖，除去泥沙，干燥，或再燎去茸毛（鳞片）。

【药材鉴别要点】本品呈扁平长条状，多弯曲，有分枝，长 5 ～ 15cm，宽 1 ～ 1.5cm，厚 0.2 ～ 0.5cm。①表面密被深棕色至暗棕色的小鳞片，柔软如毛，经火燎者呈棕褐色或暗褐色，②两侧及上表面均具突起或凹下的圆形叶痕，少数有叶柄残基和须根残留。体轻，质脆，易折断，断面红棕色，维管束呈黄色或灰白色点状，排列成环。气微，味淡、微涩。

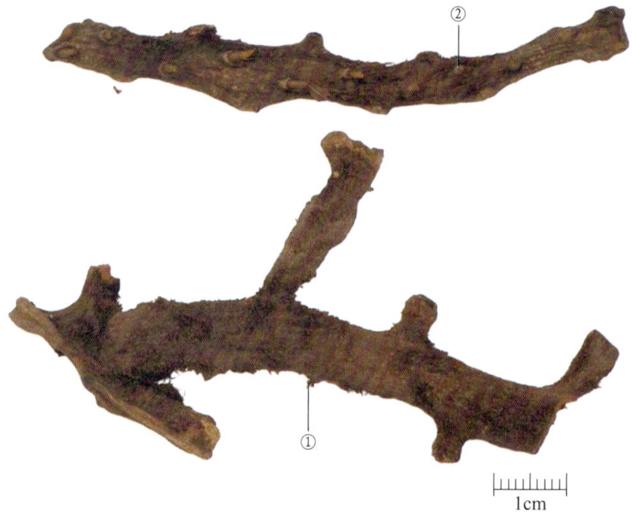

【饮片鉴别要点】本品呈不规则厚片。表面深棕色至棕褐色，常残留细小棕色的鳞片，有的可见圆形的叶痕。切面红棕色，黄色的维管束点状排列成环。气微，味淡、微涩。

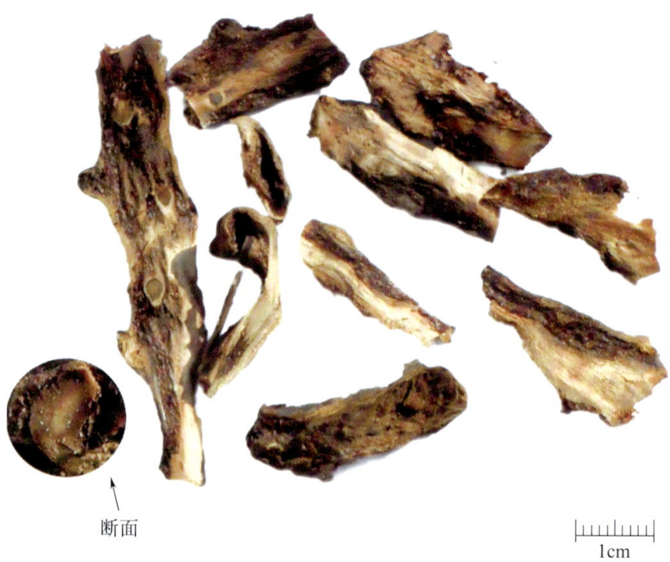

附子

【来源】本品为毛茛科植物乌头 *Aconitum carmichaelii* Debx. 的子根的加工品。

【药材鉴别要点】

盐附子　呈圆锥形，长 4 ～ 7cm，直径 3 ～ 5cm。表面灰黑色，被盐霜，顶端有凹陷的芽痕，周围有瘤状突起的支根或支根痕。体重，横切面灰褐色，可见充满盐霜的小空隙和多角形形成层环纹，环纹内侧导管束排列不整齐。气微，味咸而麻，刺舌。

黑顺片 为纵切片，上宽下窄，长 1.7 ～ 5cm，宽 0.9 ～ 3cm，厚 0.2 ～ 0.5cm。外皮黑褐色，切面暗黄色，油润具光泽，半透明状，并有纵向导管束。质硬而脆，断面角质样。气微，味淡。

白附片 无外皮，黄白色，半透明，厚约 0.3cm。

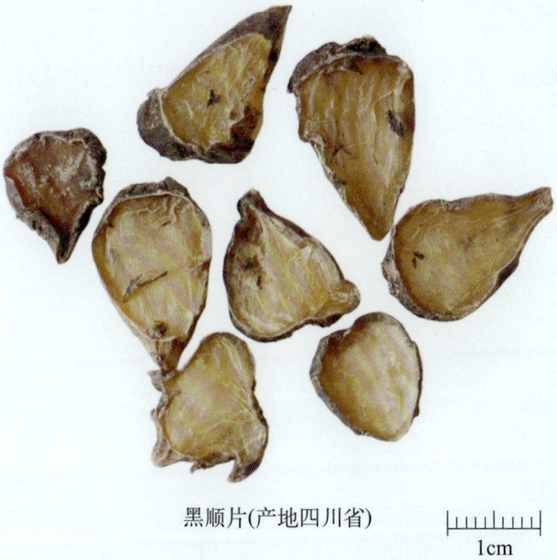

黑顺片(产地四川省)

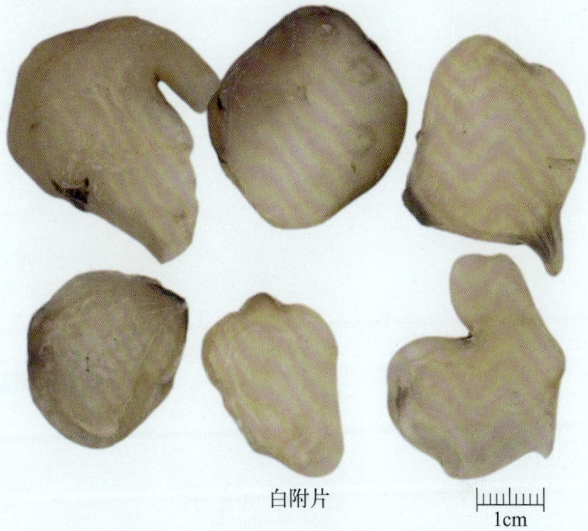

白附片

【饮片鉴别要点】

附片 同药材黑顺片、白附片。

湖北贝母

【来源】 本品为百合科植物湖北贝母 *Fritillaria hupehensis* Hsiao et K. C. Hsia 的干燥鳞茎。夏初植株枯萎后采挖，用石灰水或清水浸泡，干燥。

【药材（饮片）鉴别要点】 本品呈扁圆球形，高 0.8 ～ 2.2cm，直径 0.8 ～ 3.5cm。表面类白色至淡棕色。外层鳞叶 2 瓣，肥厚，略呈肾形，或大小悬殊，大瓣紧抱小瓣，顶端闭合或开裂。内有鳞叶 2 ～ 6 枚及干缩的残茎。内表面淡黄色至类白色，基部凹陷呈窝状，残留有淡棕色表皮及少数须根。单瓣鳞叶呈元宝状，长 2.5 ～ 3.2cm，直径 1.8 ～ 2cm。质脆，断面类白色，富粉性。气微，味苦。

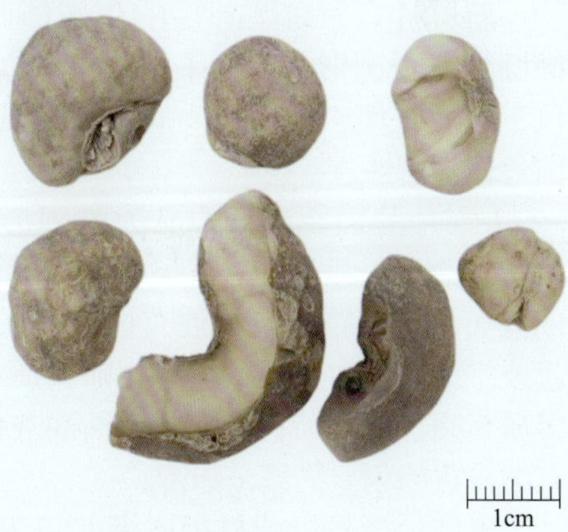

浙贝母

【来源】 本品为百合科植物浙贝母 *Fritillaria thunbergii* Miq. 的干燥鳞茎。初夏植株枯萎时采挖，洗净。大小分开，大者除去芯芽，习称“大贝”；小者不去芯芽，习称“珠贝”。分别撞擦，除去外皮，拌以煅过的贝壳粉，吸去擦出的浆汁，干燥；或取鳞茎，大小分开，洗净，除去芯芽，趁鲜切成厚片，洗净，干燥，习称“浙贝片”。

【药材鉴别要点】

大贝　为鳞茎外层的单瓣鳞叶，略呈新月形，高 1 ～ 2cm，直径 2 ～ 3.5cm。外表面类白色至淡黄色，内表面白色或淡棕色，被有白色粉末。质硬而脆，易折断，断面白色至黄白色，富粉性。气微，味苦。

珠贝　为完整的鳞茎，呈扁圆形，高 1 ～ 1.5cm，直径 1 ～ 2.5cm。表面类白色，①外层鳞叶 2 瓣，肥厚，略似肾形，互相抱合，②内有小鳞叶 2 ～ 3 枚和干缩的残茎。

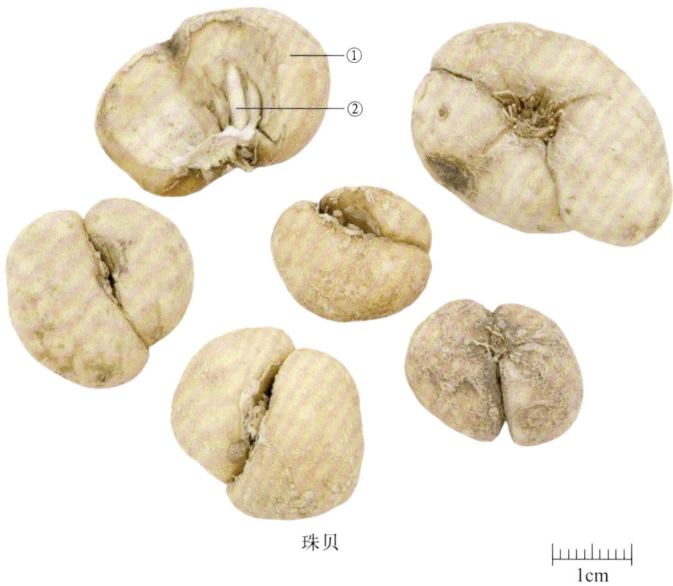

珠贝

浙贝片　为鳞茎外层的单瓣鳞叶切成的片。椭圆形或类圆形，直径 1 ～ 2cm，边缘表面淡黄色，切面平坦，粉白色。质脆，易折断，断面粉白色，富粉性。

【饮片鉴别要点】本品为类圆形的厚片或碎块，有的具心芽。外皮黄褐色或灰褐色，略皱缩；或淡黄白色，较光滑或被有白色粉末。切面微鼓起或平坦，灰白色或粉白色，略角质状或富粉性。多质坚硬，易折断；或质硬，断面灰白色或白色，有的浅黄棕色。气微，味苦。

附注：浙贝母药材相比湖北贝母药材鳞片边缘厚。

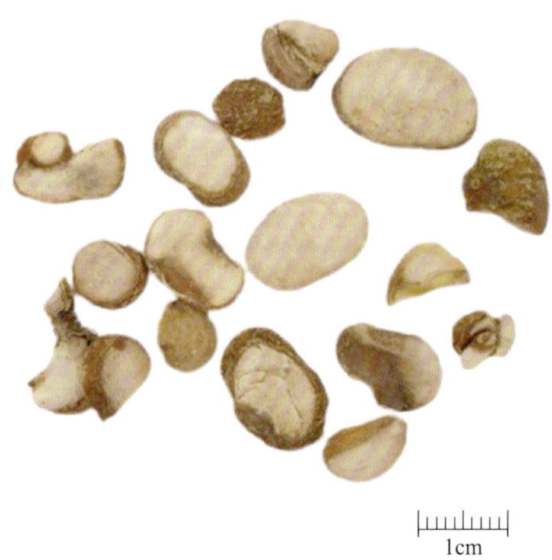

伊贝母

【来源】本品为百合科植物新疆贝母 *Fritillaria walujewii* Regel 或伊犁贝母 *Fritillaria pallidiflora* Schrenk 的干燥鳞茎。5 ～ 7 月间采挖，除去泥沙，晒干，再去须根和外皮。

【药材鉴别要点】

新疆贝母　呈扁球形，高 0.5 ～ 1.5cm。表面类白色，光滑。外层鳞叶 2 瓣，月牙形，肥厚，大小相近而紧靠。顶端平展而开裂，基部圆钝，内有较大的鳞片和残茎、心芽各 1 枚。质硬而脆，断面白色，富粉性。气微，味微苦。

伊犁贝母　呈圆锥形，较大。表面稍粗糙，淡黄白色。外层鳞叶两瓣，心脏形，肥大，一片较大或近等大，抱合。顶端稍尖，少有开裂，基部微凹陷。

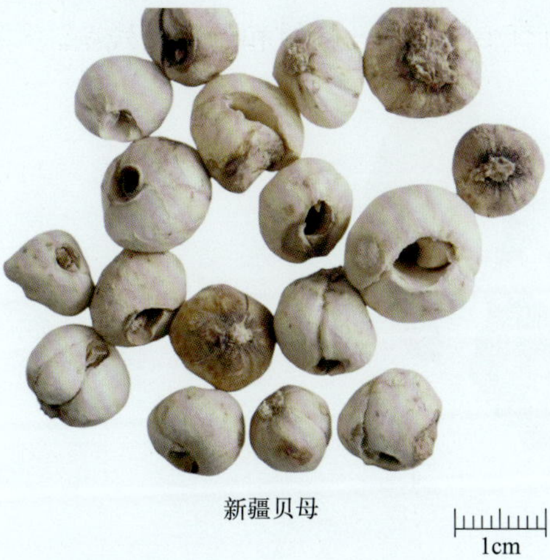

新疆贝母

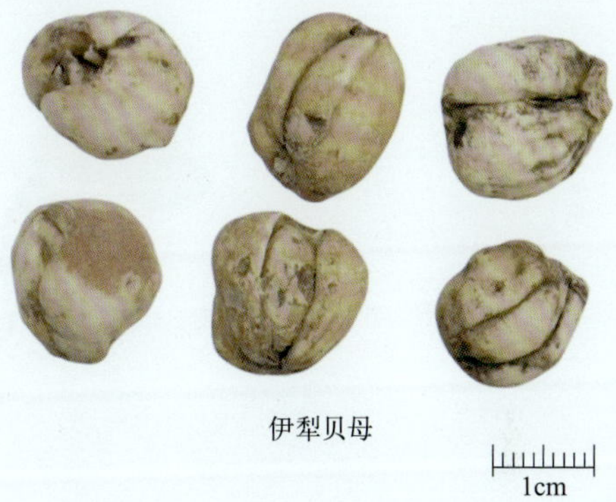

伊犁贝母

【饮片鉴别要点】

伊贝母　性状同药材。

平贝母

【来源】本品为百合科植物平贝母 *Fritillaria ussuriensis* Maxim. 的干燥鳞茎。春季采挖，除去外皮、须根及泥沙，晒干或低温干燥。

【药材（饮片）鉴别要点】本品呈扁球形，高 0.5 ～ 1cm，直径 0.6 ～ 2cm。表面黄白色至浅棕色，①外层鳞叶 2 瓣，肥厚，大小相近或一片稍大抱合，顶端略平或微凹入，常稍开裂；②中央鳞片小。质坚实而脆，断面粉性。气微，味苦。

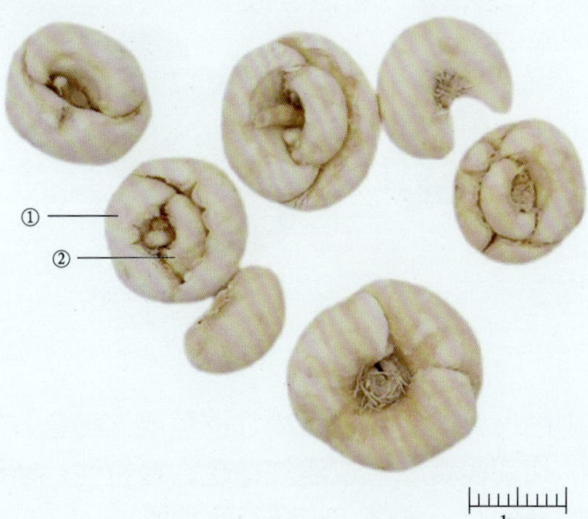

虎杖

【来源】本品为蓼科植物虎杖 *Polygonum cuspidatum* Sieb. et Zucc. 的干燥根茎和根。春、秋二季采挖，除去须根，洗净，趁鲜切短段或厚片，晒干。

【药材鉴别要点】本品多为圆柱形短段或不规则厚片，长 1 ～ 7cm，直径 0. 5 ～ 2.5cm。外皮棕褐色，有纵皱纹和须根痕，切面皮部较薄，木部宽广，棕黄色，射线放射状，皮部与木部较易分离。根茎髓中有隔或呈空洞状。质坚硬。气微，味微苦、涩。

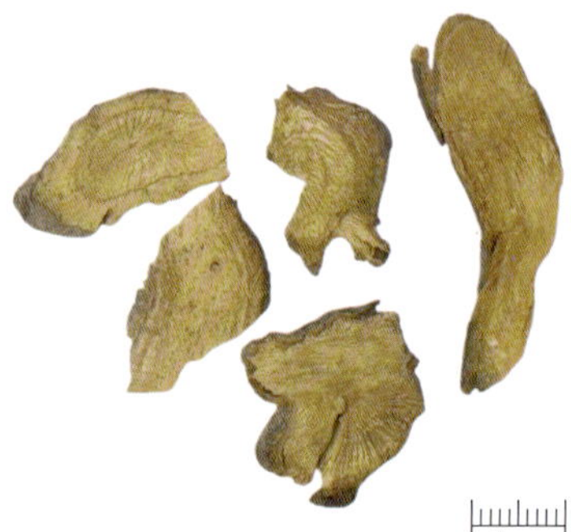

1cm

【饮片鉴别要点】

虎杖　与药材趁鲜切片者性状相同。

何首乌

【来源】本品为蓼科植物何首乌 *Polygonum multiflorum* Thunb. 的干燥块根。秋、冬二季叶枯萎时采挖，削去两端，洗净，个大的切成块，干燥。

【药材鉴别要点】本品呈团块状或不规则纺锤形，长 6 ～ 15cm，直径 4 ～ 12cm。表面红棕色或红褐色，皱缩不平，有浅沟，并有横长皮孔样突起和细根痕。体重，质坚实，不易折断，断面浅黄棕色或浅红棕色，显粉性，皮部有 4 ～ 11 个类圆形异型维管束环列，与中央维管束形成云锦状花纹，中央木部较大，有的呈木心。气微，味微苦而甘涩。

附注：云锦花纹包括中央维管束与皮部的异型维管束。

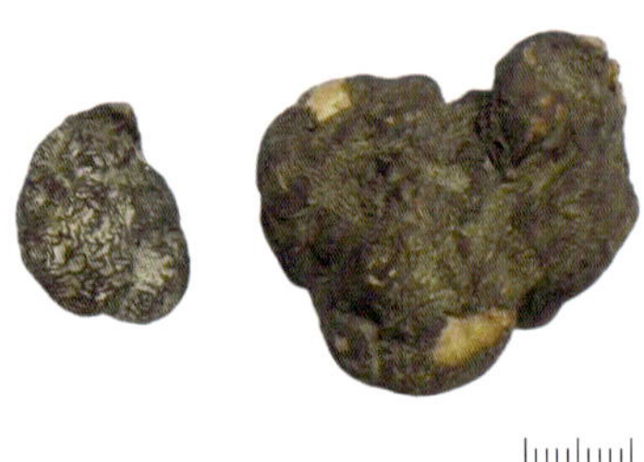

2cm

【饮片鉴别要点】

何首乌　本品呈不规则的厚片或块。外表皮红棕色或红褐色，皱缩不平，有浅沟，并有横长皮孔样突起及细根痕。切面浅黄棕色或浅红棕色，显粉性；横切面有的皮部可见云锦状花纹，中央木部较大，有的呈木心。气微，味微苦而甘涩。

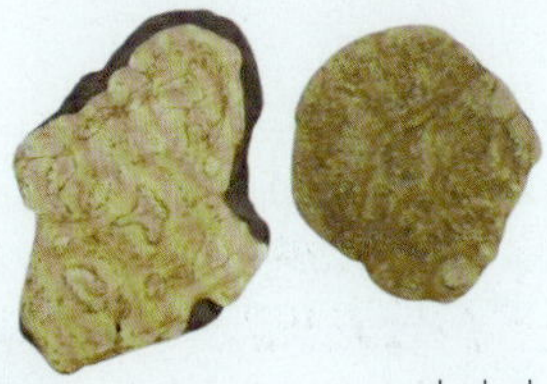

制何首乌　本品呈不规则皱缩状的块片，厚约 1cm 表面黑褐色或棕褐色，凹凸不平。质坚硬，断面角质样，棕褐色或黑色。气微，味微甘而苦涩。

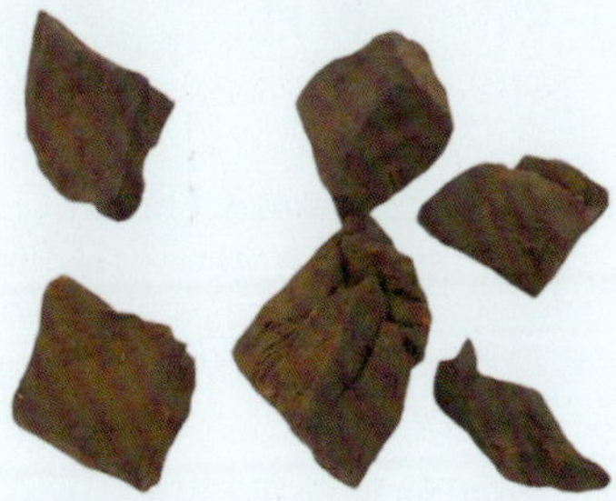

黄精

【来源】本品为百合科植物滇黄精 *Polygonatum kingianum* Coll. et Hemsl.、黄精 *Polygonatum sibiricum* Red. 或多花黄精 *Polygonatum cyrtonema* Hua 的干燥根茎。按形状不同，习称“大黄精”“鸡头黄精”“姜形黄精”。春、秋二季采挖，除去须根，洗净，置沸水中略烫或蒸至透心，干燥。

【药材鉴别要点】

大黄精　呈肥厚肉质的结节块状，结节长可达 10cm 以上，宽 3 ～ 6cm，厚 2 ～ 3cm。表面淡黄色至黄棕色，①具环节，有皱纹及须根痕，②结节上侧茎痕呈圆盘状，圆周凹入，中部突出。质硬而韧，不易折断，断面角质，淡黄色至黄棕色。气微，味甜，嚼之有黏性。

鸡头黄精　呈结节状弯柱形，长 3 ～ 10cm，直径 0.5 ～ 1.5cm。结节长 2 ～ 4cm，略呈圆锥形，常有分枝。表面黄白色或灰黄色，半透明，有纵皱纹，茎痕圆形，直径 5 ～ 8mm。

姜形黄精　呈长条结节块状，长短不等，常数个块状结节相连。表面灰黄色或黄褐色，粗糙，结节上侧有突出的圆盘状茎痕，直径 0.8 ～ 1.5cm。

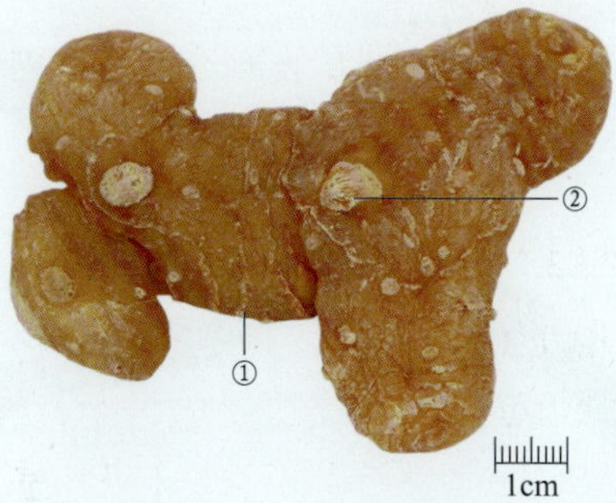

【饮片鉴别要点】

酒黄精　本品呈不规则的厚片。外表皮棕褐色至黑褐色，有光泽，中心棕色至浅褐色，可见筋脉小点。质较柔软。味甜，微有酒香气。

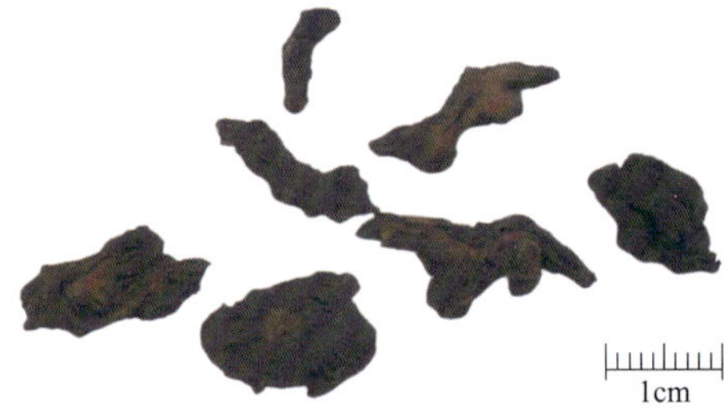

黄连

【来源】本品为毛茛科植物黄连 *Coptis chinensis* Franch.、三角叶黄连 *Coptis deltoidea* C. Y. Cheng et Hsiao 或云连 *Coptis teeta* Wall. 的干燥根茎。以上三种分别习称“味连”“雅连”“云连”。秋季采挖，除去须根和泥沙，干燥，撞去残留须根。

【药材鉴别要点】

味连　多集聚成簇，常弯曲，形如鸡爪，单枝根茎长 3 ~ 6cm，直径 0.3 ~ 0.8cm。表面灰黄色或黄褐色，粗糙，①有不规则结节状隆起、须根及须根残基，②有的节间表面平滑如茎秆，习称“过桥”。上部多残留褐色鳞叶，顶端常留有残余的茎或叶柄。质硬，断面不整齐，皮部橙红色或暗棕色，木部鲜黄色或橙黄色，呈放射状排列，髓部有的中空。气微，味极苦。

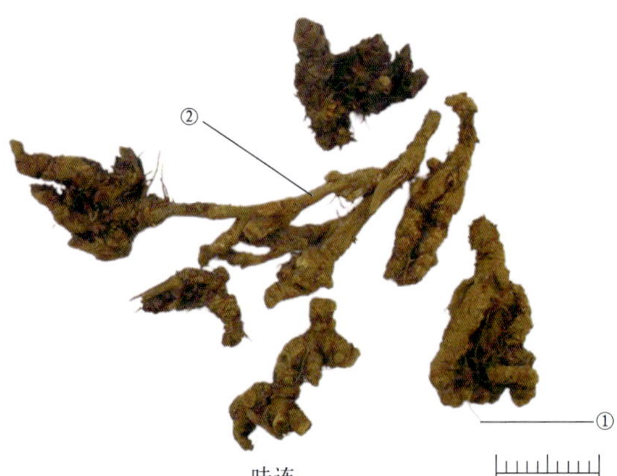

雅连　多为单枝，略呈圆柱形，微弯曲，长 4 ~ 8cm，直径 0.5 ~ 1cm。过桥较长。顶端有少许残茎。

云连　弯曲呈钩状，多为单枝，较细小。

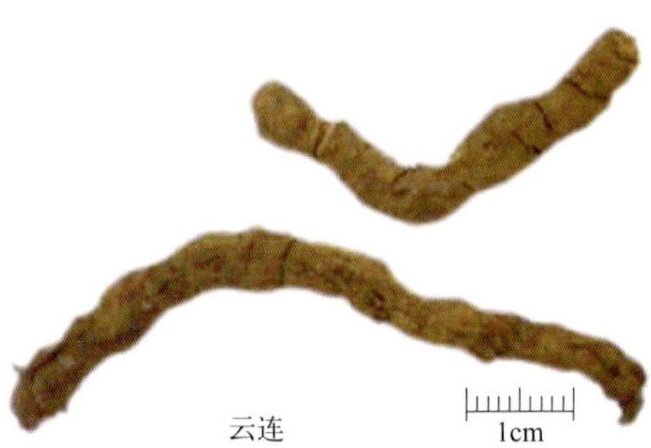

【饮片鉴别要点】

黄连片　本品呈不规则的薄片。外表皮灰黄色或黄褐色，粗糙，有细小的须根。切面或碎断面鲜黄色或红黄色，具放射状纹理，气微，味极苦。

附注：目前市场上黄连多为味连，雅连和云连较少见，黄连片为纵切片或斜切片，放射状纹理不易观察到。

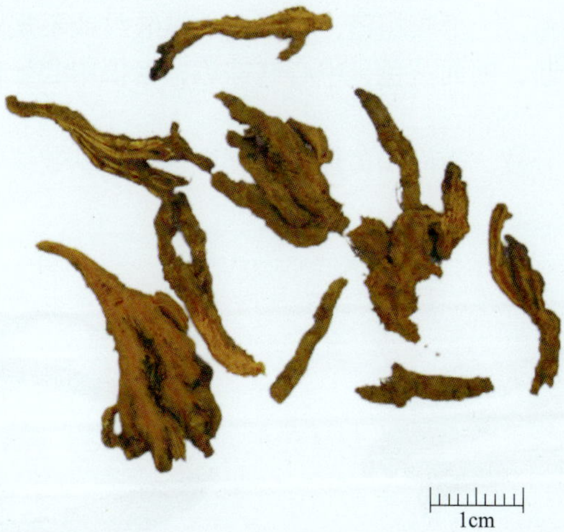

黄芪

【来源】本品为豆科植物蒙古黄芪 *Astragalus membranaceus* (Fisch.) Bge. var. *mongholicus* (Bge.) Hsiao 或膜荚黄芪 *Astragalus membranaceus* (Fisch.) Bge. 的干燥根。春、秋二季采挖，除去须根和根头，晒干。

【药材鉴别要点】本品呈圆柱形，有的有分枝，上端较粗，长 30 ～ 90cm，直径 1 ～ 3.5cm。表面淡棕黄色或淡棕褐色，有不整齐的纵皱纹或纵沟。质硬而韧，不易折断，断面纤维性强，并显粉性，皮部黄白色，木部淡黄色，有放射状纹理和裂隙，老根中心偶呈枯朽状，黑褐色或呈空洞。气微，味微甜，嚼之微有豆腥味。

【饮片鉴别要点】本品呈类圆形或椭圆形的厚片，外表皮黄白色至淡棕褐色，可见纵皱纹或纵沟。①切面皮部黄白色，②木部淡黄色，有放射状纹理及裂隙，有的中心偶有枯朽状，黑褐色或呈空洞。气微，味微甜，嚼之有豆腥味。

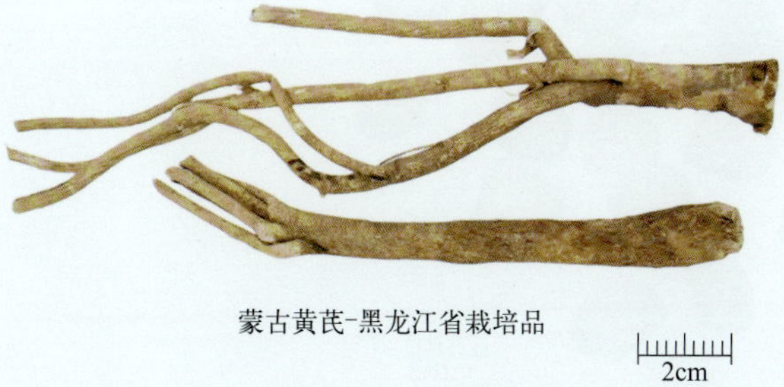

蒙古黄芪-黑龙江省栽培品

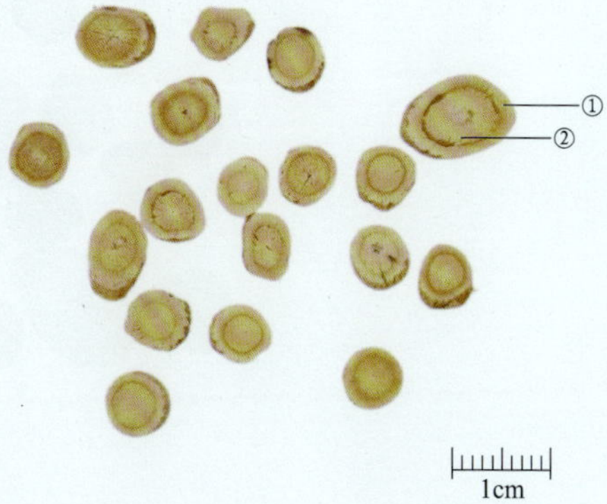

黄芩

【来源】本品为唇形科植物黄芩 *Scutellaria baicalensis* Georgi 的干燥根。春、秋二季采挖，除去须根和泥沙，晒后撞去粗皮，晒干。

【药材鉴别要点】本品呈圆锥形，扭曲，长 8 ～ 25cm，直径 1 ～ 3cm。表面棕黄色或深黄色，有稀疏的疣状细根痕，上部较粗糙，有扭曲的纵皱纹或不规则的网纹，下部有顺纹和细皱纹。质硬而脆，易折断，断面黄色，中心红棕色；老根中心呈枯朽状或中空，暗棕色或棕黑色。气微，味苦。

栽培品较细长，多有分枝。表面浅黄棕色，外皮紧贴，纵皱纹较细腻。断面黄色或浅黄色，略呈角质样。味微苦。

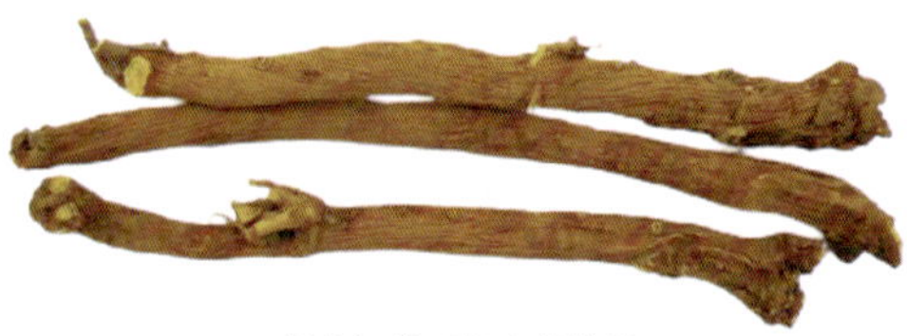

黑龙江省三年生栽培品

1cm

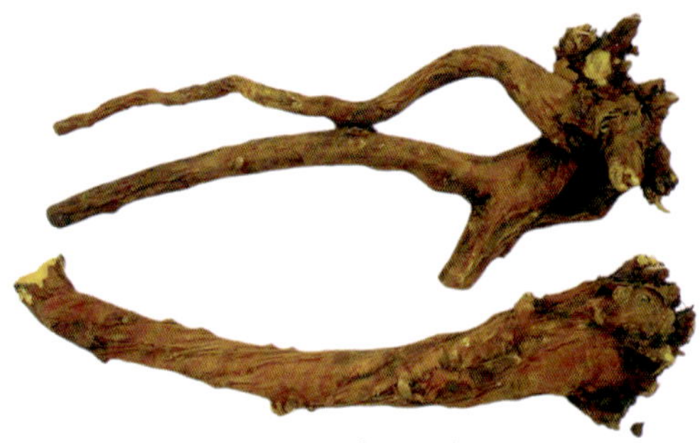

黑龙江省六年生栽培品

2cm

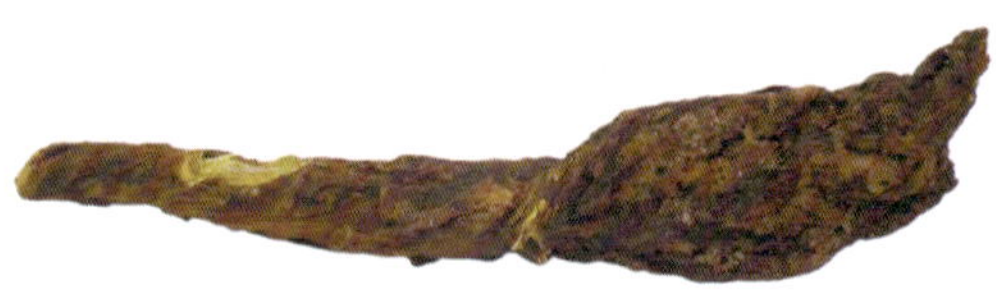

辽宁省野生品

1cm

【饮片鉴别要点】

黄芩　本品为类圆形或不规则形薄片。外表皮黄棕色或棕褐色。切面黄棕色或黄绿色，具放射状纹理，中心红棕色；老根中心呈枯朽状或中空，暗棕色或棕黑色。气微，味苦或微苦。

附注：有的黄芩久置后断面或切面呈黄绿色，原因是黄芩苷在一定条件下被酶水解成黄芩素，黄芩素又被氧化成醌类化合物。

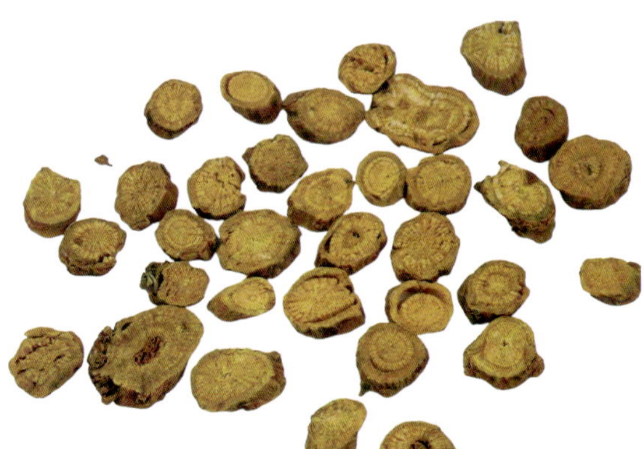

1cm

掺伪品—黄芩　本品为黄芩掺有部分地上茎。地上茎质地较软，中空或有髓。

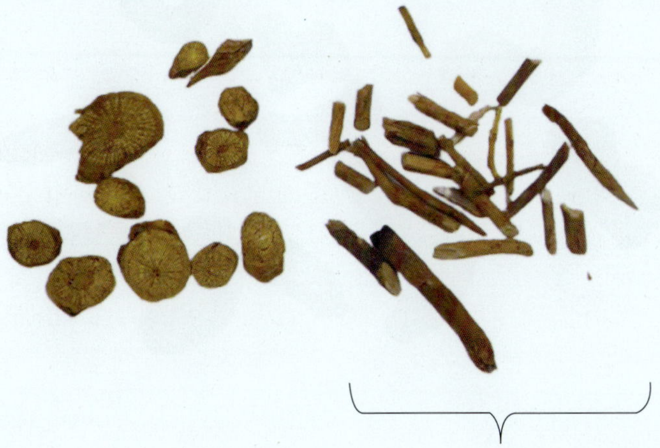

伪品—甘肃黄芩　为唇形科植物甘肃黄芩 *Scutellaria rehderiana* Diels 的干燥根。本品呈类圆形的片，直径 0.2 ～ 0.8cm；表面浅褐色，粗糙，切面黄色，老根中间呈枯朽状。气微，味苦。

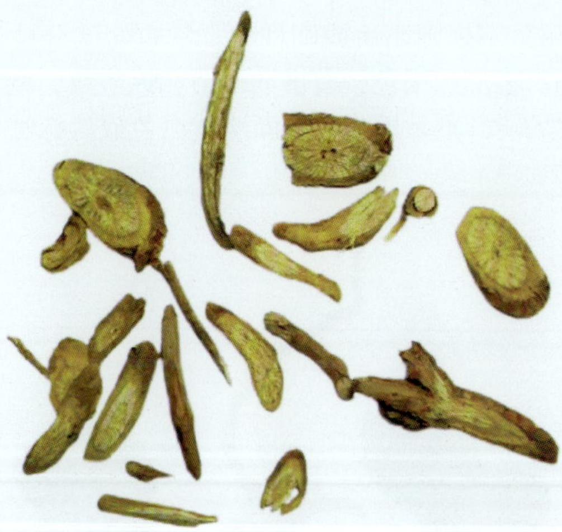

姜黄

【来源】本品为姜科植物姜黄 *Curcuma longa* L. 的干燥根茎。冬季茎叶枯萎时采挖，洗净，煮或蒸至透心，晒干，除去须根。

【药材鉴别要点】本品呈不规则卵圆形、圆柱形或纺锤形，常弯曲，有的具短叉状分枝，长 2 ～ 5cm，直径 1 ～ 3cm。表面深黄色，粗糙，有皱缩纹理和明显环节，并有圆形分枝痕及须根痕。质坚实，不易折断，断面棕黄色至金黄色，角质样，有蜡样光泽，内皮层环纹明显，维管束呈点状散在。气香特异，味苦、辛。

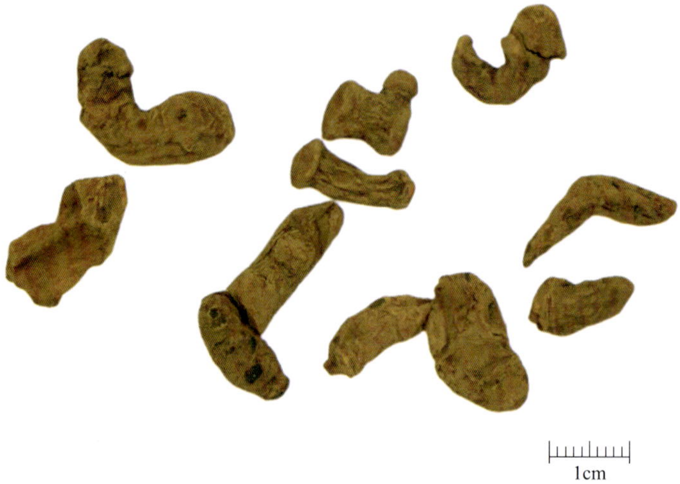

金荞麦

【来源】本品为蓼科植物金荞麦*Fagopyrum dibotrys* (D. Don) Hara的干燥根茎。冬季采挖，除去茎和须根，洗净，晒干。

【药材鉴别要点】本品呈不规则团块或圆柱状，常有瘤状分枝，顶端有的有茎残基，长3～15cm，直径1～4cm。表面棕褐色，有横向环节和纵皱纹，密布点状皮孔，并有凹陷的圆形根痕和残存须根。质坚硬，不易折断，断面淡黄白色或淡棕红色，有放射状纹理，中央髓部色较深。气微，味微涩。

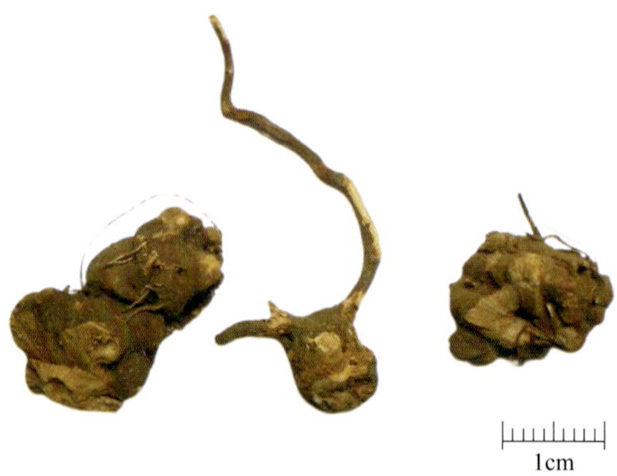

桔梗

【来源】本品为桔梗科植物桔梗 *Platycodon grandiflorum* (Jacq.) A. DC. 的干燥根。春、秋二季采挖，洗净，除去须根，趁鲜剥去外皮或不去外皮，干燥。

【药材鉴别要点】本品呈圆柱形或略呈纺锤形，下部渐细，有的有分枝，略扭曲，长7～20cm，直径0.7～2cm。表面淡黄白色至黄色，不去外皮者表面黄棕色至灰棕色，具纵扭皱沟，并有横长的皮孔样斑痕及支根痕，有的上部有横纹。有的顶端有较短的根茎或不明显，其上有数个半月形茎痕。质脆，断面不平坦，形成层环棕色，皮部黄白色，有裂隙，木部淡黄色。气微，味微甜后苦。

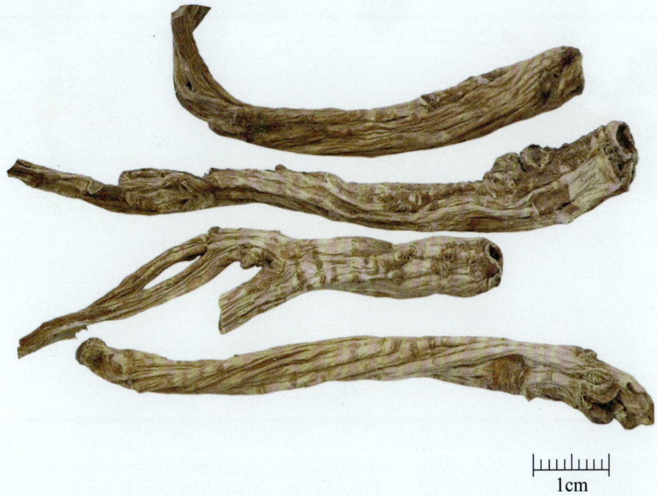

【饮片鉴别要点】本品呈椭圆形或不规则厚片。外皮多已除去或偶有残留。①切面皮部黄白色，较窄；②形成层环纹明显，棕色；③木部宽，有较多裂隙。气微，味微甜后苦。

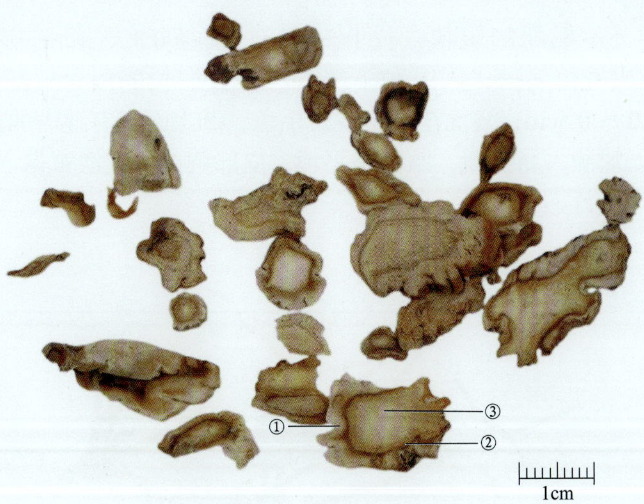

苦参

【来源】本品为豆科植物苦参 *Sophora flavescens* Ait. 的干燥根。春、秋二季采挖，除去根头和小支根，洗净，干燥，或趁鲜切片，干燥。

【药材鉴别要点】本品呈长圆柱形，下部常有分枝，长 10 ～ 30cm，直径 1 ～ 6.5cm。表面灰棕色或棕黄色，具纵皱纹和横长皮孔样突起，外层栓皮薄，部分破裂反卷，易剥落，剥落处显黄色，光滑。质硬，不易折断，断面纤维性；切片厚 3 ～ 6mm；切面黄白色，具放射状纹理和裂隙，有的具异型维管束呈同心性环列或不规则散在。气微，味极苦。

【饮片鉴别要点】本品呈类圆形或不规则形的厚片，其余特征与药材趁鲜切片者相同。

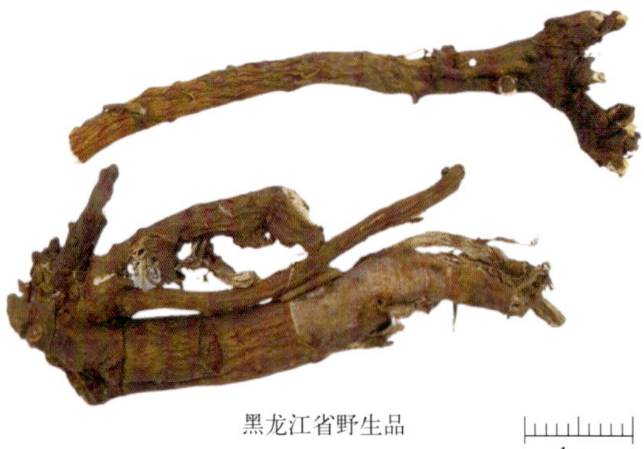

黑龙江省野生品

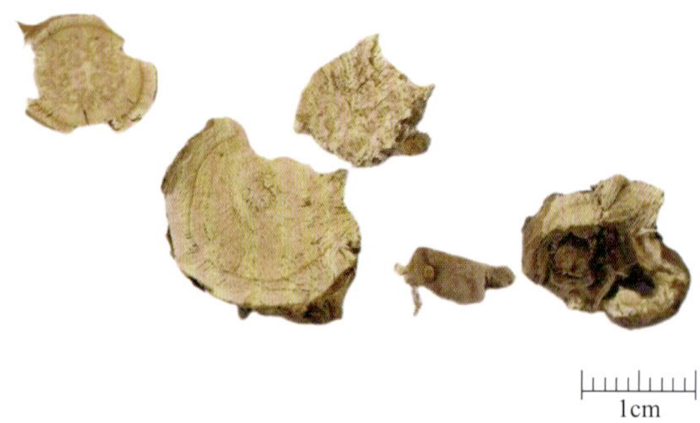

龙胆

【来源】本品为龙胆科植物条叶龙胆 *Gentiana manshurica* Kitag. 、龙胆 *Gentiana scabra* Bge. 、三花龙胆 *Gentiana triflora* Pall. 或坚龙胆 *Gentiana rigescens* Franch. 的干燥根和根茎。前三种习称"龙胆"，后一种习称"坚龙胆"。春、秋二季采挖，洗净，干燥。

【药材鉴别要点】

龙胆　①根茎呈不规则的块状，长 1 ～ 3cm，直径 0.3 ～ 1cm。表面暗灰棕色或深棕色，上端有茎痕或残留茎基，周围和下端着生多数细长的根。根圆柱形，略扭曲，长 10 ～ 20cm，直径 0.2 ～ 0.5cm；表面淡黄色或黄棕色，②上部多有显著的横皱纹，下部较细，有纵皱纹及支根痕。质脆，易折断，断面略平坦，皮部黄白色或淡黄棕色，木部色较浅，呈点状环列。气微，味甚苦。

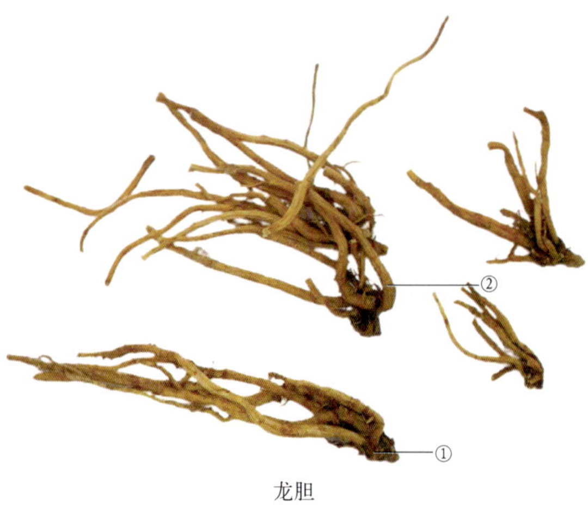

龙胆

坚龙胆　表面无横皱纹，外皮膜质，易脱落，木部黄白色，易与皮部分离。

【饮片鉴别要点】

龙胆　呈不规则形的段。根茎呈不规则块片，表面灰棕色至深棕色。根圆柱形，表面淡黄色至黄棕色，有的有横皱纹，具纵皱纹。切面皮部黄白色至棕黄色，木部色较浅。气微，味甚苦。

坚龙胆 呈不规则形的段。根表面无横皱纹，膜质外皮已脱落，表面黄棕色至深棕色。切面皮部黄棕色，木部色较浅。

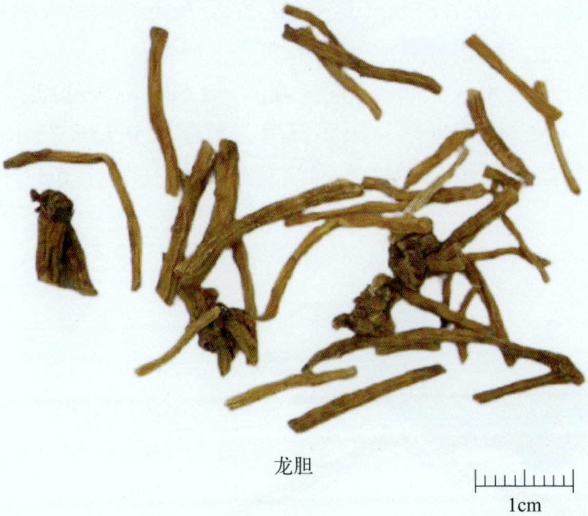

龙胆

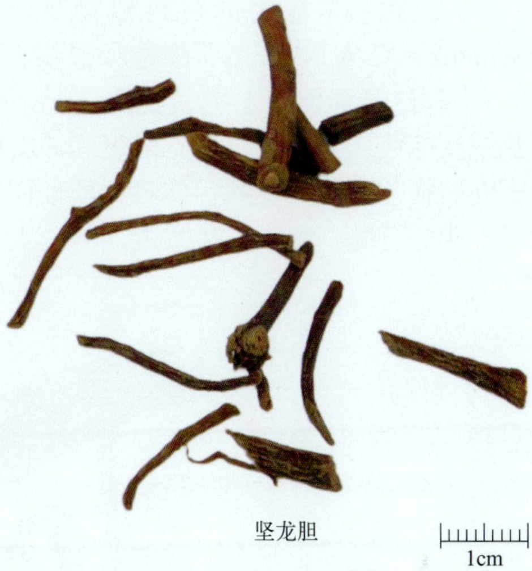

坚龙胆

芦根

【来源】本品为禾本科植物芦苇 *Phragmites communis* Trin. 的新鲜或干燥根茎。全年均可采挖，除去芽、须根及膜状叶，鲜用或晒干。

【药材鉴别要点】

鲜芦根 呈长圆柱形，有的略扁，长短不一，直径 1 ～ 2cm。表面黄白色，有光泽，外皮疏松可剥离，节呈环状，有残根和芽痕。体轻，质韧，不易折断。切断面黄白色，中空，壁厚 1 ～ 2mm，有小孔排列成环。气微，味甘。

芦根 呈扁圆柱形。节处较硬，节间有纵皱纹。

【饮片鉴别要点】鲜芦根呈圆柱形段，干品呈扁圆柱形段。表面黄白色，有光泽，①有的可见节，呈环状，干品节间有纵皱纹。切面黄白色，中空，②可见小孔环列。气微，味甘。

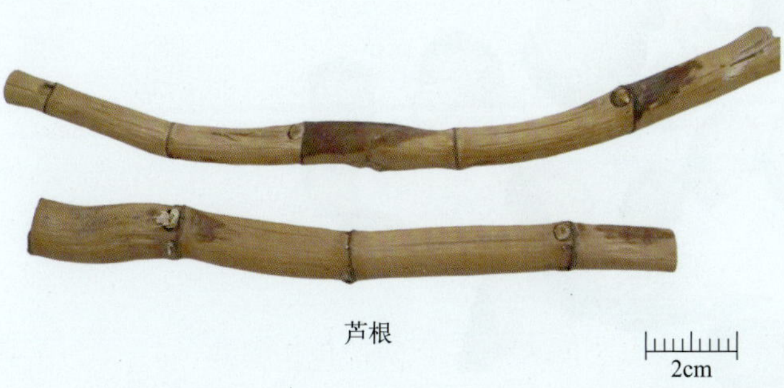

芦根

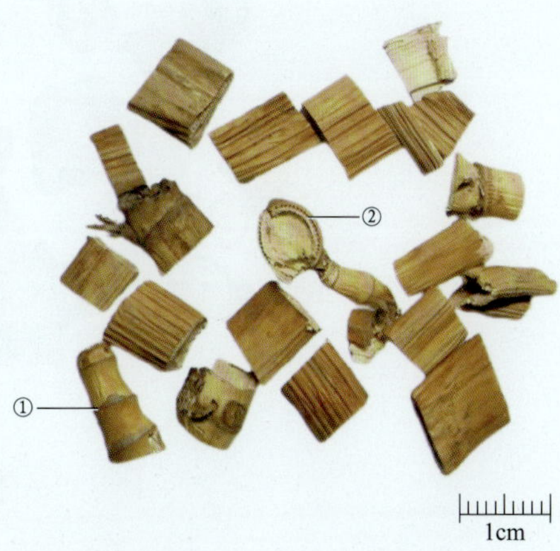

麻黄根

【来源】本品为麻黄科植物草麻黄 *Ephedra sinica* Stapf 或中麻黄 *Ephedra intermedia* Schrenk et C. A. Mey. 的干燥根和根茎。秋末采挖，除去残茎、须根和泥沙，干燥。

【药材鉴别要点】本品呈圆柱形，略弯曲，长 8 ～ 25cm，直径 0.5 ～ 1.5cm。表面红棕色或灰棕色，有纵皱纹和支根痕。外皮粗糙，易成片状剥落。根茎具节，节间长 0.7 ～ 2cm，表面有横长突起的皮孔。体轻，质硬而脆，断面皮部黄白色，木部淡黄色或黄色，射线放射状，中心有髓。气微，味微苦。

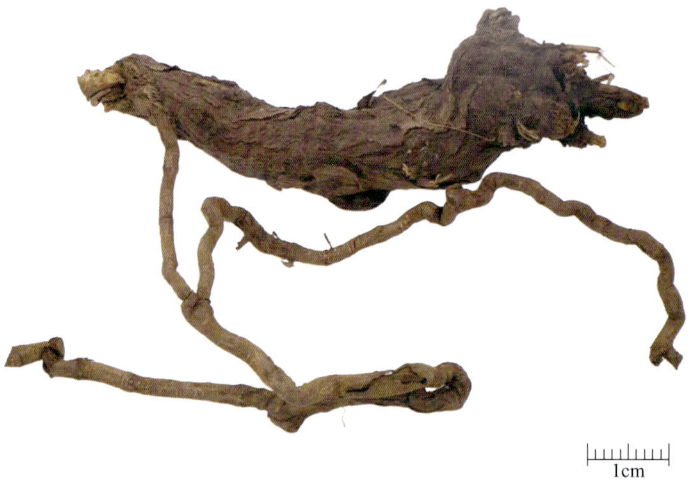

【饮片鉴别要点】

麻黄根　本品呈类圆形的厚片。①外表面灰棕色至红棕色，有纵皱纹及支根痕。外皮粗糙，易成片状剥落，有的可见节，有的可见横长皮孔样突起。②切面皮部黄白色，木部淡黄色至黄色，纤维性，具放射状射线，有的中心有髓。气微，味微苦。

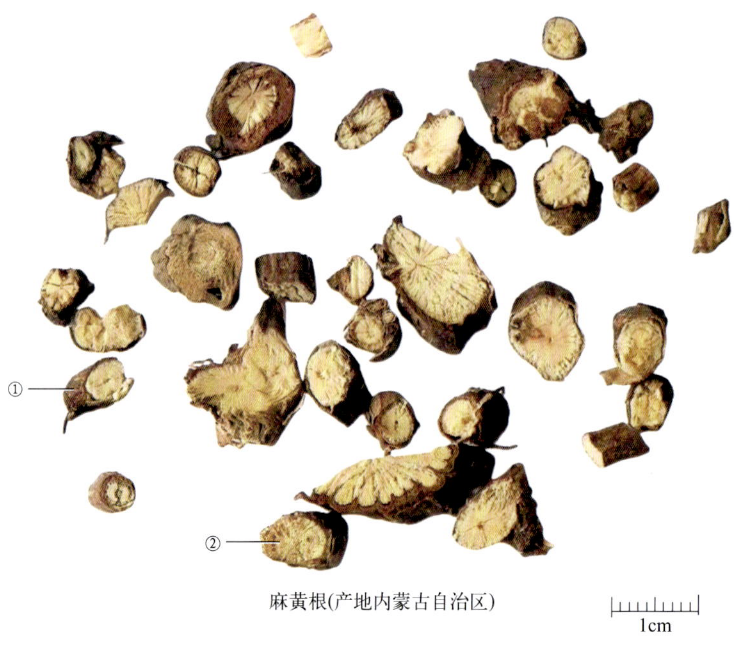

麻黄根(产地内蒙古自治区)

掺伪品—麻黄根 本品为麻黄根切成段或掺有部分地上茎。

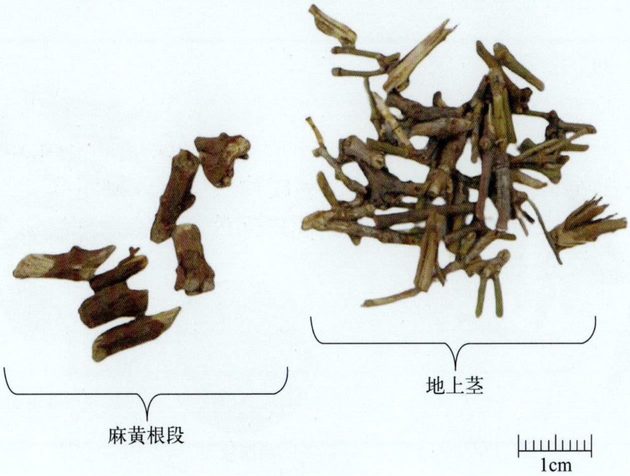

麦冬

【来源】本品为百合科植物麦冬 *Ophiopogon japonicus* (L. f.) Ker-Gawl. 的干燥块根。夏季采挖，洗净，反复暴晒、堆置，至七八成干，除去须根，干燥。

【药材（饮片）鉴别要点】本品呈纺锤形，两端略尖，长 1.5 ～ 3cm，直径 0.3 ～ 0.6cm，或为轧扁的纺锤形块片。表面淡黄色或灰黄色，有细纵纹。质柔韧，断面黄白色，半透明，中柱细小。气微香，味甘、微苦。

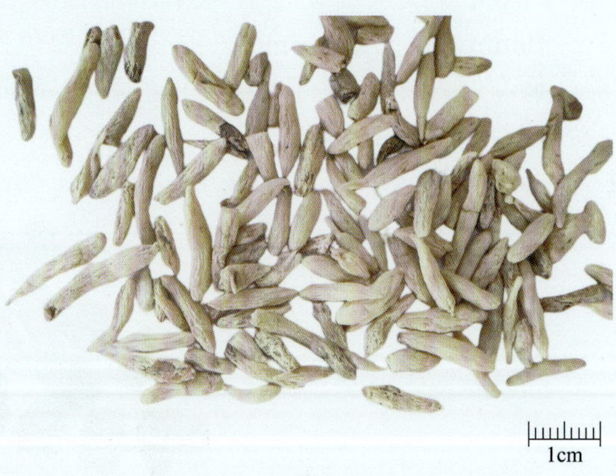

附注：现版药典标准规定麦冬饮片炮制方法为轧扁，但在性状上描述“形如麦冬，或为轧扁的纺锤形块片”，此处或许有一定的理解歧义，实际上，目前市场上未轧扁的麦冬作为饮片也较为普遍。此外，有的麦冬在生长过程中感染红锈病菌，表面会残留红点或红斑。

山麦冬

【来源】本品为百合科植物湖北麦冬 *Liriope spicata* (Thunb.) Lour. var *prolifera* Y. T. Ma 或短葶山麦冬 *Liriope muscari* (Decne.) Baily 的干燥块根。夏初采挖，洗净，反复暴晒、堆置，至近干，除去须根，干燥。

【药材鉴别要点】

湖北麦冬 呈纺锤形，两端略尖，长 1.2 ～ 3cm，直径 0.4 ～ 0.7cm。表面淡黄色至棕黄色，具不规则纵皱纹。质柔韧，干后质硬脆，易折断，断面淡黄色至棕黄色，角质样，中柱细小。气微，味甜，嚼之发黏。

短葶山麦冬　稍扁，长 2 ～ 5cm，直径 0.3 ～ 0.8cm，具粗纵纹。味甘、微苦。

【饮片鉴别要点】性状同药材。

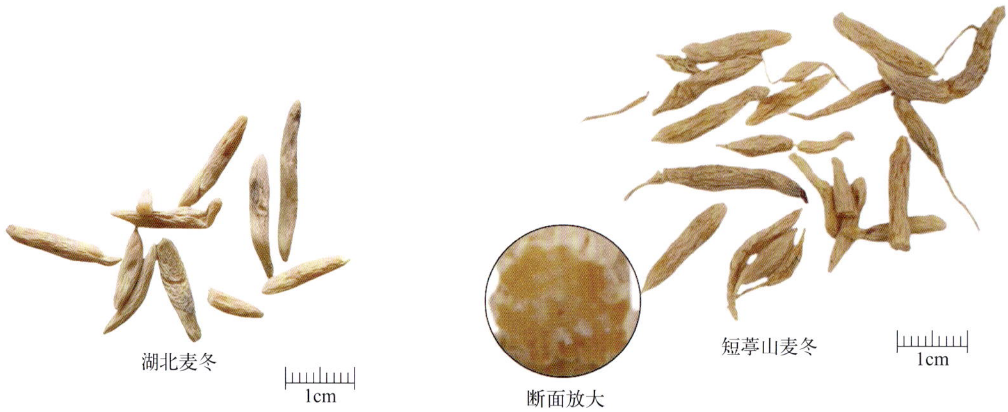

猫爪草

【来源】本品为毛茛科植物小毛茛 *Ranunculus ternatus* Thunb. 的干燥块根。春季采挖，除去须根和泥沙，晒干。

【药材（饮片）鉴别要点】本品由数个至数十个纺锤形的块根簇生，形似猫爪，长 3 ～ 10mm，直径 2 ～ 3mm，顶端有黄褐色残茎或茎痕。表面黄褐色或灰黄色，久存色泽变深，微有纵皱纹，并有点状须根痕和残留须根。质坚实，断面类白色或黄白色，空心或实心，粉性。气微，味微甘。

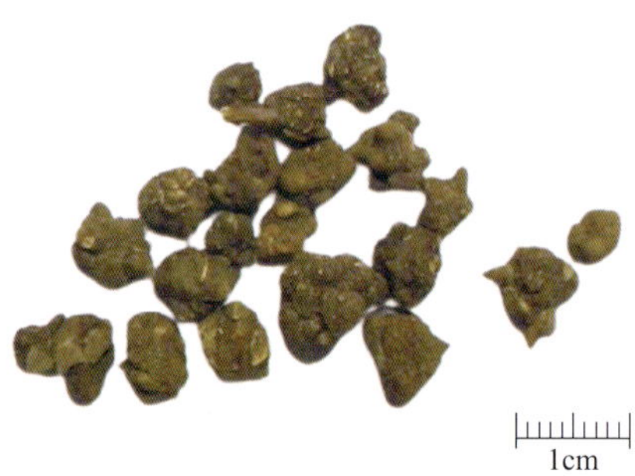

绵马贯众

【来源】本品为鳞毛蕨科植物粗茎鳞毛蕨 *Dryopteris crassirhizoma* Nakai 的干燥根茎和叶柄残基。秋季采挖，削去叶柄，须根，除去泥沙，晒干。

【药材鉴别要点】本品呈长倒卵形，略弯曲，上端钝圆或截形，下端较尖，有的纵剖为两半，长 7 ～ 20cm，直径 4 ～ 8cm。表面黄棕色至黑褐色，密被排列整齐的叶柄残基及鳞片，并有弯曲的须根。叶柄残基呈扁圆形，长 3 ～ 5cm，直径 0.5 ～ 1.0cm；表面有纵棱线，质硬而脆，断面略平坦，棕色，有黄白色维管束 5 ～ 13 个，环列；每个叶柄残基的外侧常有 3 条须根，鳞片条状披针形，全缘，常脱落。根茎质坚硬，断面略平坦，深绿色至棕色，有黄白色维管束 5 ～ 13 个，环列，其外散有较多的叶迹维管束。气特异，味初淡而微涩，后渐苦、辛。

【饮片鉴别要点】本品呈不规则的厚片或碎块，①根茎外表皮多被有叶柄残基，有的可见棕色鳞片，切面淡棕色至红棕色，②有黄白色维管束小点，环状排列。气特异，味初淡而微涩，后渐苦、辛。

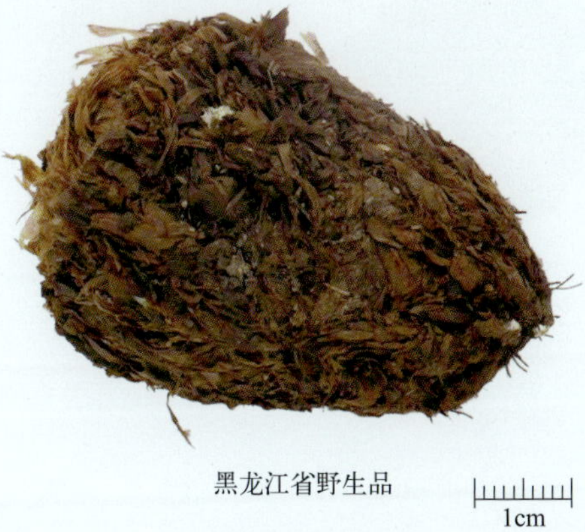

黑龙江省野生品

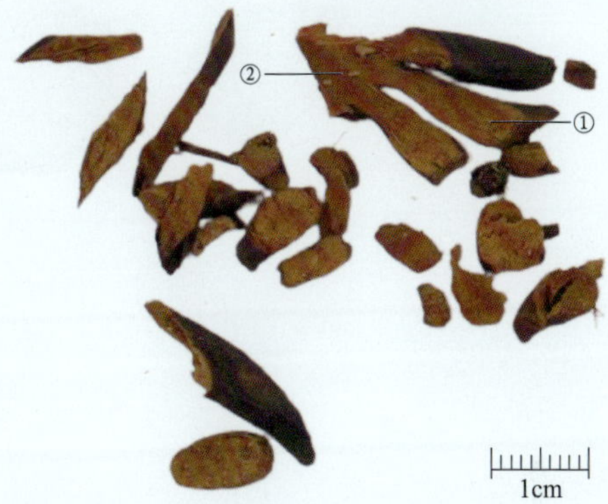

千年健

【来源】本品为天南星科植物千年健 *Homalomena occulta* (Lour.) Schott 的干燥根茎。春、秋二季采挖，洗净，除去外皮，晒干。

【药材鉴别要点】本品呈圆柱形，稍弯曲，有的略扁，长 15 ～ 40cm，直径 0.8 ～ 1.5cm。表面黄棕色或红棕色，粗糙，可见多数扭曲的纵沟纹、圆形根痕及黄色针状纤维束。质硬而脆，断面红褐色，黄色针状纤维束多而明显，相对另一断面呈多数针眼状小孔及有少数黄色针状纤维束，可见深褐色具光泽的油点。气香，味辛、微苦。

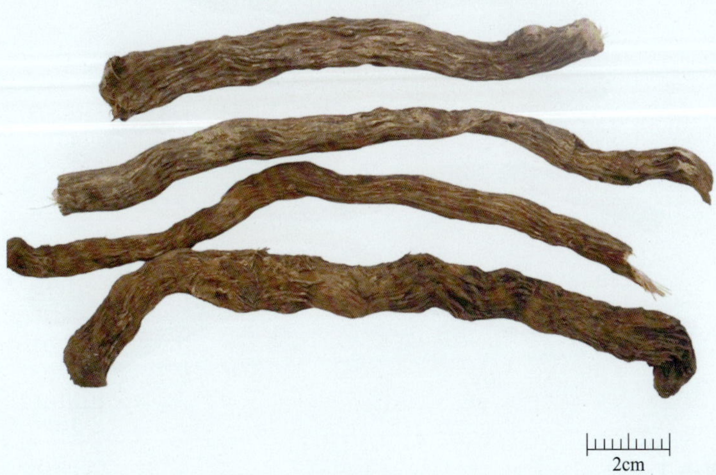

【饮片鉴别要点】本品呈类圆形或不规则形的片，直径 0.8 ～ 1.5cm。①外表皮黄棕色至红棕色，粗糙，有的可见圆形根痕。切面红褐色，②具有众多黄色纤维束，有的呈针刺状。气香，味辛、微苦。

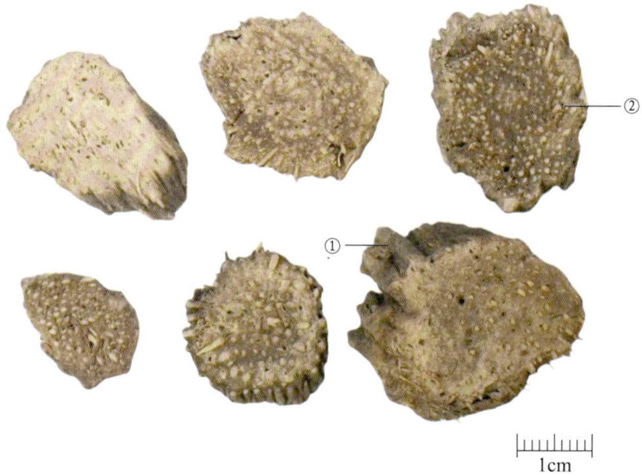

前胡

【来源】本品为伞形科植物白花前胡 *Peucedanum praeruptorum* Dunn 的干燥根。冬季至次春茎叶枯萎时采挖未抽花茎植株的根，除去须根，洗净，晒干或低温干燥。

【药材鉴别要点】本品呈不规则的圆柱形、圆锥形或纺锤形，稍扭曲，下部常有分枝，长 3 ～ 15cm，直径 1 ～ 2cm。表面黑褐色或灰黄色，①根头部多有茎痕和纤维状叶鞘残基，上端有密集的细环纹，②下部有纵沟、纵皱纹及横向皮孔样突起。质硬，可折断，断面不整齐，淡黄白色，皮部散有多数棕黄色油点，形成层环纹棕色，射线放射状。气芳香，味微苦、辛。

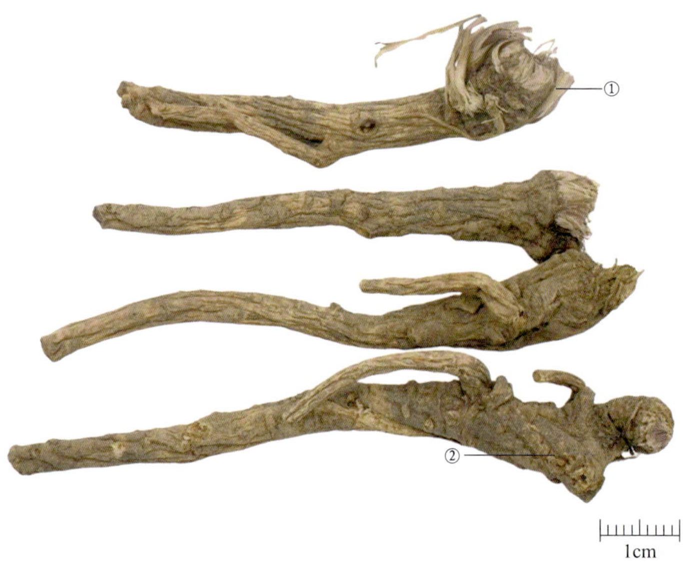

【饮片鉴别要点】

前胡　本品呈类圆形或不规则形的薄片，直径 1 ～ 2cm。①外表皮有时可见残留的纤维状叶鞘残基。切面黄白色至淡黄色，②皮部有棕黄色油点，③可见一棕色环纹及④放射状纹理。气芳香，味微苦、辛。

附注：目前，野生前胡难以满足市场需求，栽培前胡成为市场主流，其性状与药典描述的野生前胡出入较大。此外，《中国药典》自 2010 年版起，将白花前胡与紫花前胡分列；同时，陕西、甘肃及四川等省地方中药材标准收载了前胡属近缘的多种植物为前胡习用品，检验和验收时应注意品名和执行标准。

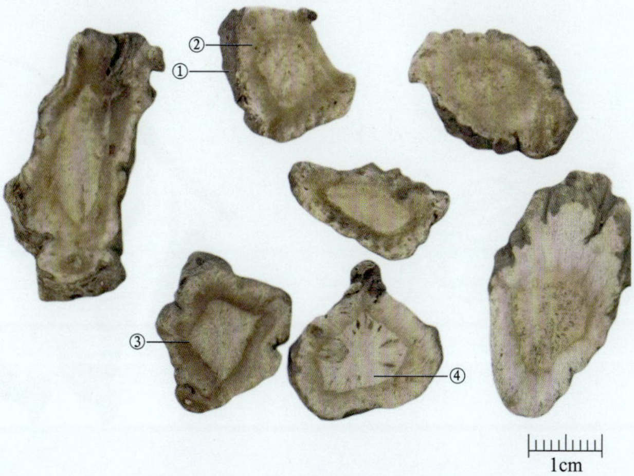

伪品—短片拟藁本 为伞形科植物短片拟藁本 *Ligusticopsis brachyloba* (Franch.) Leute 的干燥根。本品为不规则的片或类圆形的片，①外表皮深棕色至棕褐色，粗糙，②可见残留的须根及须根痕。切面黄白色，皮部较厚，③可见明显的棕黄色油点。气香，味辛苦、微麻。

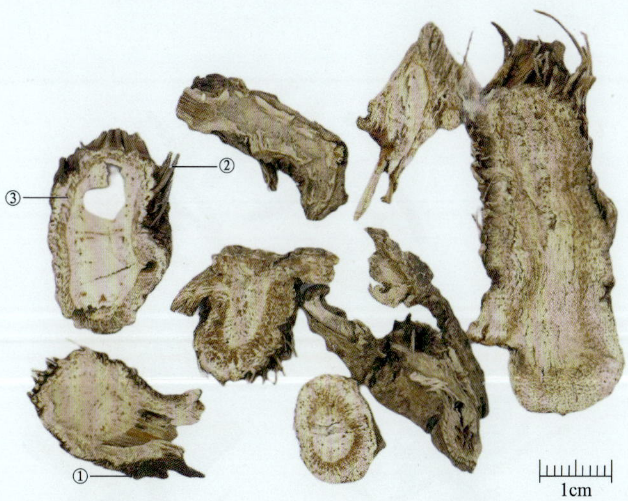

茜草

【来源】本品为茜草科植物茜草 *Rubia cordifolia* L. 的干燥根和根茎。春、秋二季采挖，除去泥沙，干燥。

【药材鉴别要点】本品根茎呈结节状，丛生粗细不等的根。根呈圆柱形，略弯曲，长 10 ～ 25cm，直径 0.2 ～ 1cm；表面红棕色或暗棕色，具细纵皱纹和少数细根痕；皮部脱落处呈黄红色。质脆，易折断，断面平坦皮部狭，紫红色，木部宽广，浅黄红色，导管孔多数。气微，味微苦，久嚼刺舌。

【饮片鉴别要点】

茜草　本品呈不规则的厚片或段。根呈圆柱形，具细纵纹；外皮脱落处呈黄红色。切面皮部狭，紫红色，木部宽广，浅黄红色，具多数导管孔。气微，味微苦，久嚼刺舌。

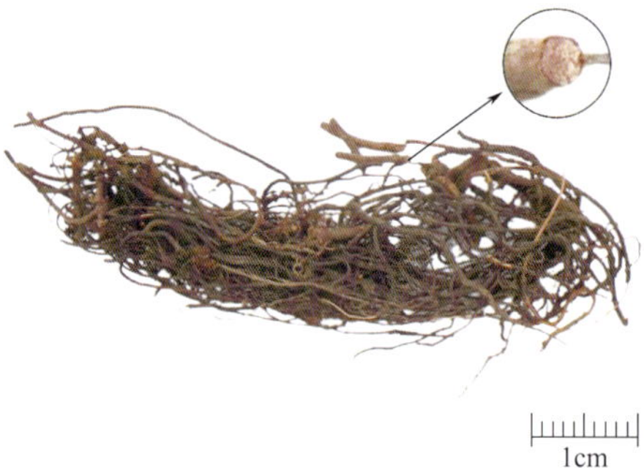

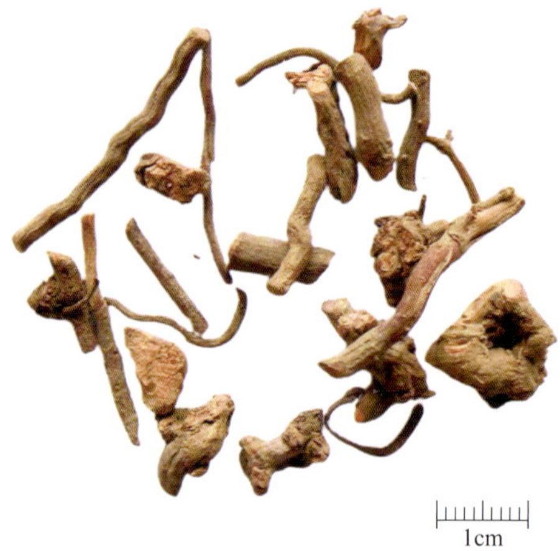

掺伪品　本品为茜草掺有部分地上茎。细长，方柱形，有 4 棱，棱上生倒生皮刺。

附注：茜草饮片中含有空心的部分存在质量风险，可能为茜草或大叶茜草的根茎，也可能来源于茜草的近地上部分，尚需进行更确切的研究。一般来说，大叶茜草空心部分直径占整个横切面比例可能大一些。

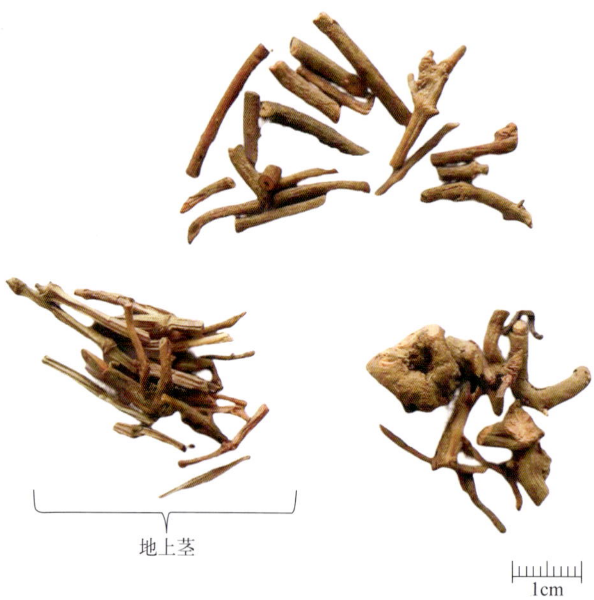

羌活

【来源】本品为伞形科植物羌活 *Notopterygium incisum* Ting ex H. T. Chang 或宽叶羌活

Notopterygium franchetii H. de Boiss. 的干燥根茎和根。春、秋二季采挖，除去须根及泥沙，晒干。

【药材鉴别要点】

羌活 为圆柱状略弯曲的根茎，长 4 ～ 13cm，直径 0.6 ～ 2.5cm，顶端具残茎或茎痕。表面棕褐色至黑褐色，外皮脱落处呈黄色。节间缩短，呈紧密隆起的环状，形似蚕，习称“蚕羌”；节间延长，形如竹节状，习称“竹节羌”。节上有多数点状或瘤状突起的根痕及棕色破碎鳞片。体轻，质脆，易折断，断面不平整，有多数裂隙，皮部黄棕色至暗棕色，油润，有棕色油点，木部黄白色，射线明显，髓部黄色至黄棕色。气香，味微苦而辛。

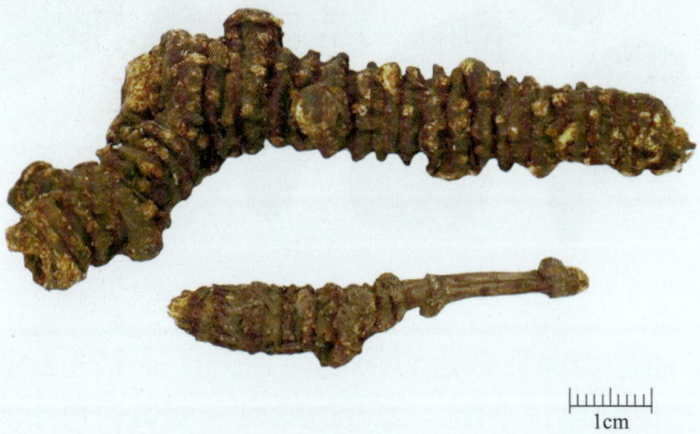

宽叶羌活 为根茎和根。根茎类圆柱形，顶端具茎和叶鞘残基，根类圆锥形，有纵皱纹和皮孔；表面棕褐色，近根茎处有较密的环纹，长 8 ～ 15cm，直径 1 ～ 3cm，习称“条羌”。有的根茎粗大，不规则结节状，顶部具数个茎基，根较细，习称“大头羌”。质松脆，易折断，断面略平坦，皮部浅棕色，木部黄白色。气味较淡。

【饮片鉴别要点】本品呈类圆形、不规则形横切或斜切片，表皮棕褐色至黑褐色，切面外侧棕褐色，木部黄白色，有的可见放射状纹理。体轻，质脆。气香，味微苦而辛。

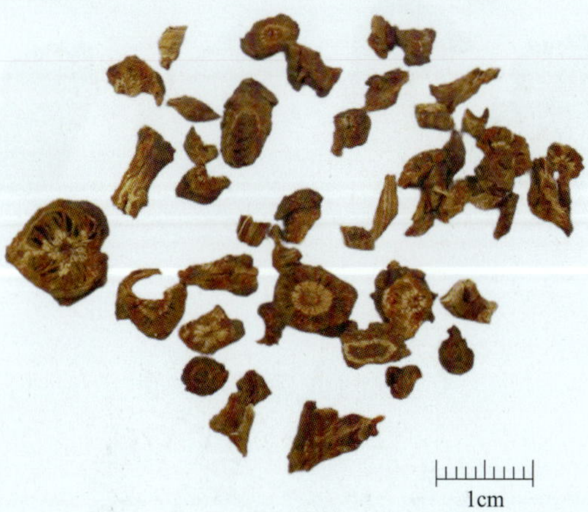

拳参

【来源】本品为蓼科植物拳参 *Polygonum bistorta* L. 的干燥根茎。春初发芽时或秋季茎叶将枯萎时采挖，除去泥沙，晒干，去须根。

【药材鉴别要点】本品呈扁长条形或扁圆柱形，弯曲，有的对卷弯曲，两端略尖，或一端渐细，长 6 ～ 13cm，直径 1 ～ 2.5cm。表面紫褐色或紫黑色，粗糙，一面隆起，一面稍平坦或略具凹槽，①全体密具粗环纹，②有残留须根或根痕。质硬，断面浅棕红色或棕红色，维管束呈黄白色点状，排列成环。气微，味苦、涩。

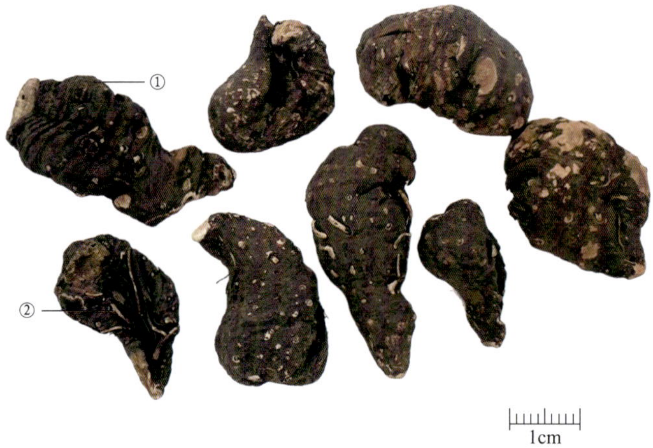

【饮片鉴别要点】本品呈类圆形或近肾形的薄片，直径 1 ～ 2.5cm。①外表皮紫褐色或紫黑色。切面浅棕红色至棕红色，平坦，②近边缘有一圈黄白色小点（维管束）。气微，味苦、涩。

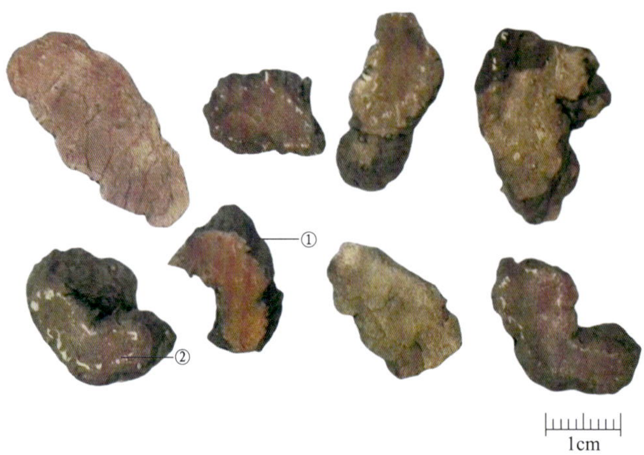

人参

【来源】本品为五加科植物人参 *Panax ginseng* C. A. Mey. 的干燥根和根茎。多于秋季采挖，洗净，晒干或烘干。栽培的俗称“园参”；播种在山林野生状态下自然生长的称“林下山参”，习称“籽海”。

【药材鉴别要点】

园参　①主根呈纺锤形或圆柱形，长 3 ～ 15cm，直径 1 ～ 2cm。表面灰黄色，上部或全体有疏浅断续的粗横纹及明显的纵皱，②下部有支根 2 ～ 3 条，③并着生多数细长的须根，须根上常有不明显的细小疣状突出。④根茎（芦头）长 1 ～ 4cm，直径 0.3 ～ 1.5cm，多拘挛而弯曲，⑤具不定根（艼）和稀疏的凹窝状茎痕（芦碗）。质较硬，断面淡黄白色，显粉性，形成层环纹棕黄色，皮部有黄棕色的点状树脂道及放射状裂隙。香气特异，味微苦、甘。

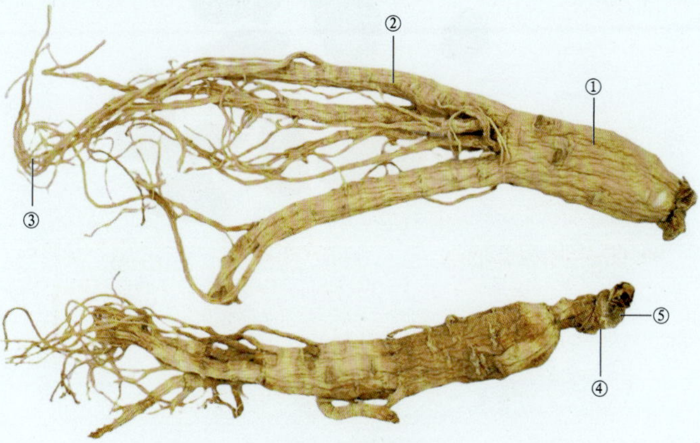

园参(产于吉林省)

林下山参 主根多与根茎近等长或较短，呈圆柱形、菱角形或人字形，长 1 ～ 6cm。表面灰黄色，具纵皱纹，上部或中下部有环纹。支根多为 2 ～ 3 条，须根少而细长，清晰不乱，有较明显的疣状突起。根茎细长，少数粗短，中上部具稀疏或密集而深陷的茎痕。不定根较细，多下垂。

【饮片鉴别要点】

人参片 本品呈圆形或类圆形薄片，直径 1 ～ 2cm。外表皮灰黄色。切面类白色至淡黄白色，显粉性，可见棕黄色的形成层环纹，皮部有黄棕色的点状树脂道及放射性裂隙。体轻，质脆。香气特异，味微苦、甘。

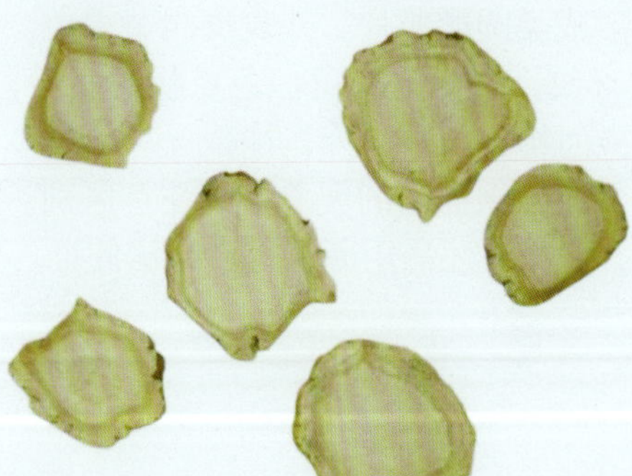

红参

【来源】本品为五加科植物人参 *Panax ginseng* C. A. Mey. 的栽培品经蒸制后的干燥根和根茎。秋季采挖，洗净，蒸制后，干燥。

【饮片鉴别要点】本品呈类圆形或椭圆形薄片。外表皮红棕色，半透明。切面平坦，角质样。质硬而脆。气微香而特异，味甘、微苦。

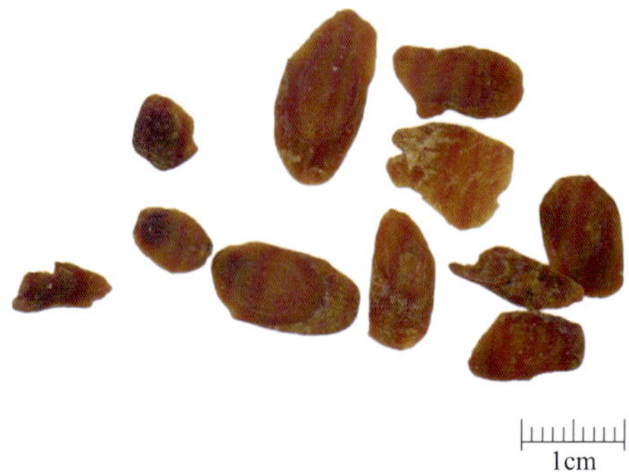

西洋参

【来源】 本品为五加科植物西洋参 *Panax quinquefolium* L. 的干燥根。均系栽培品，秋季采挖，洗净，晒干或低温干燥。

【药材鉴别要点】本品呈纺锤形、圆柱形或圆锥形，长 3 ～ 12cm，直径 0.8 ～ 2cm。表面浅黄褐色或黄白色，①可见横向环纹和线形皮孔状突起，并有细密浅纵皱纹和须根痕。主根中下部有一至数条侧根，多已折断。②有的上端有根茎（芦头），环节明显，茎痕（芦碗）圆形或半圆形，具不定根（艼）或已折断。体重，质坚实，不易折断，断面平坦，浅黄白色，略显粉性，皮部可见黄棕色点状树脂道，形成层环纹棕黄色，木部略呈放射状纹理。气微而特异，味微苦、甘。

【饮片鉴别要点】

西洋参片　本品呈长圆形或类圆形薄片。外表皮浅黄褐色。切面淡黄白色至黄白色，略显粉性，①具棕黄色形成层环纹，②皮部有黄棕色点状树脂道，近形成层环处较多而明显，③木部纹理略呈放射状。气微而特异，味微苦、甘。

附注：西洋参片和人参片有互相混用的现象，应注意区别。通常西洋参片切面相比人参片切面粉性差，树脂道较多，必要时还需用薄层色谱方法佐证。

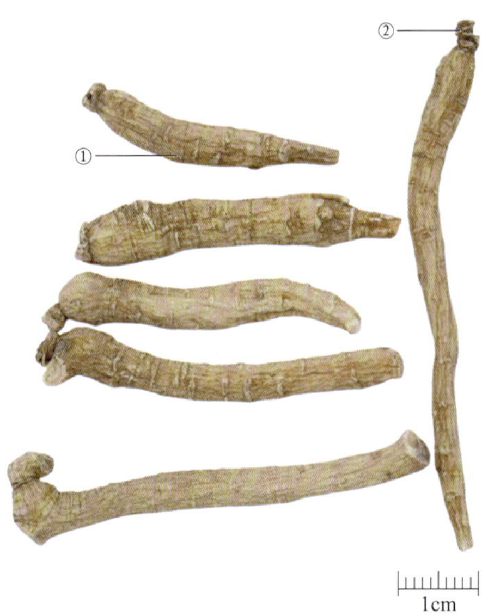

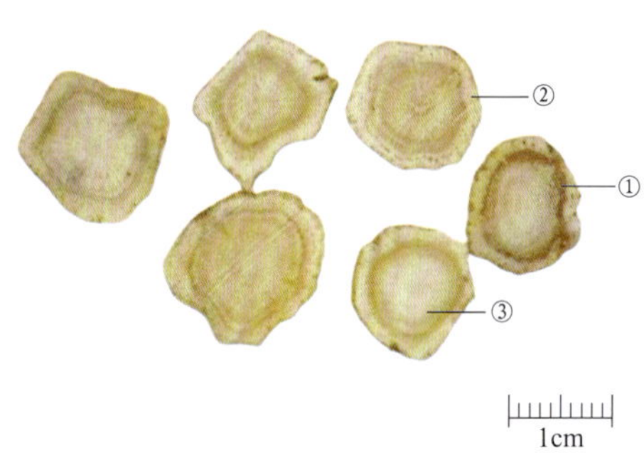

三七

【来源】 本品为五加科植物三七 *Panax notoginseng* (Burk.) F. H. Chen 的干燥根和根茎。秋、冬二季采挖，洗净，分开主根、支根及根茎，干燥。支根习称“筋条”，根茎习称“剪口”。

【药材鉴别要点】 本品主根呈类圆锥形或圆柱形，长 1 ～ 6cm，直径 1 ～ 4cm。表面灰褐色或灰黄色，有断续的纵皱纹和支根痕。顶端有茎痕，周围有瘤状突起。体重，质坚实，断面灰绿色、黄绿色或灰白色，木部微呈放射状排列。气微，味苦回甜。

筋条呈圆柱形或圆锥形，长 2 ～ 6cm，上端直径约 0.8cm，下端直径约 0.3cm。

剪口呈不规则的皱缩块状或条状，表面有数个明显的茎痕及环纹，断面中心灰绿色或白色，边缘深绿色或灰色。

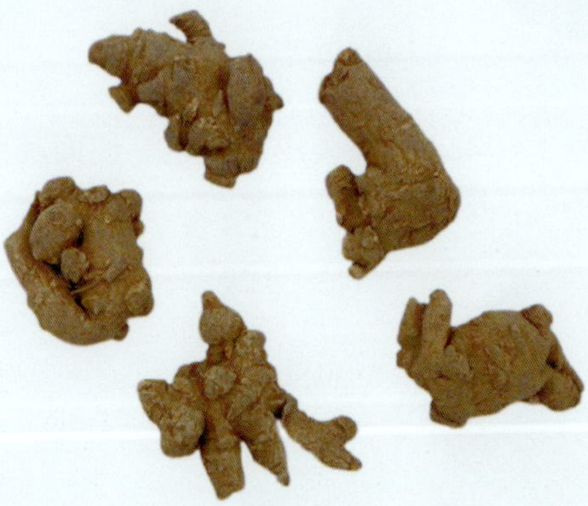

主根　1cm

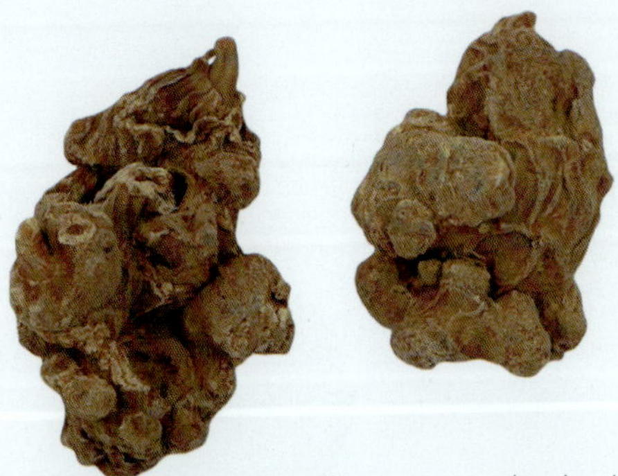

剪口　1cm

【饮片鉴别要点】

三七　性状同药材。

三七粉　本品为灰黄色的粉末。气微，味苦回甜。

附注：市场上有三七粉掺有茎叶粉末的情况，可通过显微鉴别观察粉末中是否有垂周壁波状弯曲的表皮细胞、不定式气孔及非腺毛等特征进行区别。

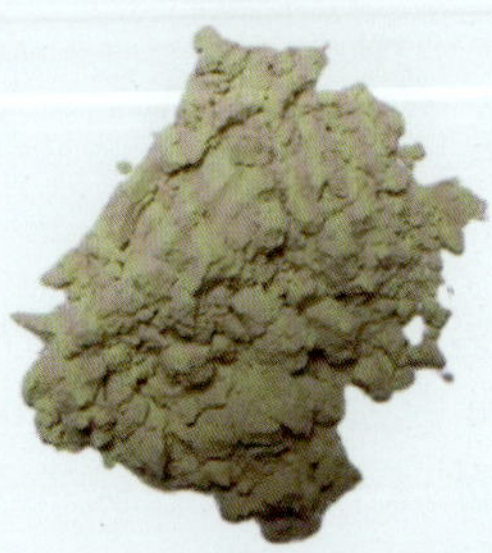

1cm

三棱

【来源】 本品为黑三棱科植物黑三棱 *Sparganium stoloniferum* Buch.-Ham. 的干燥块茎。

冬季至次年春采挖，洗净，削去外皮，晒干。

【药材鉴别要点】本品呈圆锥形，略扁，长 2 ～ 6cm，直径 2 ～ 4cm。表面黄白色或灰黄色，①有刀削痕，②须根痕小点状，略呈横向环状排列。体重，质坚实。气微，味淡，嚼之微有麻辣感。

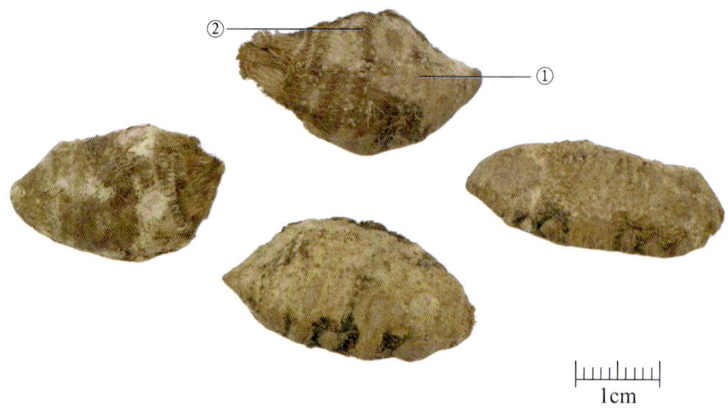

【饮片鉴别要点】本品呈类圆形的薄片，直径 2 ～ 4cm。外表皮灰棕色。切面灰白色或黄白色，粗糙，有多数明显的细筋脉点。气微，味淡，嚼之微有麻辣感。

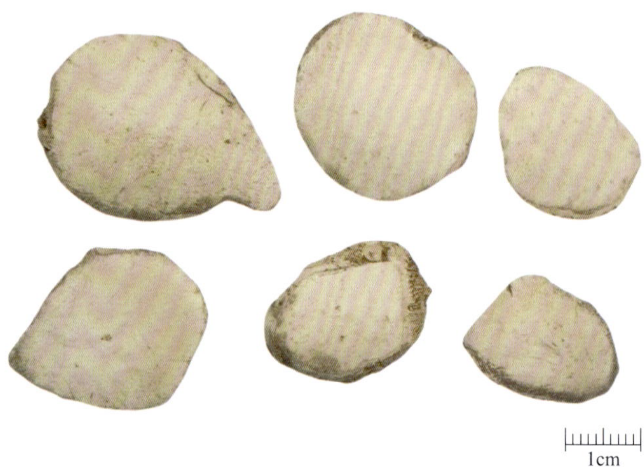

山慈菇

【来源】本品为兰科植物杜鹃兰 *Cremastra appendiculata* (D. Don) Makino、独蒜兰 *Pleione bulbocodioides* (Franch.) Rolfe 或云南独蒜兰 *Pleione yunnanensis* Rolfe 的干燥假鳞茎。前者习称“毛慈菇”，后二者习称“冰球子”。夏、秋二季采挖，除去地上部分、体轻干瘪者及泥沙，分开大小置沸水锅中蒸煮至透心，干燥。

【药材鉴别要点】

毛慈菇　呈不规则扁球形或圆锥形，高 1.5 ～ 4cm，膨大部直径 1 ～ 3cm。①上部渐突起，顶端残留 1 ～ 2 个叶柄或花葶残基；②基部有须根或须根痕，③中部有 2 ～ 3 条微突起的环节，节上有鳞片叶干枯腐烂后留下的丝状纤维，节间多有明显凹陷，有的中下部侧面有连接其他假鳞茎的痕迹；表面灰白色、黄白色或棕褐色，有纵皱纹或纵沟，质坚硬，难折断，断面灰白色或黄白色至浅黄褐色，略呈角质或呈颗粒状。气微，味淡，带黏性。

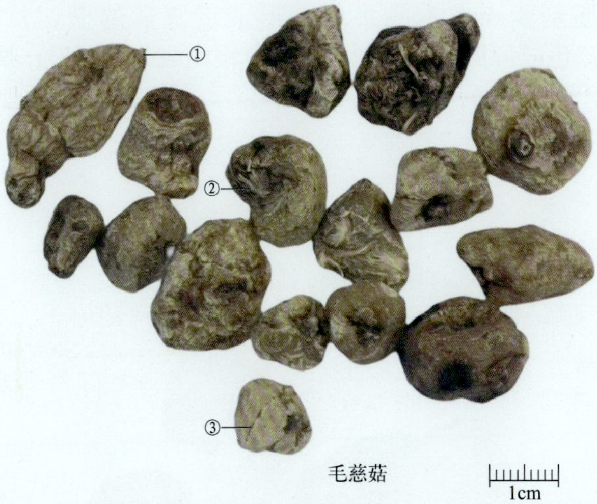

毛慈菇

冰球子 呈圆锥形、卵状圆锥形或不规则团块，高 1.8 ～ 4.5cm，膨大部直径 0.8 ～ 2.5cm。上部多呈瓶颈状，顶端断头处呈盘状，有的侧面可见残留芽痕，基部多膨大，有的圆平，底部中央微凹入，有的下部有 1 ～ 2 条环节，多偏向一侧。表面黄白色、浅紫红色或浅棕色至棕褐色，有的瓶颈部呈墨绿色。光滑，或有不规则纵皱纹。断面浅黄色或浅棕褐色，角质半透明。

【饮片鉴别要点】毛慈菇形如毛慈菇或呈不规则的片状。外表皮灰白色、黄白色或棕褐色。切面类白色或黄白色至浅黄褐色，略呈角质或细颗粒状。气微，味淡，带黏性。

冰球子形如冰球子或呈圆锥形、不规则的片状。外表皮浅黄棕色或浅紫色，部分呈浅绿或墨绿色，光滑或略有纵皱纹。切面多呈浅黄色或浅棕褐色，角质半透明。气微，味淡，带黏性。

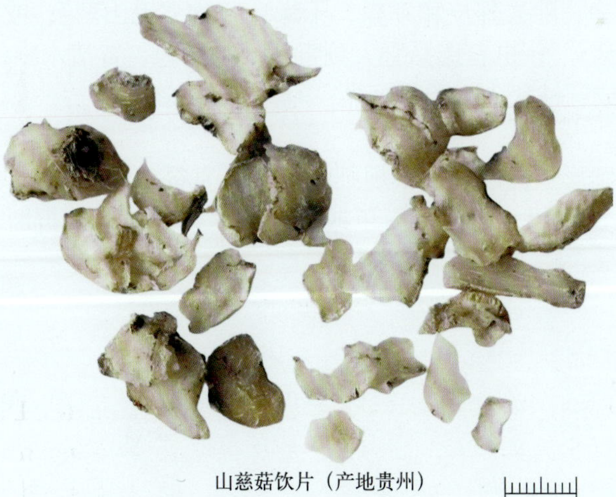

山慈菇饮片（产地贵州）

山柰

【来源】本品为姜科植物山柰 *Kaempferia galanga* L. 的干燥根茎。冬季采挖，洗净，除去须根，切片，晒干。

【药材（饮片）鉴别要点】本品多为圆形或近圆形的横切片，直径 1 ～ 2cm，厚 0.3 ～ 0.5cm。外皮浅褐色或黄褐色，皱缩，有的有根痕或残存须根；切面类白色，粉性，常鼓凸。质脆，易折断。气香特异，味辛辣。

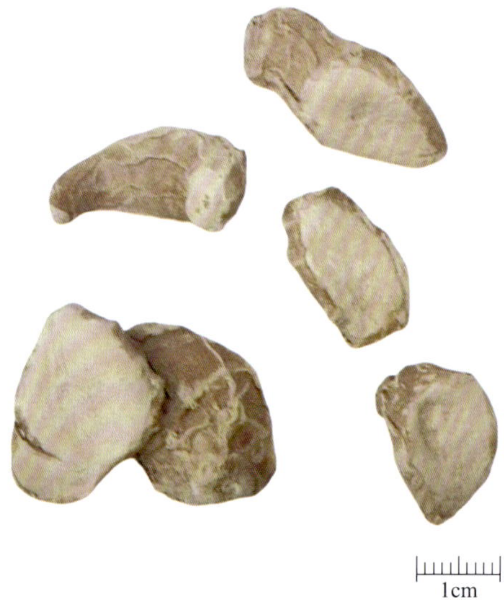

山药

【来源】本品为薯蓣科植物薯蓣 *Dioscorea opposita* Thunb. 的干燥根茎。冬季茎叶枯萎后采挖，切去根头，洗净，除去外皮和须根，干燥，习称“毛山药”；或除去外皮，趁鲜切厚片，干燥，称为“山药片”；也有选择肥大顺直的干燥山药，置清水中，浸至无干心，闷透，切齐两端，用木板搓成圆柱状，晒干，打光，习称“光山药”。

【饮片鉴别要点】

山药　本品呈类圆形、椭圆形或不规则的厚片，直径 1.5 ～ 6cm。外表面类白色或黄白色，有的有浅棕色外皮残留，切面类白色或淡黄白色，质脆，易折断，切面类白色，富粉性。气微，味淡、微酸，嚼之发黏。

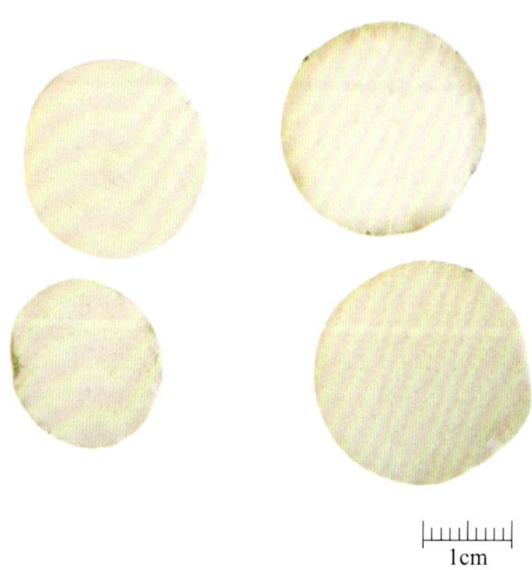

山药片 为不规则的厚片，皱缩不平。①周边偶有浅棕色外皮残留，②切面白色或黄白色，质坚脆，粉性。气微，味淡、微酸。

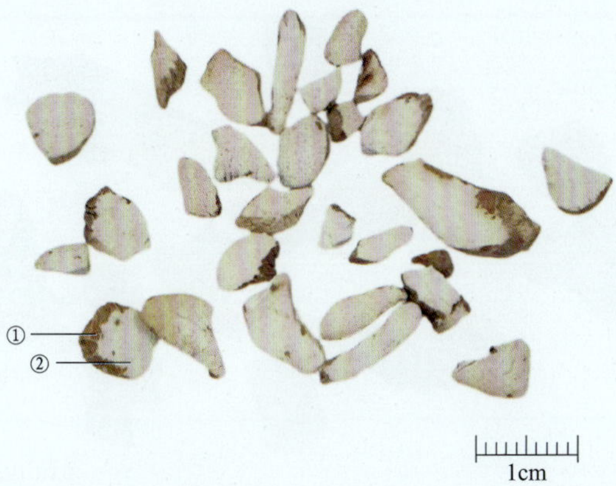

麸炒山药 本品形如毛山药片或光山药片，切面黄白色或微黄色，偶见焦斑，略有焦香气。

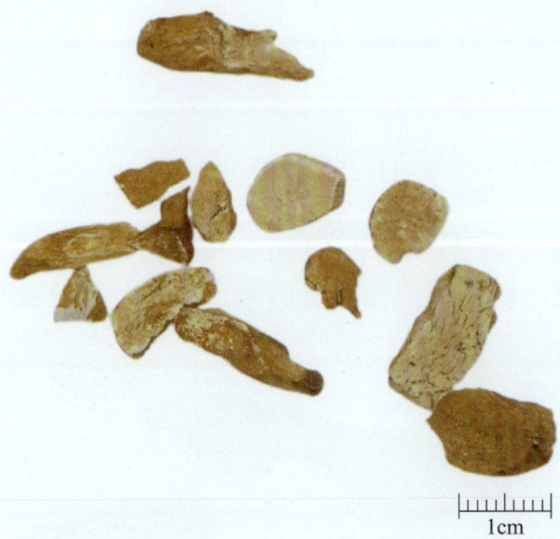

射干

【来源】本品为鸢尾科植物射干 *Belamcanda chinensis* (L.) DC. 的干燥根茎。春初刚发芽或秋末茎叶枯萎时采挖，除去须根和泥沙，干燥。

【药材鉴别要点】本品呈不规则结节状，长 3 ～ 10cm，直径 1 ～ 2cm。表面黄褐色、棕褐色或黑褐色，皱缩，①有较密的环纹。②上面有数个圆盘状凹陷的茎痕，偶有茎基残存；③下面有残留细根及根痕。质硬，断面黄色，颗粒性。气微，味苦、微辛。

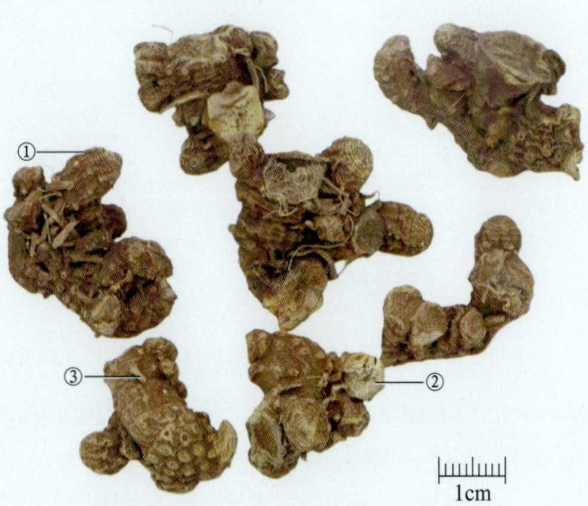

【饮片鉴别要点】本品呈不规则形或长条形

的薄片。①外表皮黄褐色至黑褐色，皱缩，可见残留的须根和须根痕，有的可见环纹。切面淡黄色或鲜黄色，②具散在筋脉小点或筋脉纹。气微，味苦、微辛。

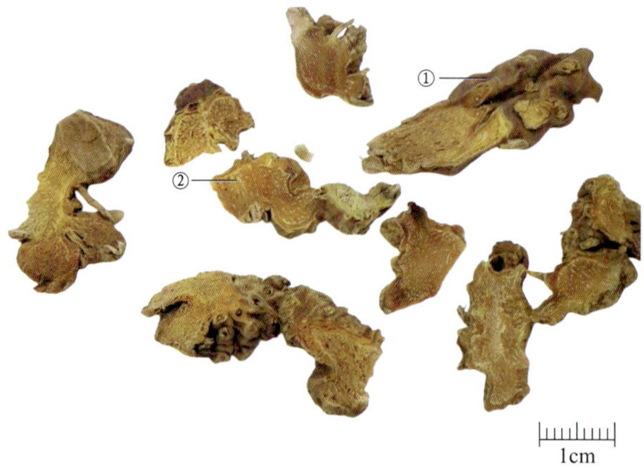

川射干

【来源】本品为鸢尾科植物鸢尾 *Iris tectorum* Maxim. 的干燥根茎。全年均可采挖，除去须根及泥沙，干燥。

【饮片鉴别要点】本品为不规则薄片。①外表皮灰黄褐色或棕色，有时可见环纹，或凹陷或圆点状突起的须根痕。切面黄白色或黄棕色，②具散在筋脉小点或筋脉纹。气微，味甘、苦。

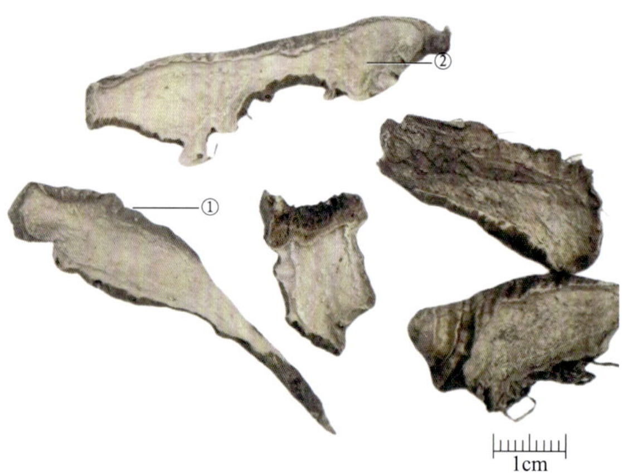

升麻

【来源】本品为毛茛科植物大三叶升麻 *Cimicifuga heracleifolia* Kom. 、兴安升麻 *Cimicifuga dahurica* (Turcz.) Maxim. 或升麻 *Cimicifuga foetida* L. 的干燥根茎。秋季采挖，除去泥沙，晒至须根干时，燎去或除去须根，晒干。

【药材鉴别要点】本品为不规则的长形块状，多分枝，呈结节状，长 10 ～ 20cm，直径

2～4cm。表面黑褐色或棕褐色，粗糙不平，有坚硬的细须根残留，①上面有数个圆形空洞的茎基痕，洞内壁显网状沟纹；②下面凹凸不平，具残留的须根或须根痕。体轻，质坚硬，不易折断，断面不平坦，有裂隙，纤维性，黄绿色或淡黄白色。气微，味微苦而涩。

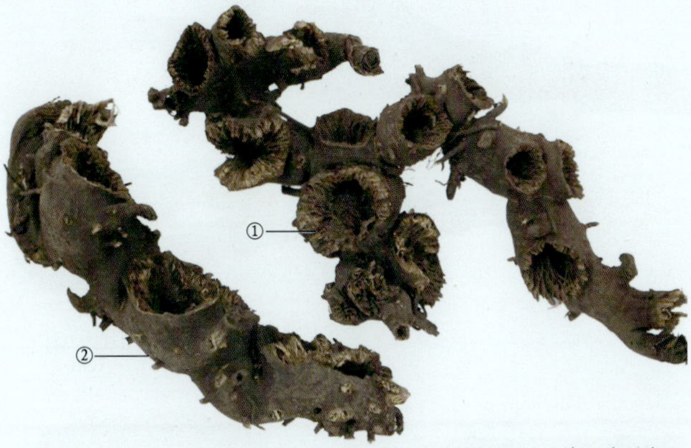

兴安升麻(黑龙江省野生品)

【饮片鉴别要点】本品为不规则的厚片，厚2～4mm。①外表面棕褐色至黑褐色，粗糙不平，有的可见须根痕或坚硬的细须根残留，切面黄绿色或淡黄白色，②具有网状或放射状纹理，③有的中央有空洞。体轻，质硬，纤维性。气微，味微苦而涩。

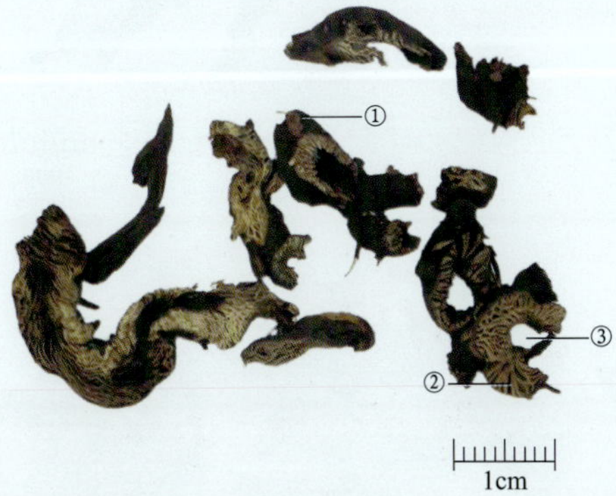

石菖蒲

【来源】本品为天南星科植物石菖蒲 *Acorus tatarinowii* Schott 的干燥根茎。秋、冬二季采挖，除去须根和泥沙，晒干。

【药材鉴别要点】本品呈扁圆柱形，多弯曲，常有分枝，长3～20cm，直径0.3～1cm。表面棕褐色或灰棕色，粗糙，有疏密不匀的环节，节间长0.2～0.8cm，具细纵纹，一面残留须根或圆点状根痕；叶痕呈三角形，左右交互排列，有的其上有毛鳞状的叶基残余。质硬，断面纤维性，类白色或微红色，内皮层环明显，可见多数维管束小点及棕色油细胞。气芳香，味苦、微辛。

【饮片鉴别要点】本品呈扁圆形或长条形的厚片。外表皮棕褐色或灰棕色，有的可见环节及根痕。切面纤维性，类白色或微红色，有明显环纹及多数维管束小点。气芳香，味苦、微辛。

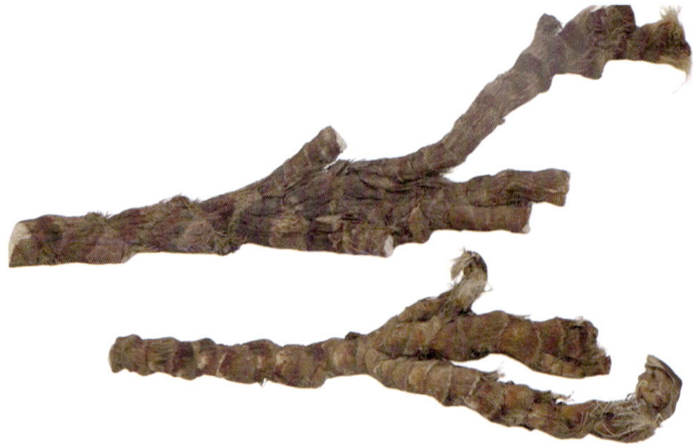

安徽省大别山地区品　1cm

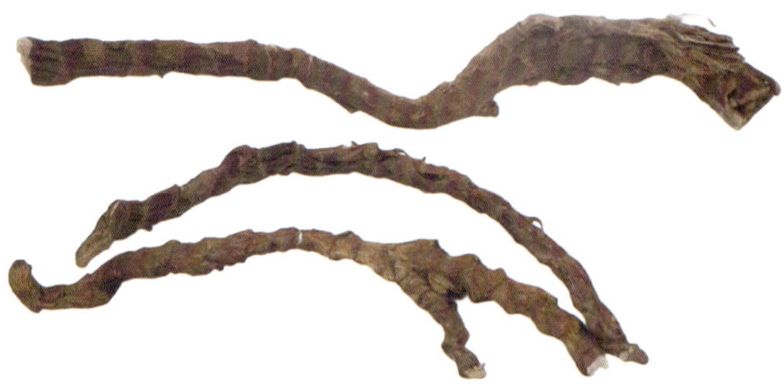

江西省品　1cm

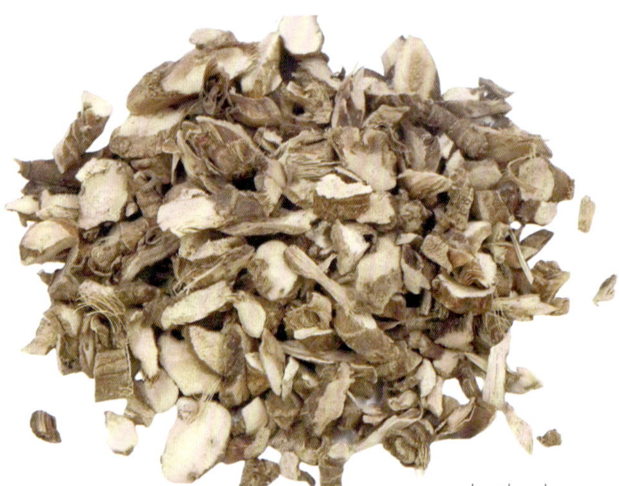

1cm

太子参

【来源】本品为石竹科植物孩儿参 *Pseudostellaria heterophylla* (Miq.) Pax ex Pax et Hoffm. 的干燥块根。夏季茎叶大部分枯萎时采挖，洗净，除去须根，置沸水中略烫后晒干或直接晒干。

【药材（饮片）鉴别要点】本品呈细长纺锤形或细长条形，稍弯曲，长 3 ～ 10cm，直径 0.2 ～ 0.6cm。表面灰黄色至黄棕色，较光滑，微有纵皱纹，凹陷处有须根痕。顶端有茎痕。质硬而脆，断面较平坦，周边淡黄棕色，中心淡黄白色，角质样。气微，味微甘。

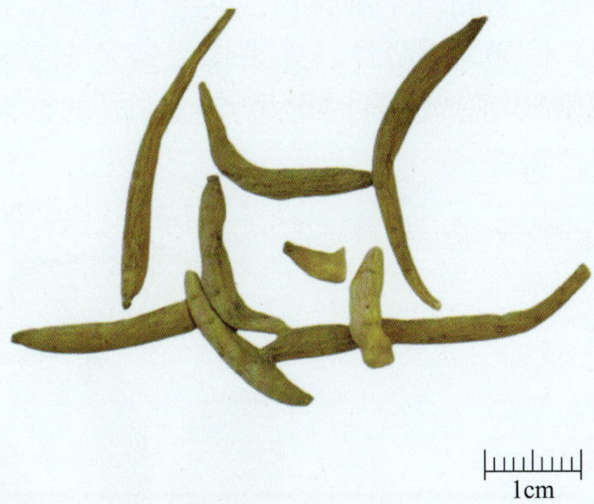

天花粉

【来源】本品为葫芦科植物栝楼 *Trichosanthes kirilowii* Maxim. 或双边栝楼 *Trichosanthes rosthornii* Harms 的干燥根。秋、冬二季采挖，洗净，除去外皮，切段或纵剖成瓣，干燥。

【药材鉴别要点】本品呈不规则圆柱形、纺锤形或瓣块状，长 8 ～ 16cm，直径 1.5 ～ 5.5cm。表面黄白色或淡棕黄色，有纵皱纹、细根痕及略凹陷的横长皮孔，有的有黄棕色外皮残留。质坚实，断面白色或淡黄色，富粉性，横切面可见黄色木质部，略呈放射状排列，纵切面可见黄色条纹状木质部。气微，味微苦。

【饮片鉴别要点】本品呈类圆形、半圆形或不规则形的厚片。①外表皮黄白色至淡棕黄色。切面富粉性，②可见黄色木质部小孔，略呈放射状排列。气微，味微苦。

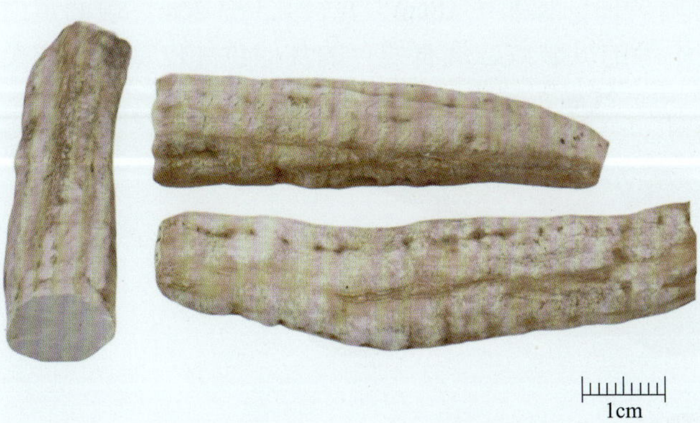

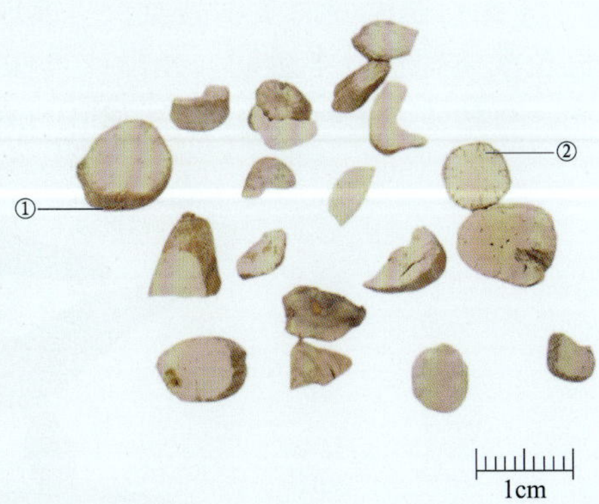

天麻

【来源】本品为兰科植物天麻 *Gastrodia elata* Bl. 的干燥块茎。立冬后至次年清明前采挖，立即洗净，蒸透，敞开低温干燥。

【药材鉴别要点】本品呈椭圆形或长条形，略扁，皱缩而稍弯曲，长 3 ～ 15cm，宽 1.5 ～ 6cm，厚 0.5 ～ 2cm。表面黄白色至黄棕色，①有纵皱纹及由潜伏芽排列而成的横环纹多轮，有时可见棕褐色菌索。②顶端有红棕色至深棕色鹦嘴状的芽或残留茎基；③另端有圆脐形疤痕。质坚硬，不易折断，断面较平坦，黄白色至淡棕色，角质样。气微，味甘。

【饮片鉴别要点】本品呈不规则的薄片。外表皮淡黄色至黄棕色，有的可见顶端有红棕色至深棕色鹦嘴状的芽或残留茎基。①有时可见点状排成的横环纹。②切面黄白色至淡棕色。角质样，半透明。气微，味甘。

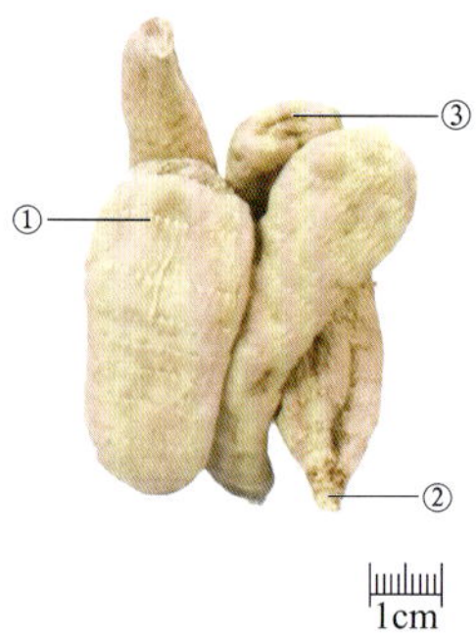

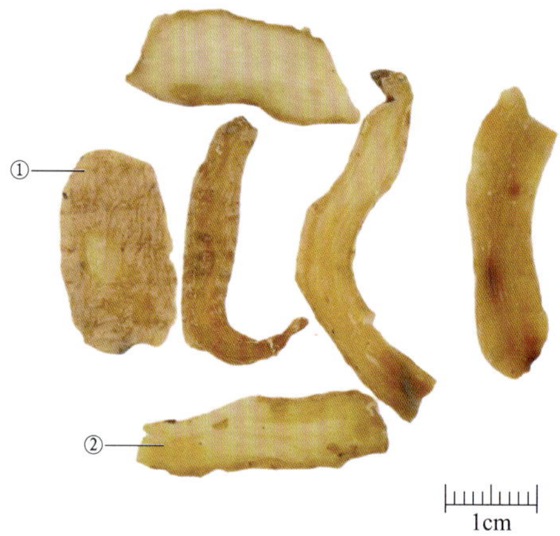

天冬

【来源】本品为百合科植物天冬 *Asparagus cochinchinensis* (Lour.) Merr. 的干燥块根。秋、冬二季采挖，洗净，除去茎基和须根，置沸水中煮或蒸至透心，趁热除去外皮，洗净，干燥。

【药材鉴别要点】本品呈长纺锤形，略弯曲，长 5 ～ 18cm，直径 0.5 ～ 2cm。表面黄白色至淡黄棕色，半透明，光滑或具深浅不等的纵皱纹，偶有残存的灰棕色外皮。质硬或柔润，有黏性，①断面角质样，②中柱黄白色。气微，味甜、微苦。

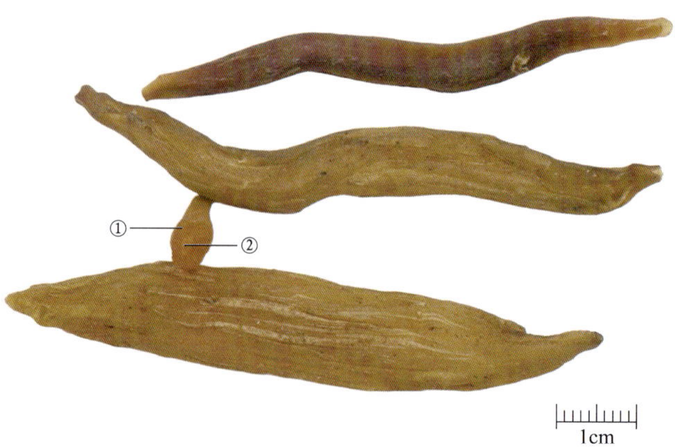

【饮片鉴别要点】本品呈类圆形或不规则形的片。外表面黄白色至淡黄棕色，半透明，光滑或具深浅不等的纵皱纹，有的有灰棕色外皮残留。质硬或柔润，有黏性。切面角质样，中柱黄白色。气微，味甜、微苦。

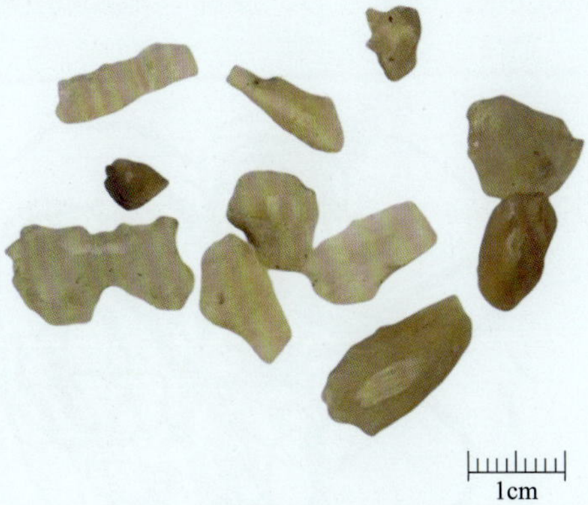

土贝母

【来源】本品为葫芦科植物土贝母 *Bolbostemma paniculatum* (Maxim.) Franquet 的干燥块茎。秋季采挖，洗净，掰开，煮至无白心，取出，晒干。

【药材（饮片）鉴别要点】本品为不规则的块，大小不等。表面淡红棕色或暗棕色，凹凸不平。质坚硬，不易折断，断面角质样，气微，味微苦。

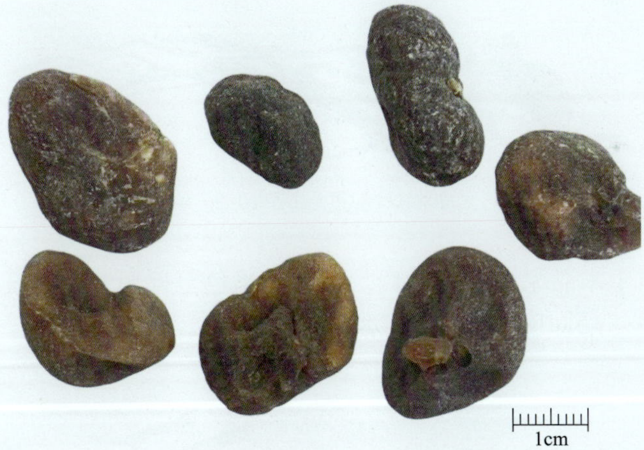

威灵仙

【来源】本品为毛茛科植物威灵仙 *Clematis chinensis* Osbeck、棉团铁线莲 *Clematis hexapetala* Pall. 或东北铁线莲 *Clematis manshurica* Rupr. 的干燥根和根茎。秋季采挖，除去泥沙，晒干。

【药材鉴别要点】

威灵仙　根茎呈柱状，长 1.5 ～ 10cm，直径 0.3 ～ 1.5cm；表面淡棕黄色；顶端残留茎基；质较坚韧，断面纤维性；下侧着生多数细根。根呈细长圆柱形，稍弯曲，长 7 ～ 15cm，直径 0.1 ～ 0.3cm；表面黑褐色，有细纵纹，有的皮部脱落，露出黄白色木部；质硬脆，易折断，断面皮部较广，木部淡黄色，略呈方形，皮部与木部间常有裂隙。气微，味淡。

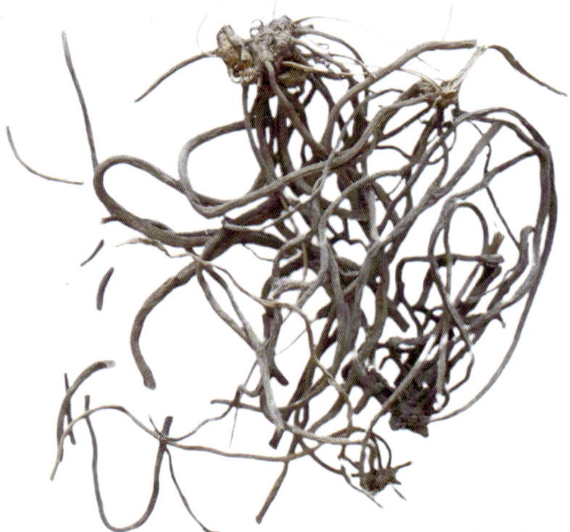

威灵仙(湖南省栽培品)　1cm

棉团铁线莲　根茎呈短柱状，长 1 ～ 4cm，直径 0.5 ～ 1cm。根长 4 ～ 20cm，直径 0.1 ～ 0.2cm；表面棕褐色至棕黑色；断面木部圆形。味咸。

东北铁线莲　根茎呈柱状，长 1 ～ 11cm，直径 0.5 ～ 2.5cm。根较密集，长 5 ～ 23cm，直径 0.1 ～ 0.4cm；表面棕黑色；断面木部近圆形。味辛辣。

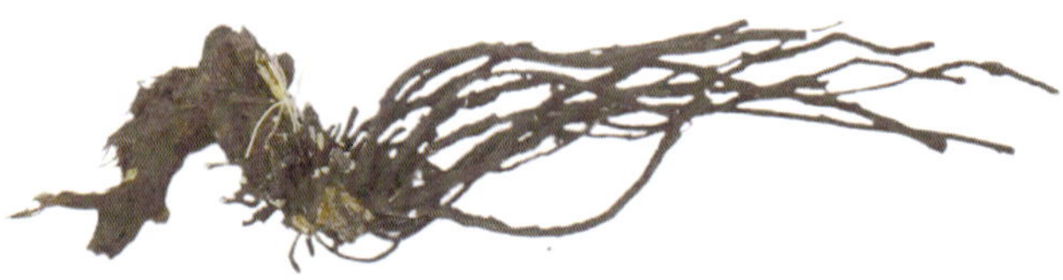

东北铁线莲(黑龙江省野生品)　1cm

【饮片鉴别要点】本品呈不规则的段。表面棕褐色至棕黑色，有细纵纹，有的皮部脱落，露出黄白色木部。切面皮部较广，木部淡黄色，略呈方形或近圆形，皮部与木部间常有裂隙。

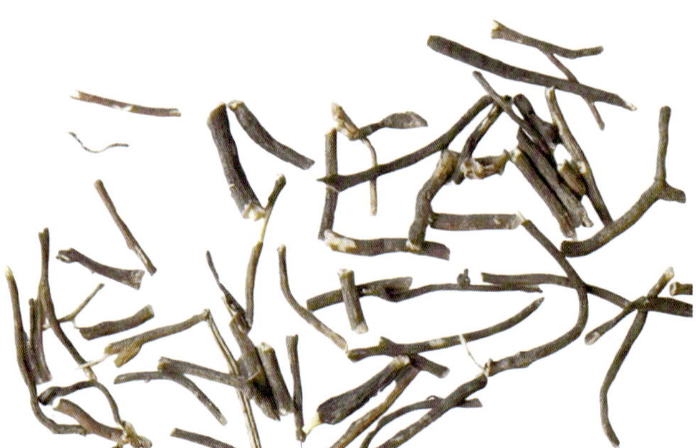

威灵仙饮片(产地江苏省)　1cm

乌药

【来源】本品为樟科植物乌药 *Lindera aggregata* (Sims) Kosterm. 的干燥块根。全年均可采挖，除去细根，洗净，趁鲜切片，晒干，或直接晒干。

【药材鉴别要点】本品多呈纺锤状，略弯曲，①有的中部收缩成连珠状，长 6 ～ 15cm，直径 1 ～ 3cm。表面黄棕色或黄褐色，②有纵皱纹及稀疏的细根痕。质坚硬。切片厚 0.2 ～ 2mm，切面黄白色或淡黄棕色，射线放射状，可见年轮环纹，中心颜色较深。气香，味微苦、辛，有清凉感。

附注：质老、不呈纺锤状的直根，不可供药用。

【饮片鉴别要点】本品呈类圆形的薄片，其余特征与药材趁鲜切片者相同。

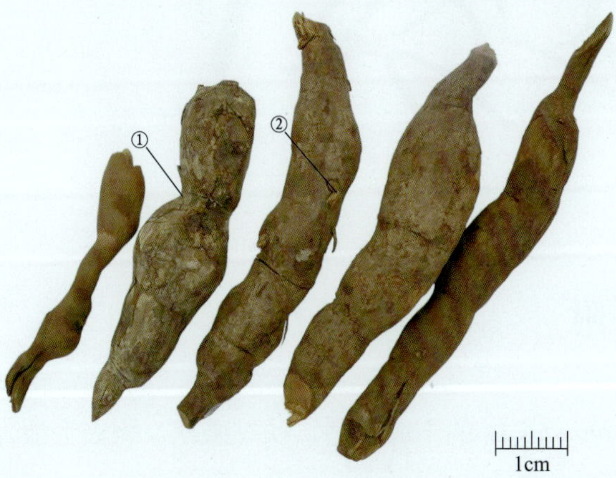

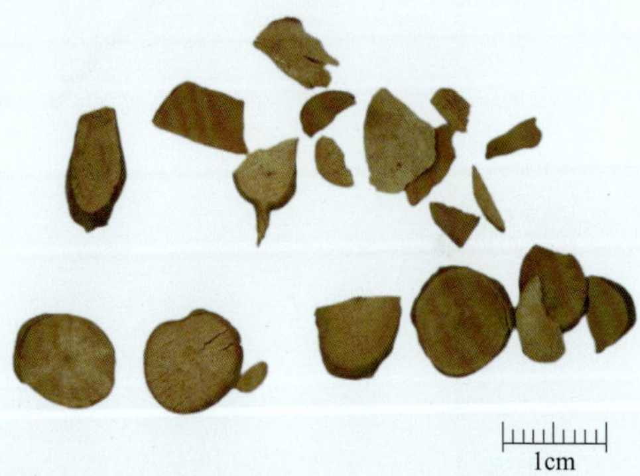

细辛

【来源】本品为马兜铃科植物北细辛 *Asarum heterotropoides* Fr. Schmidt var. *mandshuricum* (Maxim.) Kitag. 、汉城细辛 *Asarum sieboldii* Miq. var. *seoulense* Nakai 或华细辛 *Asarum sieboldii* Miq. 的干燥根和根茎。前二种习称“辽细辛”。夏季果熟期或初秋采挖，除净地上部分和泥沙，阴干。

【药材鉴别要点】

北细辛　常卷曲成团。根茎横生呈不规则圆柱状，具短分枝，长 1 ～ 10cm，直径 0.2 ～ 0.4cm；表面灰棕色，粗糙，有环形的节，节间长 0.2 ～ 0.3cm，分枝顶端有碗状的茎痕。根细长，密生节上，长 10 ～ 20cm，直径 0.1cm；表面灰黄色，平滑或具纵皱纹；有须根和须根痕；质脆，易折断，断面平坦，黄白色或白色。气辛香，味辛辣、麻舌。

汉城细辛　根茎直径 0.1 ～ 0.5cm，节间长 0.1 ～ 1cm。

华细辛　根茎长 5 ～ 20cm，直径 0.1 ～ 0.2cm，节间长 0.2 ～ 1cm。气味较弱。

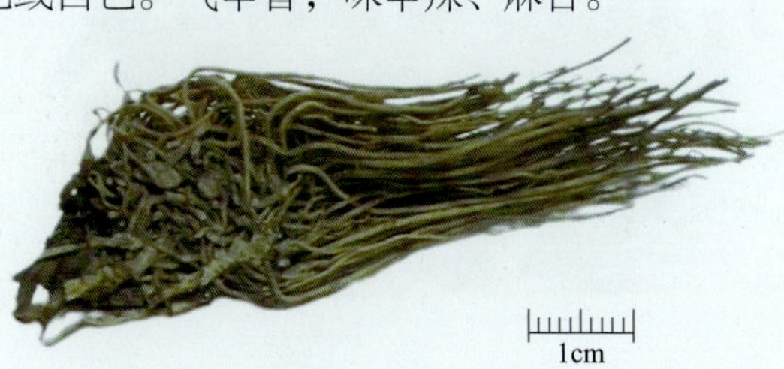

【饮片鉴别要点】本品呈不规则的段。①根茎呈不规则圆形，外表皮灰棕色，有时

可见环形的节。②根细，直径约 0.1cm，表面灰黄色，平滑或具纵皱纹。切面黄白色或白色。气辛香，味辛辣、麻舌。

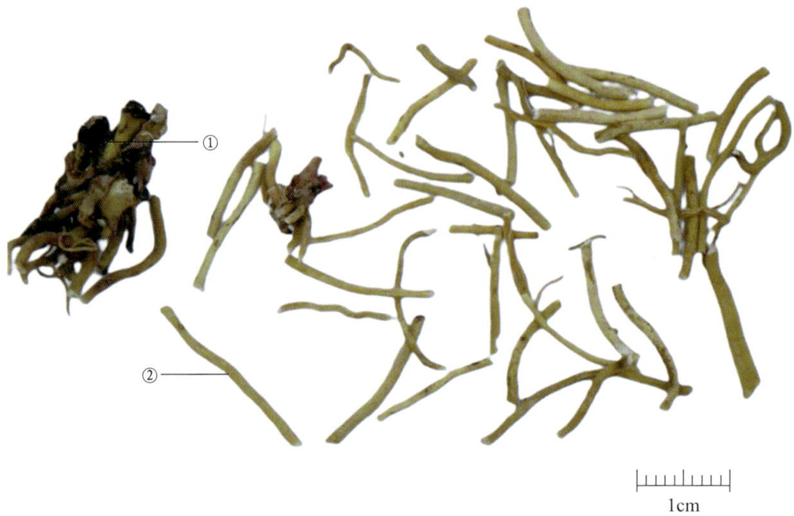

香附

【来源】本品为莎草科植物莎草 *Cyperus rotundus* L. 的干燥根茎。秋季采挖，燎去毛须，置沸水中略煮或蒸透后晒干，或燎后直接晒干。

【药材鉴别要点】本品多呈纺锤形，有的略弯曲，长 2 ～ 3.5cm，直径 0.5 ～ 1cm。表面棕褐色或黑褐色，有纵皱纹，并有 6 ～ 10 个略隆起的环节，节上有未除净的棕色毛须和须根断痕；去净毛须者较光滑，环节不明显。质硬，经蒸煮者断面黄棕色或红棕色，角质样；生晒者断面色白而显粉性，内皮层环纹明显，中柱色较深，点状维管束散在。气香，味微苦。

【饮片鉴别要点】

醋香附　本品为不规则厚片或颗粒状。外表皮黑褐色，有时可见环节。切面白色或黄棕色，质硬。微有醋香气，味微苦。

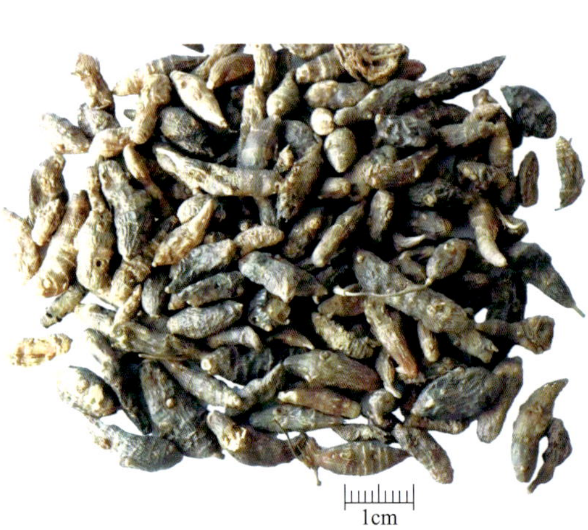

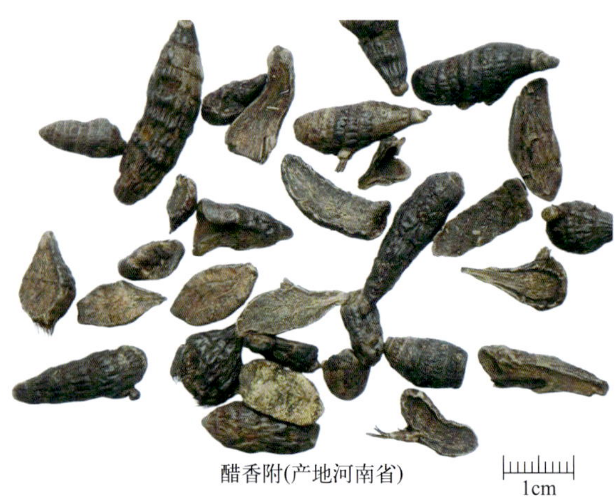

醋香附(产地河南省)

延胡索

【来源】本品为罂粟科植物延胡索 *Corydalis yanhusuo* W.T.Wang 的干燥块茎。夏初茎叶枯萎时采挖，除去须根，洗净，置沸水中煮或蒸至恰无白心时，取出，晒干。

【药材鉴别要点】本品呈扁球形、不规则的扁球形，直径 0.5 ～ 1.5cm。表面黄色或黄褐色，有不规则网状皱纹。顶端有略凹陷的茎痕，底部常有疙瘩状突起。质硬而脆，断面黄色，角质样，有蜡样光泽。气微，味苦。

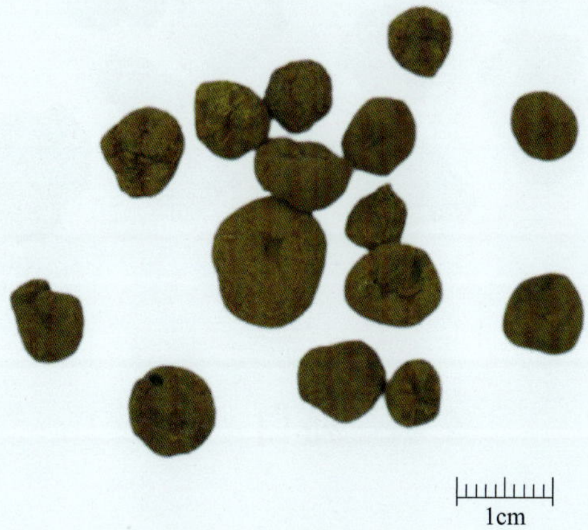

【饮片鉴别要点】

醋延胡索　本品呈扁球形、不规则的圆形厚片或碎块。外表皮黄褐色，有不规则细皱纹。切面黄褐色，角质样，具蜡样光泽。微具醋香气，味苦。

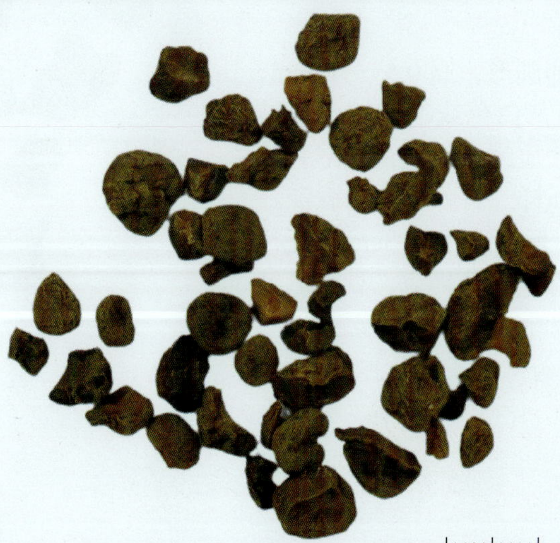

夏天无

【来源】本品为罂粟科植物伏生紫堇 *Corydalis decumbens* (Thunb.) Pers. 的干燥块茎。春

季或初夏出苗后采挖，除去茎、叶及须根，洗净，干燥。

【药材（饮片）鉴别要点】本品呈类球形、长圆形或不规则块状，长 0.5 ～ 3cm，直径 0.5 ～ 2.5cm。表面灰黄色、暗绿色或黑褐色，有瘤状突起和不明显的细皱纹，顶端钝圆，可见茎痕，四周有淡黄色点状叶痕及须根痕。质硬，断面黄白色或黄色，颗粒状或角质样，有的略带粉性。气微，味苦。

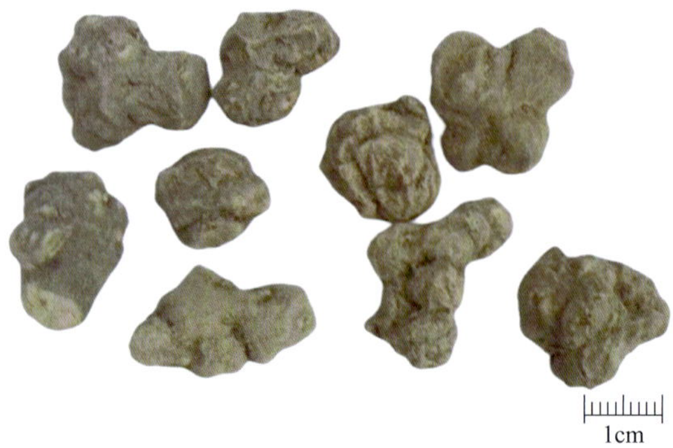

薤白

【来源】本品为百合科植物小根蒜 *Allium macrostemon* Bge. 或薤 *Allium chinense* G. Don 的干燥鳞茎。夏、秋二季采挖，洗净，除去须根，蒸透或置沸水中烫透，晒干。

【药材鉴别要点】

小根蒜　呈不规则卵圆形，高 0.5 ～ 1.5cm，直径 0.5 ～ 1.8cm。表面黄白色或淡黄棕色，皱缩，半透明，有类白色膜质鳞片包被，底部有突起的鳞茎盘。质硬，角质样。有蒜臭，味微辣。

薤　呈略扁的长卵形，高 1 ～ 3cm，直径 0.3 ～ 1.2cm。表面淡黄棕色或棕褐色，具浅纵皱纹。质较软，断面可见鳞叶 2 ～ 3 层。嚼之粘牙。

【饮片鉴别要点】同药材性状特征。

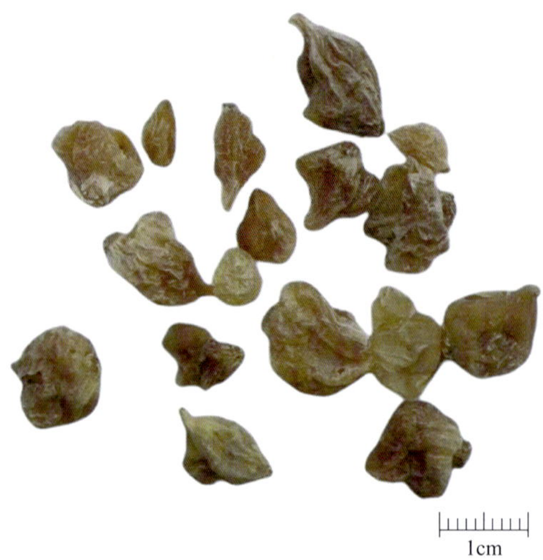

郁金

【来源】本品为姜科植物温郁金 *Curcuma wenyujin* Y. H. Chen et C. Ling、姜黄 *Curcuma longa* L.、广西莪术 *Curcuma kwangsiensis* S. G. Lee et C. F. Liang 或蓬莪术 *Curcuma phaeocaulis* Val. 的干燥块根。前两者分别习称“温郁金”和“黄丝郁金”，其余按性状不同习称“桂郁金”或“绿丝郁金”。冬季茎叶枯萎后采挖，除去泥沙和细根，蒸或煮至透心，干燥。

【药材鉴别要点】

温郁金　呈长圆形或卵圆形，稍扁，有的微弯曲，两端渐尖，长 3.5 ～ 7cm，直径

1.2 ～ 2.5cm。①表面灰褐色或灰棕色，具不规则的纵皱纹，纵纹隆起处色较浅。质坚实，②断面灰棕色至灰褐色，角质样；③内皮层环明显。气微香，味微苦。

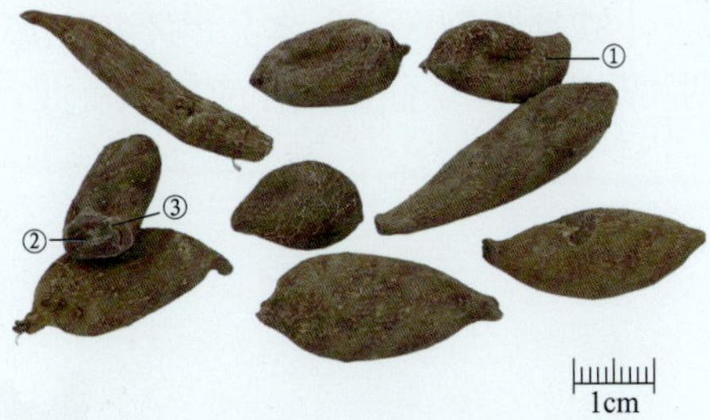

黄丝郁金　呈纺锤形，有的稍扁，有的一端细长，长 2.5 ～ 4.5cm，直径 1 ～ 1.5cm。表面棕灰色或灰黄色，具细皱纹。断面橙黄色，外周棕黄色至棕红色。气芳香，味辛辣。

桂郁金　呈长圆锥形或长圆形，长 2 ～ 6.5cm，直径 1 ～ 1.8cm。表面淡棕色至棕色或红棕色，具疏浅纵纹或较粗糙网状皱纹。折断面淡棕色至棕色或呈棕褐色，角质样或半角质样。气微，味微辛苦。

绿丝郁金　呈长椭圆形，有的稍扁，较粗壮，长 1.5 ～ 3.5cm，直径 1 ～ 1.2cm。表面灰色或灰黑色，具皱纹。断面棕色至棕褐色或显灰黑色，角质样或半角质样。气微，味淡。

【饮片鉴别要点】本品呈椭圆形或长条形薄片。外表皮灰黄色、灰褐色至灰棕色，具不规则的纵皱纹。切面灰棕色、橙黄色至灰黑色。角质样，内皮层环明显。气味同药材。

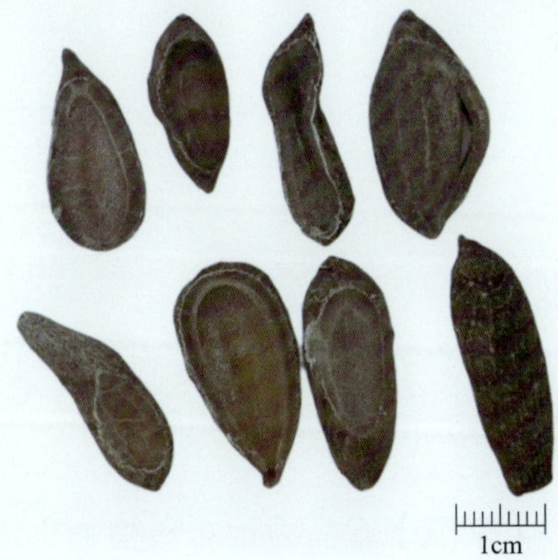

玉竹

【来源】本品为百合科植物玉竹 *Polygonatum odoratum* (Mill.) Druce 的干燥根茎。秋季采挖，除去须根，洗净，晒至柔软后，反复揉搓、晾晒至无硬心，晒干；或蒸透后，揉至半透明，晒干。

【药材鉴别要点】本品呈长圆柱形，略扁，少有分枝，长 4 ～ 18cm，直径 0.3 ～ 1.6cm。表面黄白色或淡黄棕色，有的半透明，①具纵皱纹和微隆起的环节，②有圆盘状茎痕和③白色圆点状的须根痕。质硬而脆或稍软，易折断，④断面角质样或显颗粒性。气微，味甘，嚼之发黏。

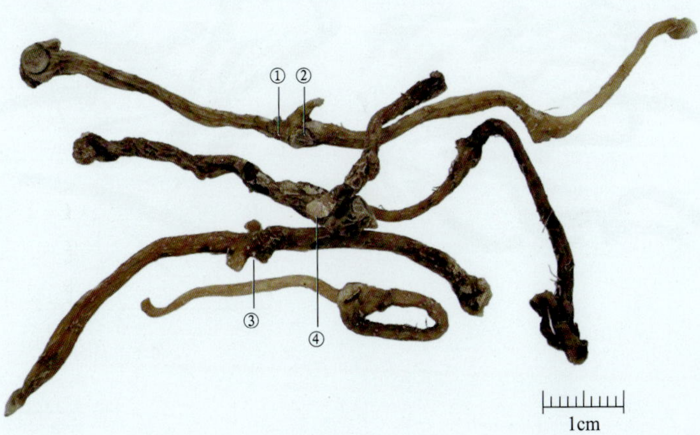

【饮片鉴别要点】本品呈不规则厚片或段。外表皮黄白色至淡黄棕色，有的半透明，有时可见环节。切面角质样或显颗粒性。气微，味甘，嚼之发黏。

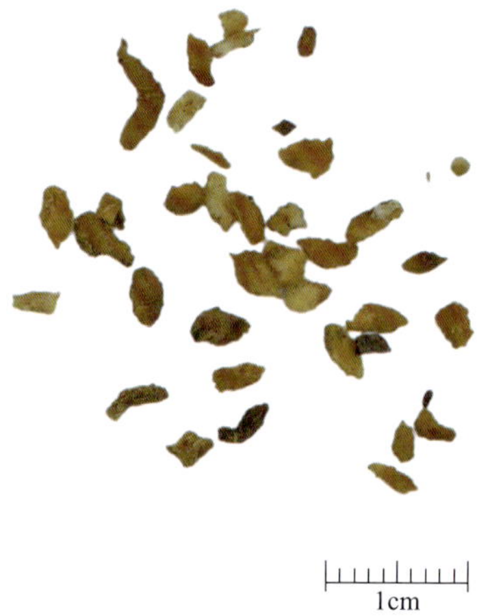

远志

【来源】本品为远志科植物远志 *Polygala tenuifolia* Willd. 或卵叶远志 *Polygala sibirica* L. 的干燥根。春、秋二季采挖，除去须根和泥沙，晒干或抽去木心晒干。

【饮片鉴别要点】

远志　本品呈圆筒形的段，直径 0.2～1cm。外表皮灰黄色至灰棕色，有横皱纹。切面棕黄色。气微，味苦、微辛，嚼之有刺喉感。

掺伪品　为掺有部分带有木心的远志。

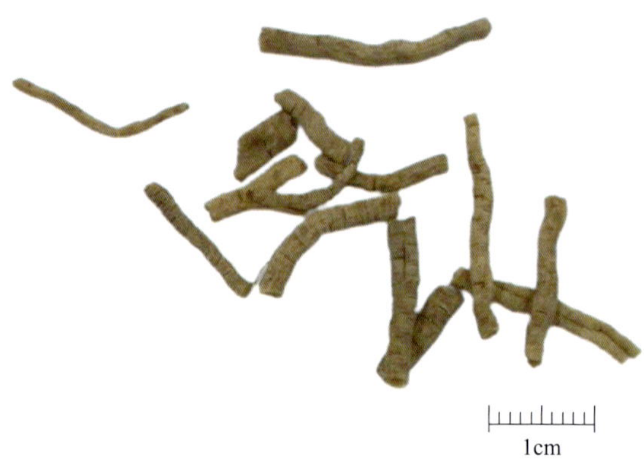

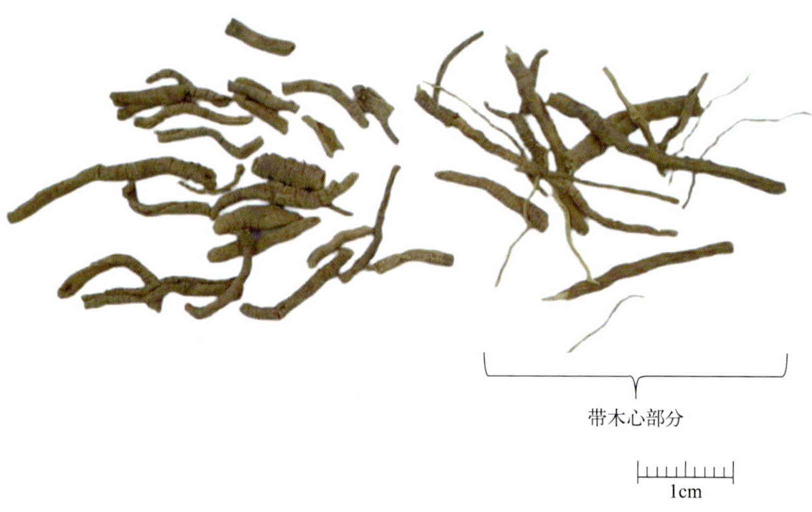

知母

【来源】本品为百合科植物知母 *Anemarrhena asphodeloides* Bge. 的干燥根茎。春、秋二季采挖，除去须根和泥沙，晒干，习称“毛知母”；或除去外皮，晒干。习称“知母肉”。

【药材鉴别要点】

毛知母　呈长条状，微弯曲，略扁，偶有分枝，长 3 ～ 15cm，直径 0.8 ～ 1.5cm，一端有浅黄色的茎叶残痕。表面黄棕色至棕色，上面有一凹沟，①具紧密排列的环状节，有的可见节上密生黄棕色的残存叶基，由两侧向根茎上方生长；下面隆起而略皱缩，②并有凹陷或突起的点状根痕。质硬，易折断，断面黄白色。气微，味微甜、略苦，嚼之带黏性。

知母肉　表面黄白色至黄棕色，有扭曲的沟纹，断面黄白色至黄色。

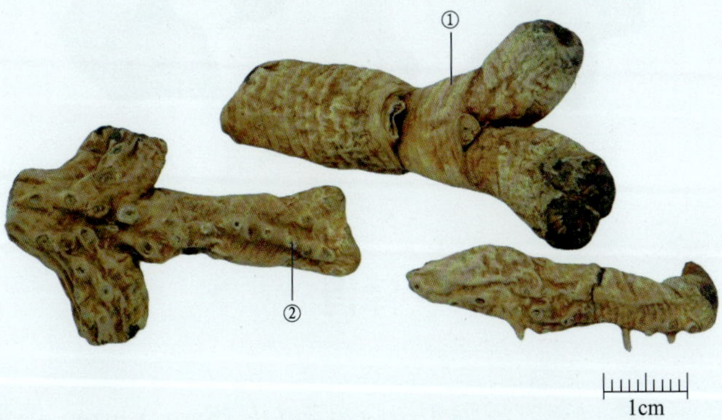

【饮片鉴别要点】毛知母呈不规则类圆形、长条形或类方形的厚片。外表皮黄棕色或棕色，可见少量残存的黄棕色叶基纤维和凹陷或突起的点状根痕。切面黄白色至黄色，散在微凸的小点。气微，味微甜、略苦，嚼之带黏性。知母肉表面黄白色至黄棕色。

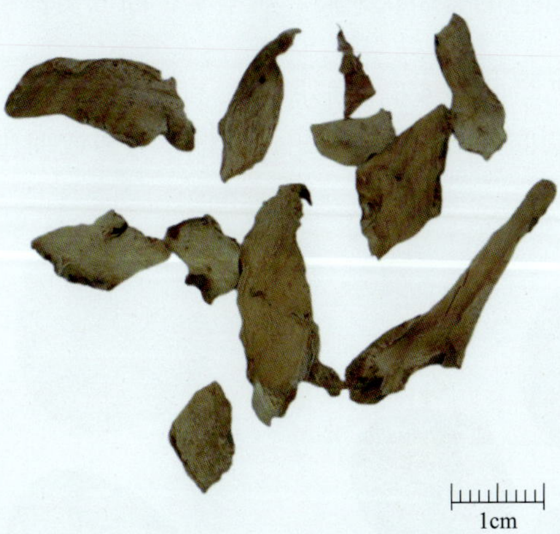

珠子参

【来源】本品为五加科植物珠子参 *Panax japonicus* C. A. Mey. var. *major* (Burk.) C. Y. Wu et K. M. Feng或羽叶三七 *Panax japonicus* C. A. Mey. var. *bipinnatifidus* (Seem.) C. Y. Wu et K. M.

Feng 的干燥根茎。秋季采挖，除去粗皮和须根，干燥；或蒸（煮）透后干燥。

【药材（饮片）鉴别要点】本品略呈扁球形、圆锥形或不规则菱角形，偶呈连珠状，直径 0.5 ～ 2.8cm。表面棕黄色或黄褐色，有明显的疣状突起和皱纹，偶有圆形凹陷的茎痕，有的一侧或两侧残存细的节间。质坚硬，断面不平坦，淡黄白色，粉性。气微，味苦、微甘，嚼之刺喉。蒸（煮）者断面黄白色或黄棕色，略呈角质样；味微苦、微甘，嚼之不刺喉。

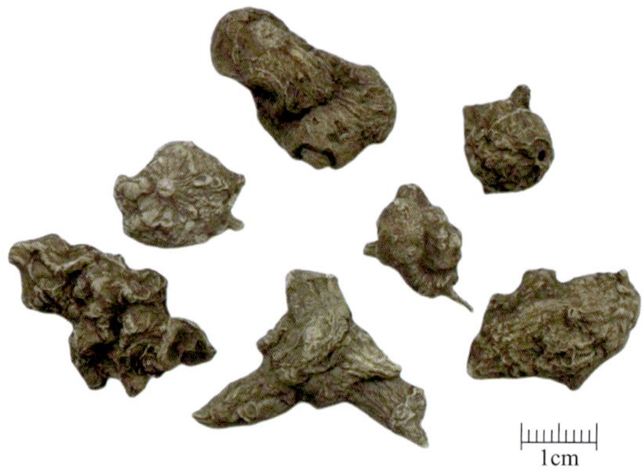

泽泻

【来源】本品为泽泻科植物东方泽泻 *Alisma orientale* (Sam.) Juzep. 或泽泻 *Alisma plantago-aquatica* Linn. 的干燥块茎。冬季茎叶开始枯萎时采挖，洗净，干燥，除去须根和粗皮。

【药材鉴别要点】本品呈类球形、椭圆形或卵圆形，长 2 ～ 7cm，直径 2 ～ 6cm。表面黄白色，残留粗皮者淡黄色至淡黄棕色，有不规则的横向环状浅沟纹和多数细小突起的须根痕，于块茎底部尤密，底部有的有瘤状芽痕。质坚实，断面黄白色，粉性，有多数细孔。气微，味微苦。

【饮片鉴别要点】本品呈圆形或椭圆形厚片，直径 2 ～ 6cm。外表皮黄白至淡黄棕色，可见细小突起的须根痕。切面黄白色至淡黄色，粉性，有多数细孔。气微，味微苦。

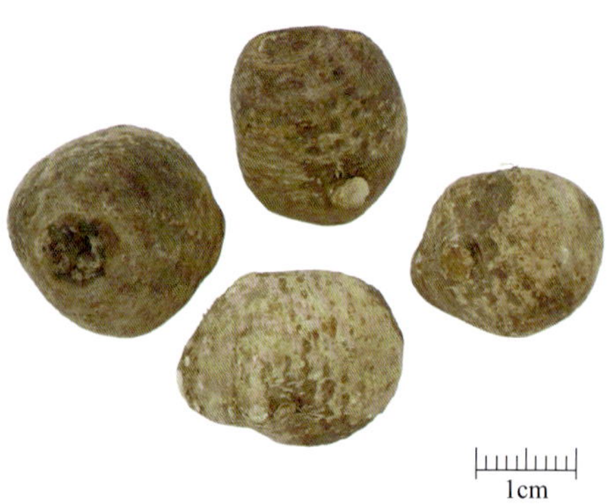

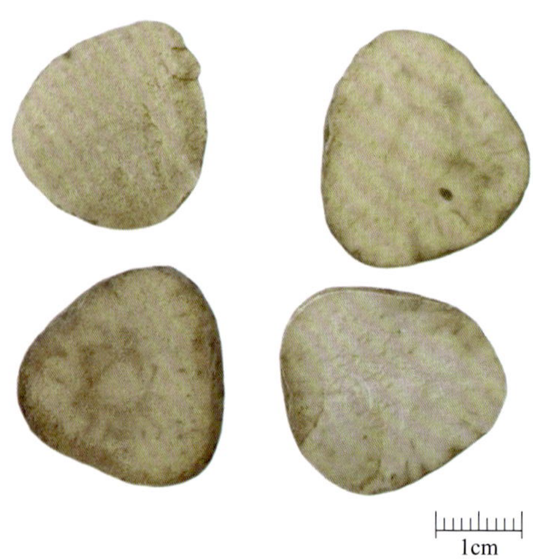

二、果实及种子类

八角茴香

【来源】本品为木兰科植物八角茴香 *Illicium verum* Hook. f. 的干燥成熟果实。秋、冬二季果实由绿变黄时采摘，置沸水中略烫后干燥或直接干燥。

【药材（饮片）鉴别要点】本品为聚合果，①多由 8 个蓇葖果组成，放射状排列于中轴上。蓇葖果长 1 ～ 2cm，宽 0. 3 ～ 0.5cm，高 0.6 ～ 1cm；外表面红棕色，有不规则皱纹，顶端呈钝尖的鸟喙状，上侧多开裂；内表面淡棕色，平滑，有光泽；质硬而脆。②果梗长 3 ～ 4cm，连于果实基部中央，弯曲，常脱落。③每个蓇葖果含种子 1 粒，扁卵圆形，长约 6mm，红棕色或黄棕色，光亮，尖端有种脐；胚乳白色，富油性。气芳香，味辛、甜。

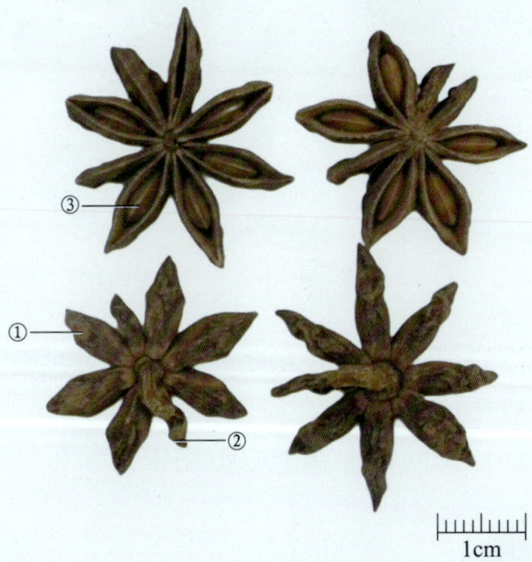

路路通

【来源】本品为金缕梅科植物枫香树 *Liquidambar formosana* Hance 的干燥成熟果序。冬季果实成熟后采收，除去杂质，干燥。

【药材（饮片）鉴别要点】本品呈球形，直径 2 ～ 3cm。基部有总果梗。表面灰棕色或棕褐色，①有多数尖刺和喙状小钝刺的萼齿，长 0.5 ～ 1mm，常折断，②小蒴果室间裂开为两瓣，呈蜂窝状小孔。体轻，质硬，不易破开。气微，味淡。

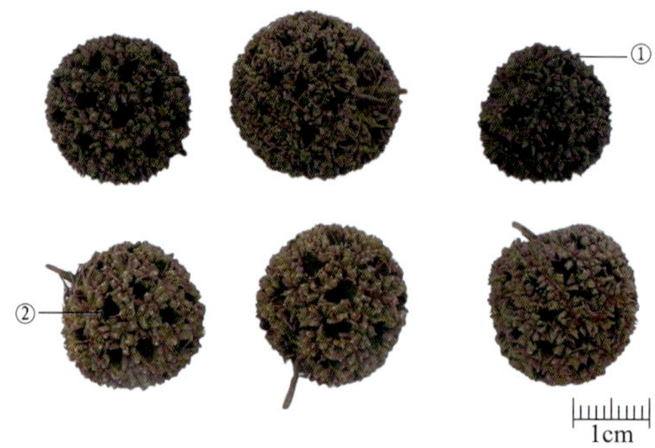

白扁豆

【来源】本品为豆科植物扁豆 *Dolichos lablab* L. 的干燥成熟种子。秋、冬二季采收成熟果实，晒干，取出种子，再晒干。

【药材（饮片）鉴别要点】本品呈扁椭圆形或扁卵圆形，长 8 ～ 13mm，宽 6 ～ 9mm，厚约 7mm。①表面淡黄白色或淡黄色，平滑，略有光泽，②一侧边缘有隆起的白色眉状种阜。质坚硬。种皮薄而脆，子叶 2，肥厚，黄白色。气微，味淡，嚼之有豆腥气。

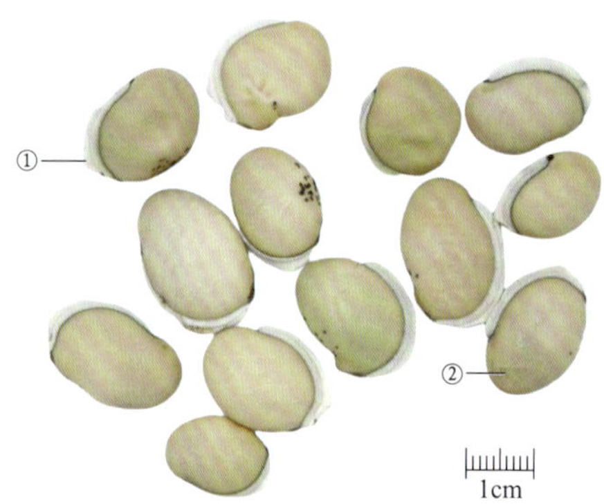

伪品—鹊豆　为豆科植物扁豆 *Dolichos lablab* L. 的干燥成熟种子。本品唯种子表面颜色为紫黑色，其余特征与白扁豆相同。

附注：本品种基源与白扁豆相同，但属于原植物中开紫花品种，种子不入药。

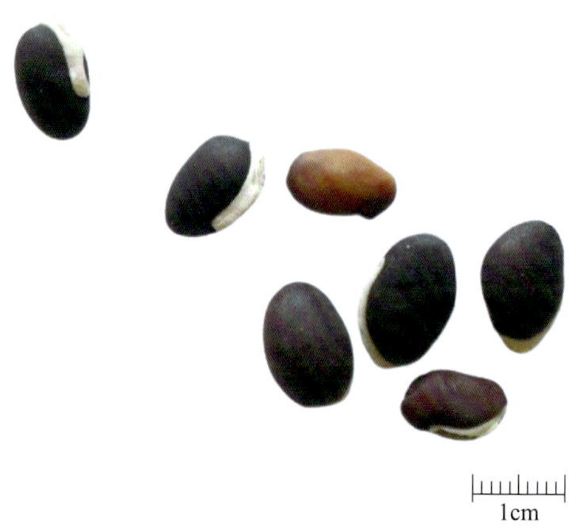

白果

【来源】本品为银杏科植物银杏 *Ginkgo biloba* L. 的干燥成熟种子。秋季种子成熟时采收，除去肉质外种皮，洗净，稍蒸或略煮后，烘干。

【药材（饮片）鉴别要点】本品略呈椭圆形，一端稍尖，另端钝，长 1.5 ～ 2.5cm，宽 1 ～ 2cm，厚约 1cm。表面黄白色或淡棕黄色，平滑，具 2 ～ 3 条棱线。中种皮（壳）骨质，坚硬。内种皮膜质，种仁宽卵球形或椭圆形，一端淡棕色，另一端金黄色，横断面外层黄色，胶质样，内层淡黄色或淡绿色，粉性，中间有空隙。气微，味甘、微苦。

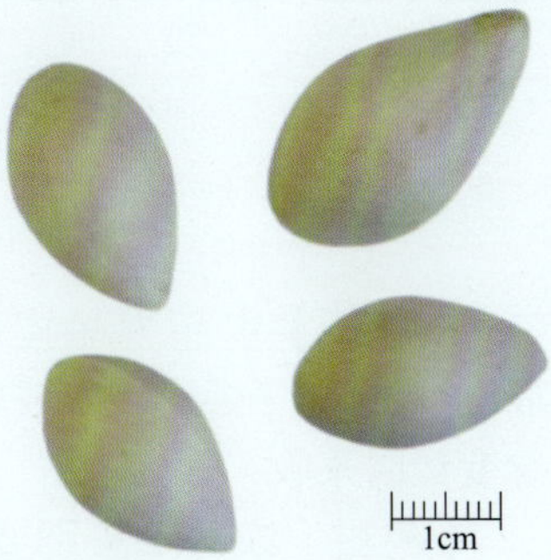

柏子仁

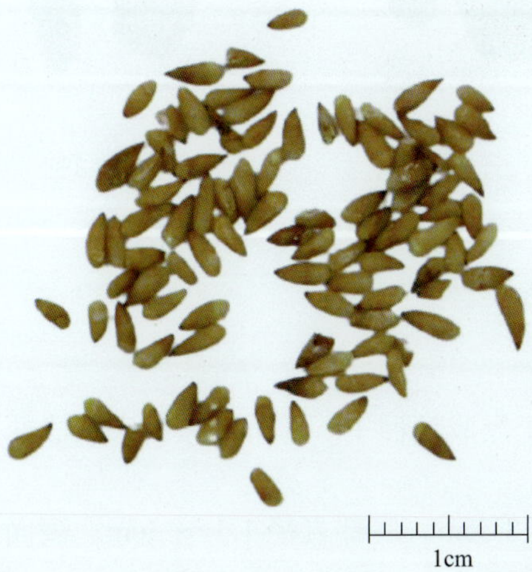

【来源】本品为柏科植物侧柏 *Platycladus orientalis* (L.) Franco 的干燥成熟种仁。秋、冬二季采收成熟种子，晒干，除去种皮，收集种仁。

【药材（饮片）鉴别要点】本品呈长卵形或长椭圆形，长 4 ～ 7mm，直径 1.5 ～ 3mm。表面黄白色或淡黄棕色，外包膜质内种皮，顶端略尖，有深褐色的小点，基部钝圆。质软，富油性。气微香，味淡。

蓖麻子

【来源】本品为大戟科植物蓖麻 *Ricinus communis* L. 的干燥成熟种子。秋季采收成熟果实，晒干，除去果壳，收集种子。

【药材（饮片）鉴别要点】本品呈椭圆形或卵形，稍扁，长 0.9 ～ 1.8cm，宽 0.5 ～ 1cm。

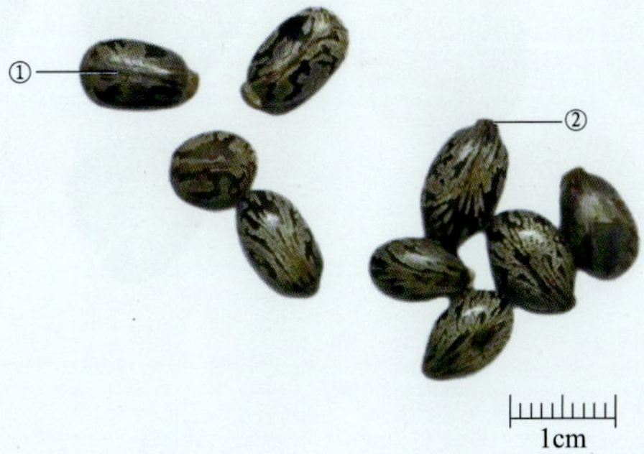

表面光滑，有灰白色与黑褐色或黄棕色与红棕色相间的花斑纹。一面较平，一面较隆起，①较平的一面有 1 条隆起的种脊；②一端有灰白色或浅棕色突起的种阜。种皮薄而脆。胚乳肥厚，白色，富油性，子叶 2，菲薄。气微，味微苦辛。

荜茇

【来源】本品为胡椒科植物荜茇 *Piper longum* L. 的干燥近成熟或成熟果穗。果穗由绿变黑时采收，除去杂质，晒干。

【药材（饮片）鉴别要点】本品呈圆柱形，稍弯曲，由多数小浆果集合而成，长 1.5 ～ 3.5cm，直径 0.3 ～ 0.5cm。表面黑褐色或棕色，有斜向排列整齐的小突起，基部有果穗梗残存或脱落。质硬而脆，易折断，断面不整齐，颗粒状。小浆果球形，直径约 0.1cm。有特异香气，味辛辣。

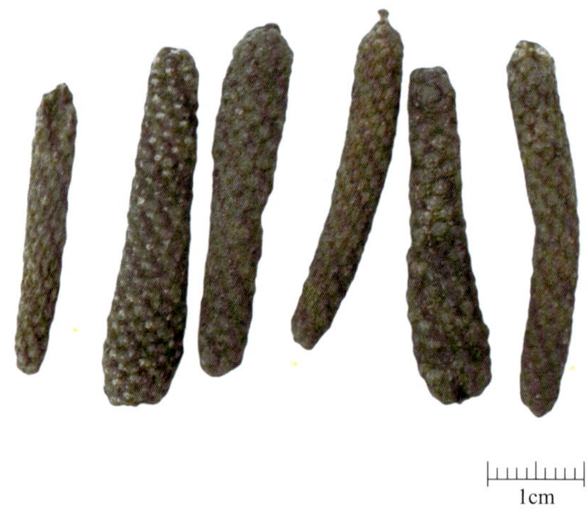

槟榔

【来源】本品为棕榈科植物槟榔 *Areca catechu* L. 的干燥成熟种子。春末至秋初采收成熟果实，用水煮后，干燥，除去果皮，取出种子，干燥。

【药材鉴别要点】本品呈扁球形或圆锥形，高 1.5 ～ 3.5cm，底部直径 1.5 ～ 3cm。表面淡黄棕色或淡红棕色，具稍凹下的网状沟纹，①底部中心有圆形凹陷的珠孔，②其旁有 1 明显瘢痕状种脐。质坚硬，不易破碎，断面可见棕色种皮与白色胚乳相间的大理石样花纹。气微，味涩、微苦。

【饮片鉴别要点】本品呈类圆形的薄片，直径 1.5 ～ 3cm。切面可见棕色种皮与白色胚乳相间的大理石样花纹。气微，味涩、微苦。

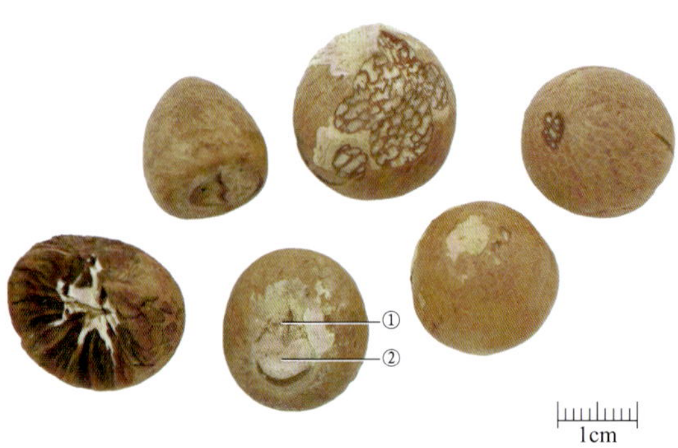

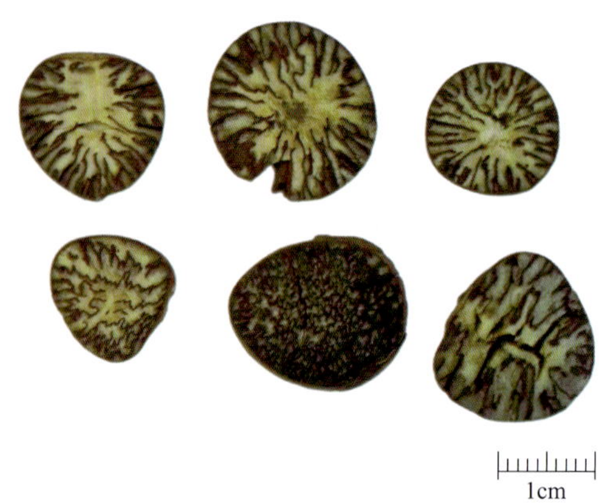

苍耳子

【来源】 本品为菊科植物苍耳 *Xanthium sibiricum* Patr. 的干燥成熟带总苞的果实。秋季果实成熟时采收，干燥，除去梗、叶等杂质。

【药材（饮片）鉴别要点】 本品呈纺锤形或卵圆形，长 1 ～ 1.5cm，直径 0.4 ～ 0.7cm。表面黄棕色或黄绿色，全体有钩刺，①顶端有 2 枚较粗的刺，分离或相连，基部有果梗痕。质硬而韧，横切面中央有纵隔膜，2 室，各有 1 枚瘦果。②瘦果略呈纺锤形，一面较平坦，顶端具 1 突起的花柱基，果皮薄，灰黑色，具纵纹。种皮膜质，浅灰色，子叶 2。有油性。气微，味微苦。

附注：目前市场上苍耳子有很多顶端仅有 1 枚粗刺，横切面中央没有纵隔，仅 1 室，1 枚瘦果的苍耳子，造成这种性状特征的原因可能是另一枚果实没有发育，这与药典性状描述出入较大，验收时这种苍耳子占整批货的比例不能过多，否则存在质量风险。

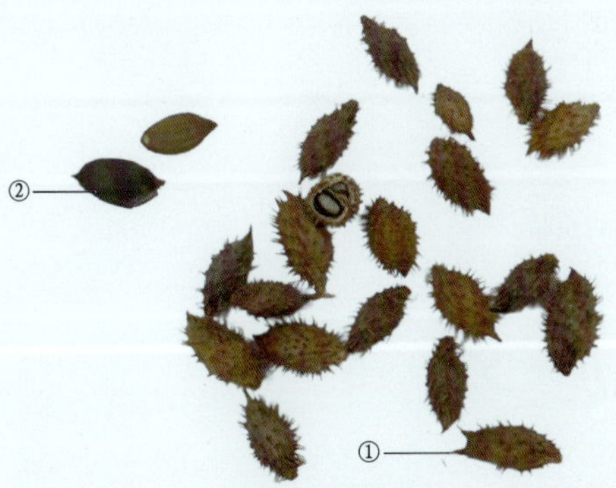

黑龙江省野生品 1cm

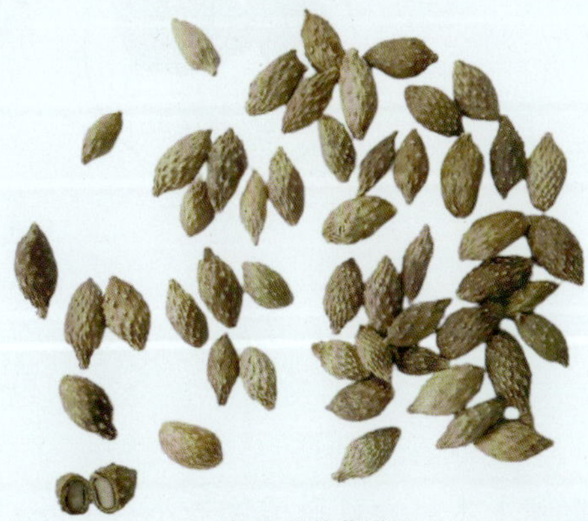

含有1室的苍耳子 1cm

伪品—东北苍耳 为菊科植物蒙古苍耳 *Xanthium mongolicum* Kitag. 的干燥带总苞果实。本品呈椭圆形，长 1.8 ～ 2cm，直径 0.5 ～ 1cm。表面多数棕黑色，少数棕色或黄棕色，着生多数钩刺；一端具 2 枚粗的喙状刺。总苞质坚而韧，中间有一隔膜分为 2 室。每室有一瘦果，长椭圆形，果皮灰褐色。种子外面具浅灰色膜质种皮，子叶 2，胚根位于一端。气微，味微苦。

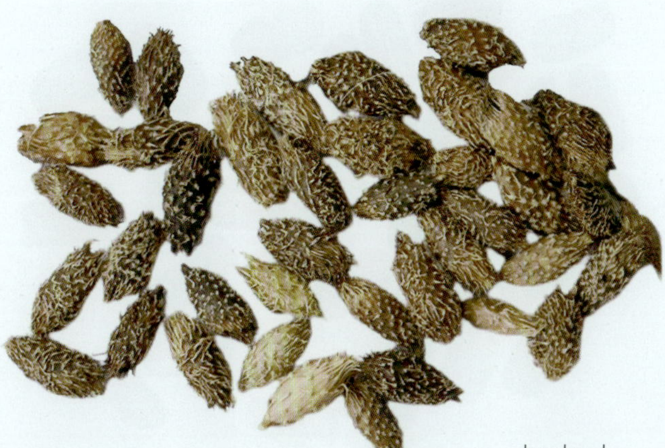

1cm

车前子

【来源】本品为车前科植物车前 *Plantago asiatica* L. 或平车前 *Plantago depressa* Willd. 的干燥成熟种子。夏、秋二季种子成熟时采收果穗，晒干，搓出种子，除去杂质。

【药材（饮片）鉴别要点】本品呈椭圆形、不规则长圆形或三角状长圆形，略扁，长约2mm，宽约1mm。表面黄棕色至黑褐色，有细皱纹，一面有灰白色凹点状种脐。质硬。气微，味淡。

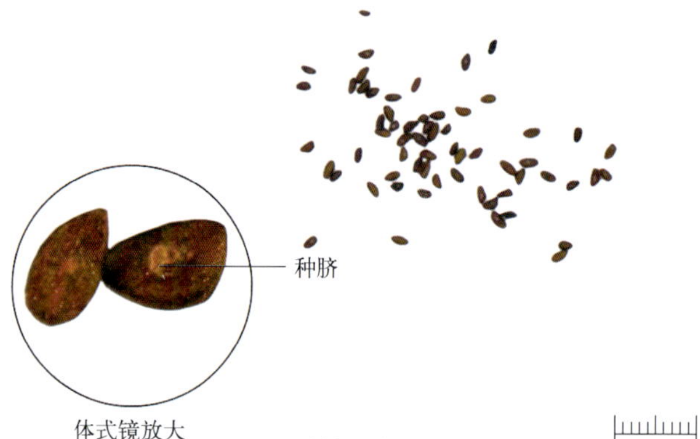

黑龙江省野生品

赤小豆

【来源】本品为豆科植物赤小豆 *Vigna umbellata* Ohwi et Ohashi 或赤豆 *Vigna angularis* Ohwi et Ohashi 的干燥成熟种子。秋季果实成熟而未开裂时拔取全株，晒干，打下种子，除去杂质，再晒干。

【药材（饮片）鉴别要点】

赤小豆　呈长圆形而稍扁，长 5 ～ 8mm，直径 3 ～ 5mm。①表面紫红色或暗红色，有光泽；②一侧有线形突起的种脐，偏向一端，白色，约为全长的 2/3，中间凹陷成纵沟；另侧有 1 条不明显的棱脊。质硬，不易破碎。子叶 2，乳白色。气微，味微甘。

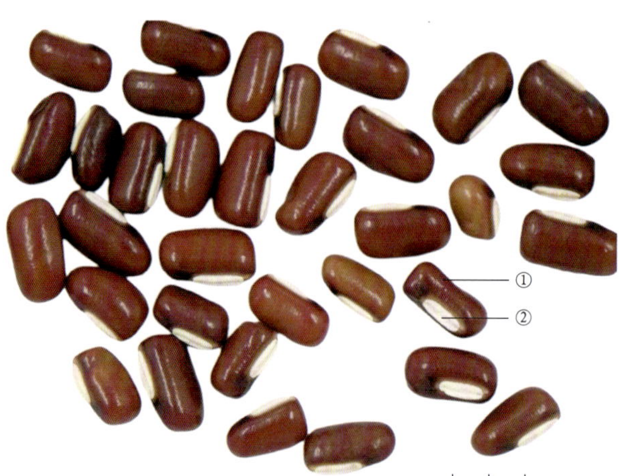

赤小豆

赤豆　呈短圆柱形，两端较平截或钝圆，直径 4 ～ 6mm。表面暗棕红色，有光泽，种脐不突起。

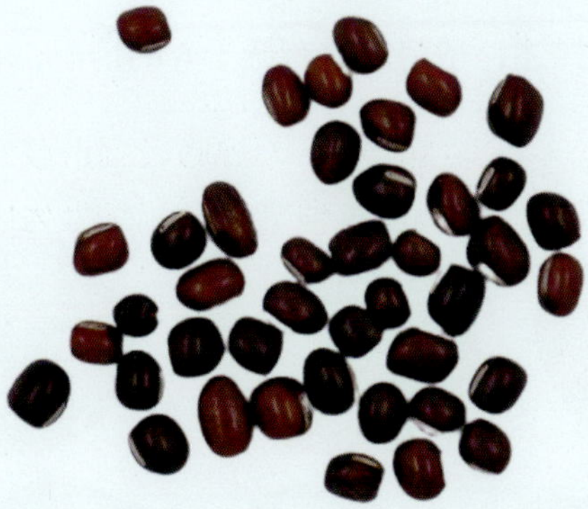

赤豆　1cm

茺蔚子

【来源】本品为唇形科植物益母草 *Leonurus japonicus* Houtt. 的干燥成熟果实。秋季果实成熟时采割地上部分，晒干，打下果实，除去杂质。

【药材（饮片）鉴别要点】本品呈三棱形，长 2 ～ 3mm，宽约 1.5mm。表面灰棕色至灰褐色，有深色斑点，一端稍宽，平截状，另一端渐窄而钝尖。果皮薄，子叶类白色，富油性。气微，味苦。

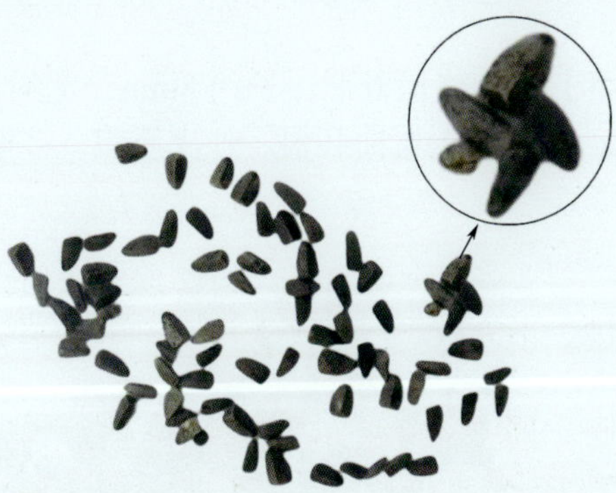

1cm

川楝子

【来源】本品为楝科植物川楝 *Melia toosendan* Sieb. et Zucc. 的干燥成熟果实。冬季果实成熟时采收，除去杂质，干燥。

【药材（饮片）鉴别要点】本品呈类球形，直径 2 ～ 3.2cm。表面浅黄色至棕黄色，微有光泽，少数凹陷或皱缩，①具深棕色小点。顶端有花柱残痕，②基部凹陷，有果梗痕。外果皮革质，与果肉间常成空隙，果肉松软，淡黄色，遇水润湿显黏性。果核球形或卵圆形，质坚硬，两端平截，有 6 ～ 8 条纵棱，内分 6 ～ 8 室，部分室中含黑棕色长圆形的种子 1 粒。气特异，味酸、苦。

附注：按《中国植物志》描述，子房室数有低于 6 的情况，在验收时室内也有看不到种子的情况，具体原因不明确。

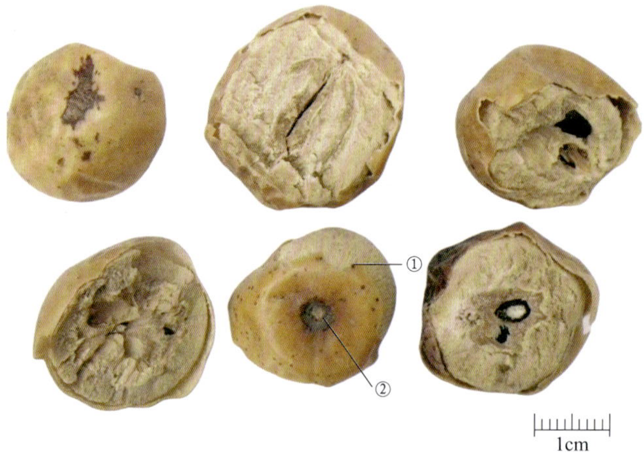

大豆黄卷

【来源】本品为豆科植物大豆 *Glycine max* (L.) Merr. 的成熟种子经发芽干燥的炮制加工品。取净大豆，用水浸泡至膨胀，放去水，用湿布覆盖，每日淋水二次，待芽长至 0.5 ～ 1cm 时，取出，干燥。

【药材（饮片）鉴别要点】本品略呈肾形，长约 8mm，宽约 6mm。表面黄色或黄棕色，微皱缩，一侧有明显的脐点；一端有 1 弯曲胚根。外皮质脆，多破裂或脱落。子叶 2，黄色。气微，味淡，嚼之有豆腥味。

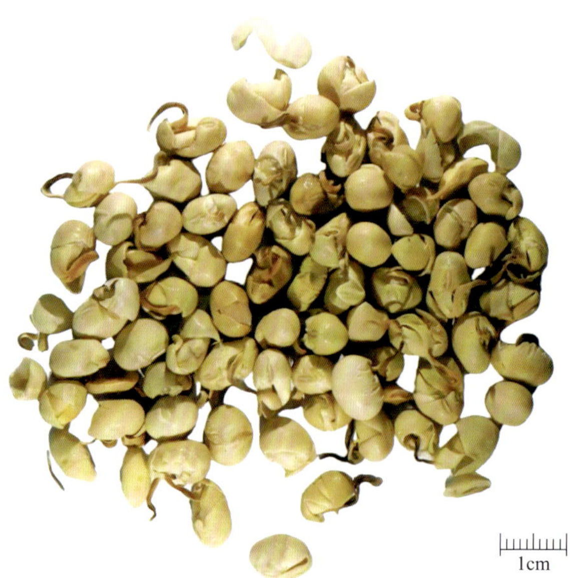

大枣

【来源】本品为鼠李科植物枣 *Ziziphus jujuba* Mill. 的干燥成熟果实。秋季果实成熟时采收，晒干。

【药材（饮片）鉴别要点】本品呈椭圆形或球形，长 2 ～ 3.5cm，直径 1.5 ～ 2.5cm。表面暗红色，略带光泽，有不规则皱纹。①基部凹陷，有短果梗。外果皮薄，中果皮棕黄色或淡褐色，肉质，质稍软，富糖性而油润。②果核纺锤形，两端锐尖，质坚硬。气微香，味甜。

附注：大枣质地过于柔软，水分可能超过药典限度要求。

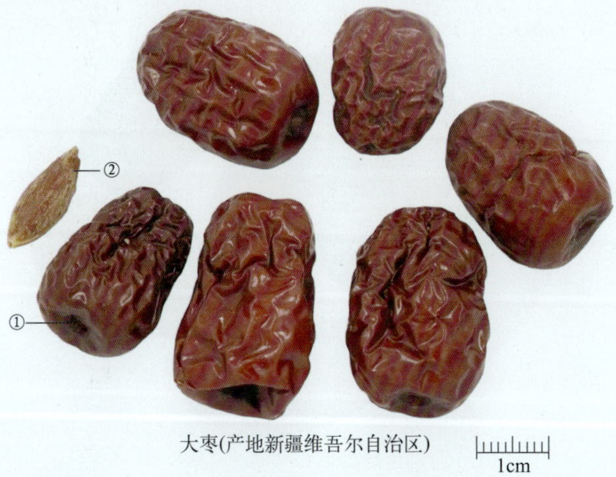

大枣(产地新疆维吾尔自治区)

淡豆豉

【来源】本品为豆科植物大豆 *Glycine max* (L.) Merr. 的干燥成熟种子（黑豆）的发酵加工品。

【药材（饮片）鉴别要点】本品呈椭圆形，略扁，长 0.6 ～ 1cm，直径 0.5 ～ 0.7cm。表面黑色，皱缩不平，种皮未破损者，可见一侧有长椭圆形种脐。质稍柔软或脆，断面棕黑色。气香，味微甘。

附注：市场上存在用黑芸豆作为发酵原料加工的淡豆豉，其种脐不呈长椭圆形，应注意区别。

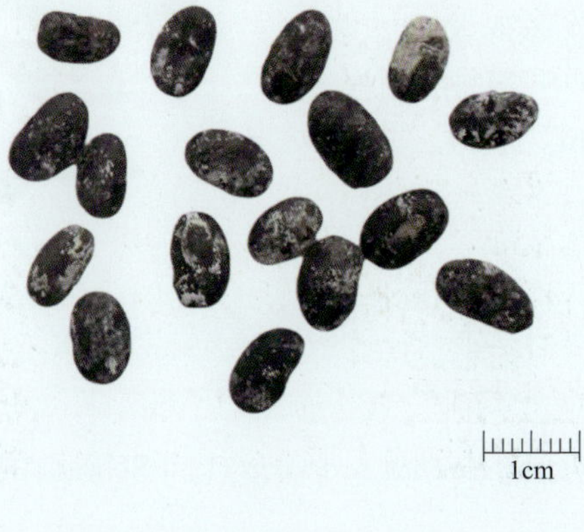

刀豆

【来源】本品为豆科植物刀豆 *Canavalia gladiata* (Jacq.) DC. 的干燥成熟种子。秋季采收成熟果实，剥取种子，晒干。

【药材（饮片）鉴别要点】本品呈扁卵形或扁肾形，长 2 ～ 3.5cm，宽 1 ～ 2cm，厚 0.5 ～ 1.2cm。①表面淡红色至红紫色，微皱缩，略有光泽。②边缘具眉状黑色种脐，长约 2cm，上有白色细纹 3 条。质硬，难破碎。种皮革质，内表面棕绿色而光亮；子叶 2，黄白色，油润。气微，味淡，嚼之有豆腥味。

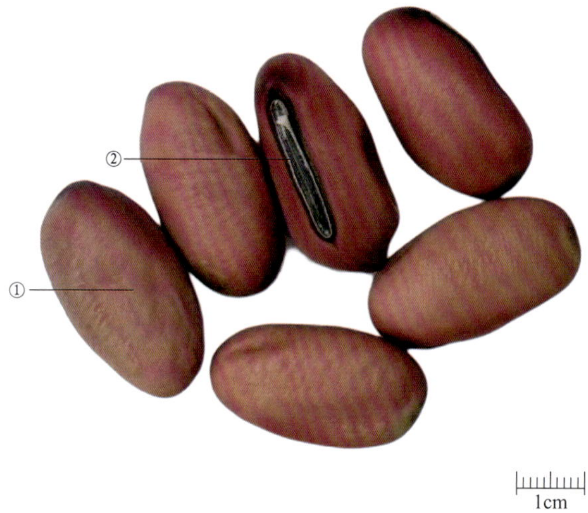

稻芽

【来源】本品为禾本科植物稻 *Oryza sativa* L. 的成熟果实经发芽干燥的炮制加工品。将稻谷用水浸泡后，保持适宜的温、湿度，待须根长至约 1cm 时，干燥。

【药材（饮片）鉴别要点】本品呈扁长椭圆形，两端略尖，长 7 ～ 9mm，直径约 3mm。外稃黄色，有白色细茸毛，具 5 脉。一端有 2 枚对称的白色条形浆片，长 2 ～ 3mm，于一个浆片内侧伸出弯曲的须根，须根多 1 条，长 0.5 ～ 1.2cm。质硬，断面白色，粉性。气微，味淡。

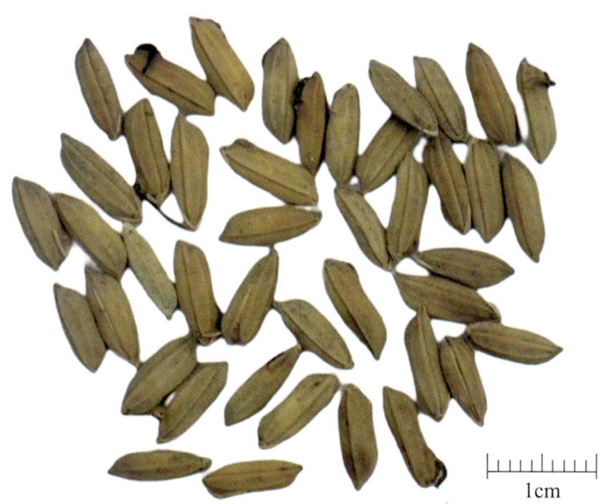

地肤子

【来源】本品为藜科植物地肤 *Kochia scoparia* (L.) Schrad. 的干燥成熟果实。秋季果实成熟时采收植株，晒干，打下果实，除去杂质。

【药材（饮片）鉴别要点】本品呈扁球状五角星形，直径 2 ～ 3mm。外被宿存花被，表面灰绿色或浅棕色，①周围具膜质小翅 5 枚，②背面中心有微突起的点状果梗痕及③放射状脉纹 5 ～ 10 条；剥离花被，可见膜质果皮，半透明。种子扁卵形，长至 1.5mm，黑色。气微，味微苦。

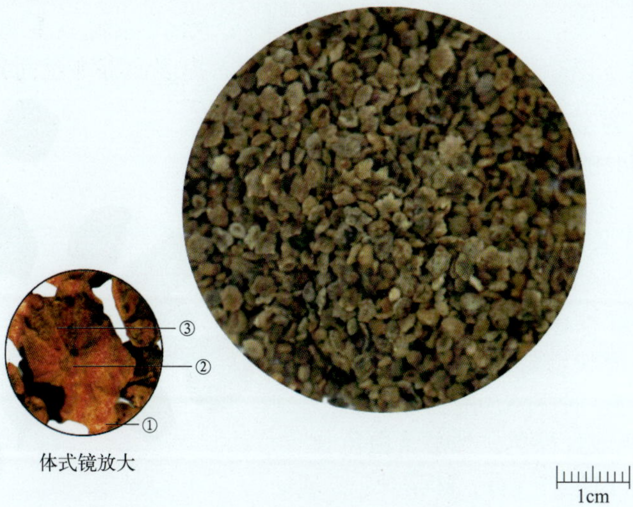

豆蔻

【来源】本品为姜科植物白豆蔻 *Amomum kravanh* Pierre ex Gagnep. 或爪哇白豆蔻 *Amomum compactum* Soland ex Maton 的干燥成熟果实。按产地不同分为“原豆蔻”和“印尼白蔻”。

【药材鉴别要点】

原豆蔻　呈类球形，直径 1.2 ～ 1.8cm。表面黄白色至淡黄棕色，有 3 条较深的纵向槽纹，①顶端有突起的柱基，②基部有凹下的果柄痕，两端均具浅棕色绒毛。果皮体轻，质脆，易纵向裂开，内分 3 室，每室含种子约 10 粒；③种子呈不规则多面体，背面略隆

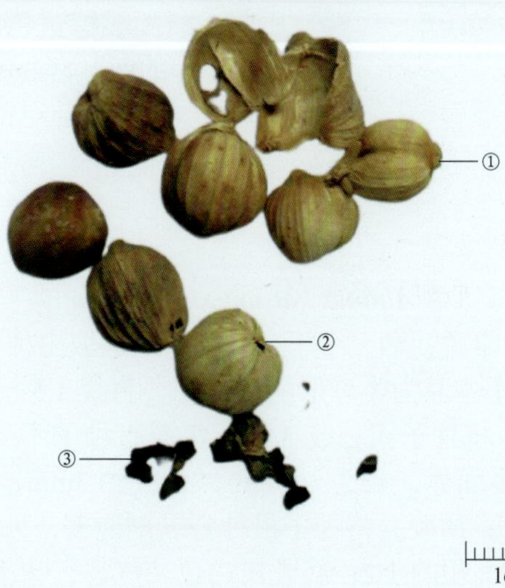

起，直径 3 ～ 4mm，表面暗棕色，有皱纹，并被有残留的假种皮。气芳香，味辛凉略似樟脑。

印尼白蔻 个略小。表面黄白色，有的微显紫棕色。果皮较薄，种子瘦瘪。气味较弱。

【饮片鉴别要点】性状同药材。

红豆蔻

【来源】本品为姜科植物大高良姜 *Alpinia galanga* Willd. 的干燥成熟果实。秋季果实变红时采收，除去杂质，阴干。

【药材（饮片）鉴别要点】本品呈长球形，中部略细，长 0.7 ～ 1.2cm，直径 0.5 ～ 0.7cm。表面红棕色或暗红色，略皱缩，顶端有黄白色管状宿萼，基部有果梗痕。果皮薄，易破碎。种子 6，扁圆形或三角状多面形，黑棕色或红棕色，外被黄白色膜质假种皮，胚乳灰白色。气香，味辛辣。

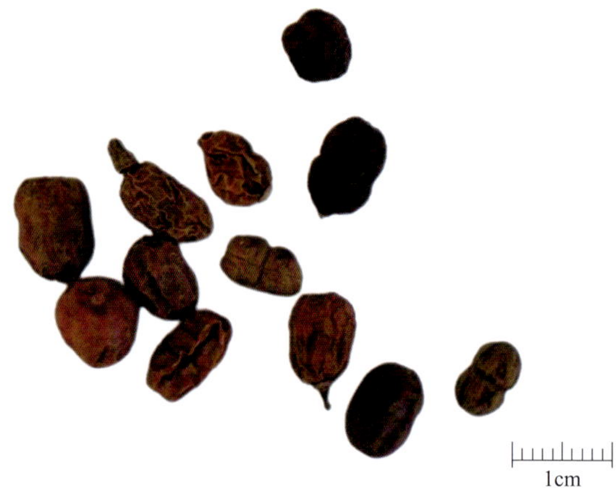

肉豆蔻

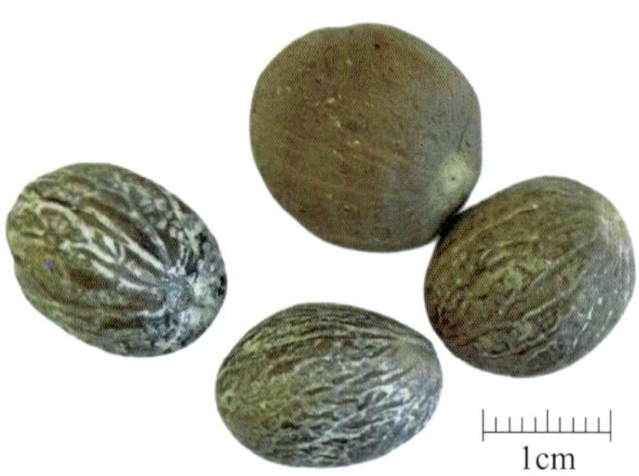

【来源】本品为肉豆蔻科植物肉豆蔻 *Myristica fragrans* Houtt. 的干燥种仁。

【药材（饮片）鉴别要点】本品呈卵圆形或椭圆形，长 2 ～ 3cm，直径 1.5 ～ 2.5cm。表面灰棕色或灰黄色，有时外被白粉（石灰粉末）。全体有浅色纵行沟纹和不规则网状沟纹。种脐位于宽端，呈浅色圆形突起，合点呈暗凹陷。种脊呈纵沟状，连接两端。质坚，断面显棕黄色相杂的大理石花纹，宽端可见干燥皱缩的胚，富油性。气香浓烈，味辛。

草豆蔻

【来源】本品为姜科植物草豆蔻 *Alpinia katsumadai* Hayata 的干燥近成熟种子。夏、秋二季采收，晒至九成干，或用水略烫，晒至半干，除去果皮，取出种子团，晒干。

【药材（饮片）鉴别要点】本品为类球形的种子团，直径 1.5 ～ 2.7cm。表面灰绿色至灰褐色，中间有黄白色的隔膜，将种子团分成 3 瓣，每瓣有种子不少于 30 粒，粘连紧密，种子团略光滑。种子为卵圆状多面体，长 3 ～ 5mm，直径约 3mm，外被淡棕色膜质假种皮，种脊为一条纵沟，一端有种脐；质硬，将种子沿种脊纵剖两瓣，纵断面观呈斜心形，种皮沿种脊向内伸入部分约占整个表面积的 1/2；胚乳灰白色。气香，味辛、微苦。

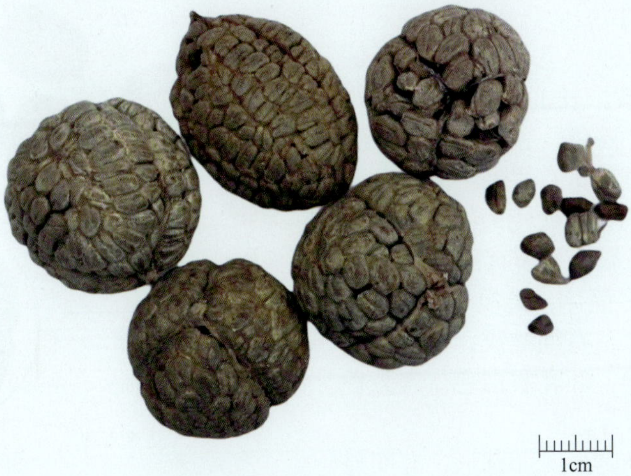

草果

【来源】本品为姜科植物草果 *Amomum tsaoko* Crevost et Lemaire 的干燥成熟果实。秋季果实成熟时采收，除去杂质，晒干或低温干燥。

【药材鉴别要点】本品呈长椭圆形，具三钝棱，长 2 ～ 4cm，直径 1 ～ 2.5cm。①表面灰棕色至红棕色，具纵沟及棱线，顶端有圆形突起的柱基，基部有果梗或果梗痕。果皮质坚韧，易纵向撕裂。剥去外皮，中间有黄棕色隔膜，将种子团分成 3 瓣，每瓣有种子多为 8 ～ 11 粒。②种子呈圆锥状多面体，直径约 5mm；表面红棕色，外被灰白色膜质的假种皮，种脊为一条纵沟，尖端有凹状的种脐；质硬，胚乳灰白色。有特异香气，味辛、微苦。

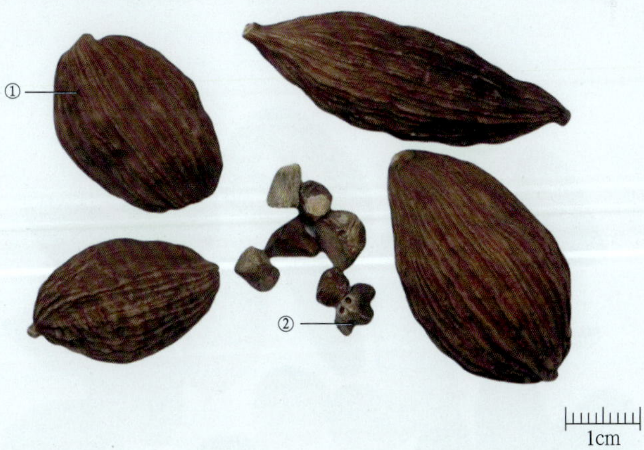

砂仁

【来源】本品为姜科植物阳春砂 *Amomum villosum* Lour.、绿壳砂 *Amomum villosum* Lour. var. *xanthioides* T. L. Wu et Senjen 或海南砂 *Amomum longiligulare* T. L. Wu 的干燥成熟果实。夏、秋二季果实成熟时采收，晒干或低温干燥。

【药材鉴别要点】

阳春砂、绿壳砂 呈椭圆形或卵圆形，有不明显的三棱，长1.5～2cm，直径1～1.5cm。表面棕褐色，密生刺状突起，顶端有花被残基，基部常有果梗。果皮薄而软。种子集结成团，具三钝棱，中有白色隔膜，将种子团分成3瓣，每瓣有种子5～26粒。种子为不规则多面体，直径2～3mm；表面棕红色或暗褐色，有细皱纹，外被淡棕色膜质假种皮；质硬，胚乳灰白色。气芳香而浓烈，味辛凉、微苦。

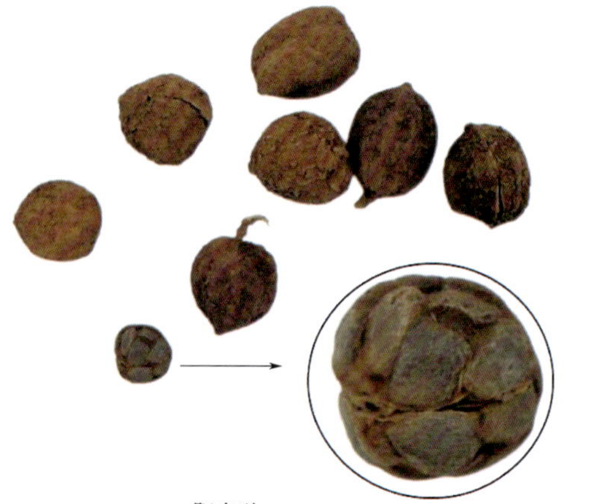

阳春砂

海南砂 呈长椭圆形或卵圆形，有明显的三棱，长1.5～2cm，直径0.8～1.2cm。表面被片状、分枝的软刺，基部具果梗痕。果皮厚而硬。种子团较小，每瓣有种子3～24粒；种子直径1.5～2mm。气味稍淡。

附注：目前市场上的砂仁主要是阳春砂，其次为海南砂，绿壳砂较少。此外还有一些砂仁是杂交品种，杂交品种性状是否符合标准规定还很难说，可通过检测挥发油等指标进一步评价其质量。

【饮片鉴别要点】

砂仁 性状同药材。

伪品一长序砂仁 为姜科植物长序砂仁 *Amomum gagnepainii* T. L. Wu et al. 的干燥果实。本品呈长椭圆形，略显三棱状，长1～1.8cm，直径0.6～1.5cm。表面浅棕黄色至黄棕色，纵向棱线明显，疏生短柔刺，顶端花被残基较短，基部有果柄残基。果皮厚而硬，不易撕裂。种子团长圆形，具三钝棱，中有黄棕色隔膜，种子表面纹理不明显。气弱，味淡。

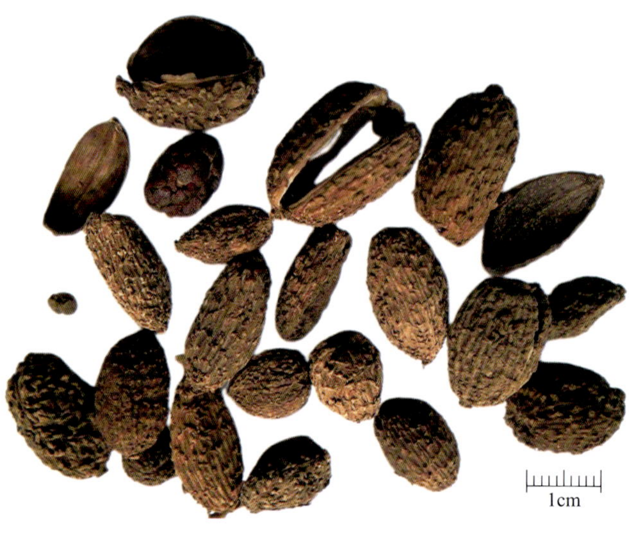

伪品一疣果豆蔻 为姜科植物疣果豆蔻 *Amomum muricarpum* Elm. 的干燥果实。本品多为类球形，直径1～1.5cm。表面棕褐色，刺状突起较大而疏。果皮厚而硬，不易撕裂，内表面棕黄色或黄白色，纵棱粗大明显。种子团具三钝棱，中有黄棕色隔膜，种子表面较平滑。气弱，味微辛苦。无凉感。

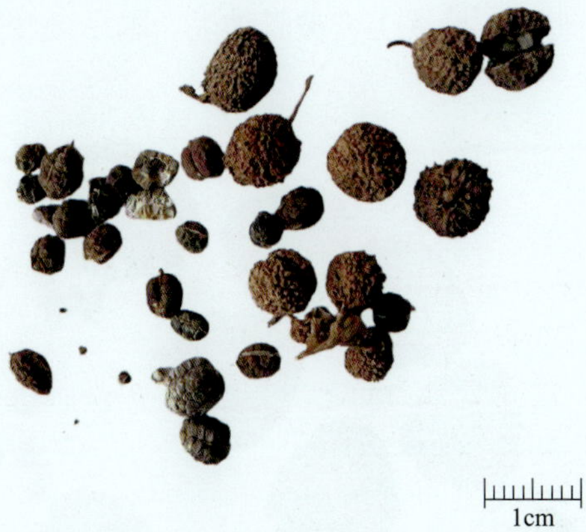

益智

【来源】本品为姜科植物益智 *Alpinia oxyphylla* Miq. 的干燥成熟果实。夏、秋间果实由绿变红时采收，晒干或低温干燥。

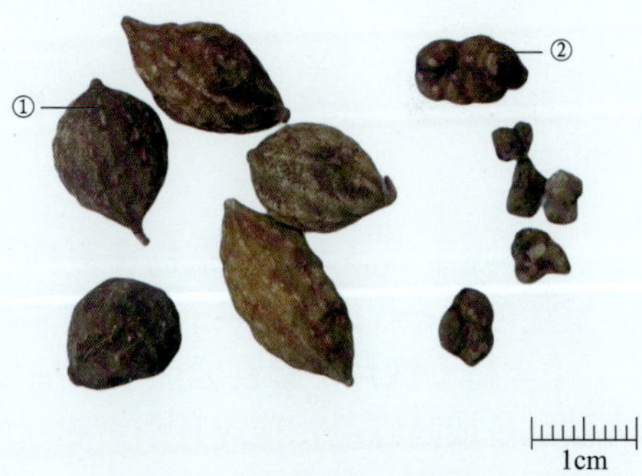

【药材鉴别要点】本品呈椭圆形，两端略尖，长 1.2 ～ 2cm，直径 1 ～ 1.3cm。①表面棕色或灰棕色，有纵向凹凸不平的突起棱线 13 ～ 20 条，顶端有花被残基，基部常残存果梗。果皮薄而稍韧，与种子紧贴，②种子集结成团，中有隔膜将种子团分为 3 瓣，每瓣有种子 6 ～ 11 粒。种子呈不规则的扁圆形，略有钝棱，直径约 3mm，表面灰褐色或灰黄色，外被淡棕色膜质的假种皮；质硬，胚乳白色。有特异香气，味辛、微苦。

覆盆子

【来源】本品为蔷薇科植物华东覆盆子 *Rubus chingii* Hu 的干燥果实。夏初果实由绿变绿黄时采收，除去梗、叶，置沸水中略烫或略蒸，取出，干燥。

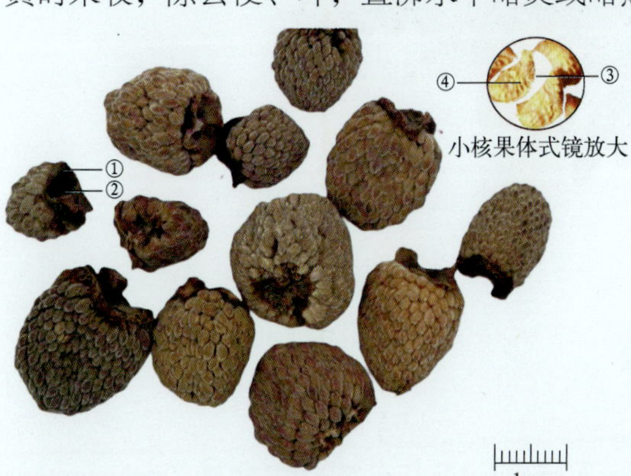

【药材（饮片）鉴别要点】本品为聚合果，由多数小核果聚合而成，呈圆锥形或扁圆锥形，高 0.6 ～ 1.3cm，直径 0.5 ～ 1.2cm。表面黄绿色或淡棕色，顶端钝圆，基部中心凹入。①宿萼棕褐色，②下有果梗痕。小果易剥落，每个小果呈半月形，③背面密被灰白色茸毛，④两侧有明显的网纹，腹部有突起的棱线。体轻，质硬。气微，味微酸涩。

伪品　为蔷薇科植物悬钩子属某种的干燥果实。本品性状与覆盆子相似，唯小核果呈多面体，各面交界处棱线明显，棱线上密被长绒毛。本品置显微镜下观察，非腺毛细长而卷曲，壁较薄，非木化。

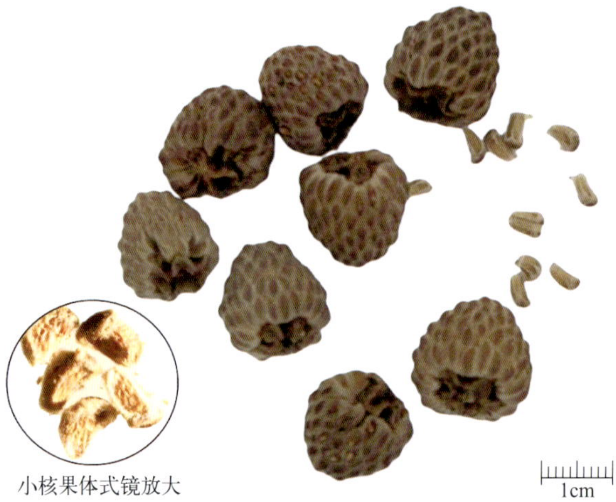

小核果体式镜放大

枸杞子

【来源】本品为茄科植物宁夏枸杞 *Lycium barbarum* L. 的干燥成熟果实。夏、秋二季果实呈红色时采收，热风烘干，除去果梗，或晾至皮皱后，晒干，除去果梗。

【药材（饮片）鉴别要点】本品呈类纺锤形或椭圆形，长 6 ～ 20mm，直径 3 ～ 10mm。表面红色或暗红色，顶端有小突起状的花柱痕，基部有白色的果梗痕。果皮柔韧，皱缩；果肉肉质，柔润。种子 20 ～ 50 粒，类肾形，扁而翘，长 1.5 ～ 1.9mm，宽 1 ～ 1.7mm，表面浅黄色或棕黄色。气微，味甜。

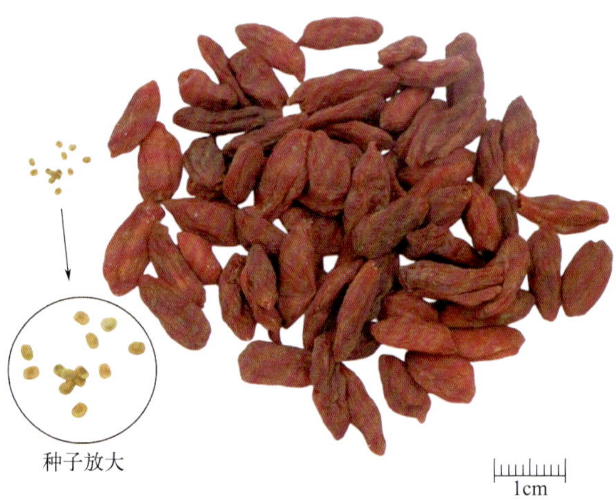

种子放大

瓜蒌

【来源】本品为葫芦科植物栝楼 *Trichosanthes kirilowii* Maxim. 或双边栝楼 *Trichosanthes* *rosthornii* Harms 的干燥成熟果实。秋季果实成熟时，连果梗剪下，置通风处阴干。

【药材鉴别要点】本品呈类球形或宽椭圆形，长 7 ～ 15cm，直径 6 ～ 10cm。表面橙红色或橙黄色，皱缩或较光滑。顶端有圆形的花柱残基，基部略尖，具残存的果梗。轻重不一，质脆，易破开，内表面黄白色，有红黄色丝络，果瓤橙黄色，黏稠，与多数种子黏结成团。具焦糖气，味微酸、甜。

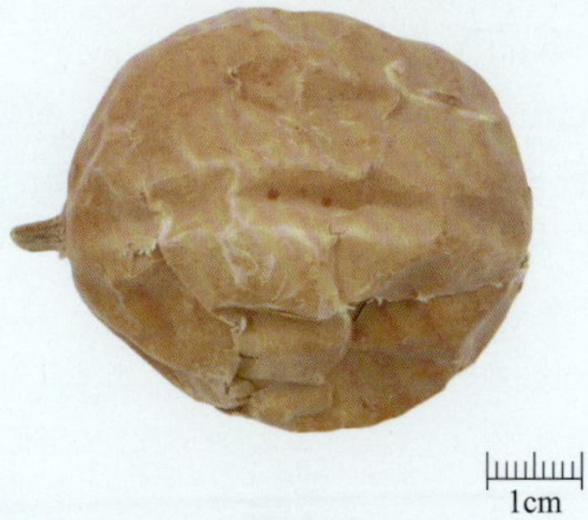

【饮片鉴别要点】本品呈不规则的丝或块状，其余特征与药材相同。

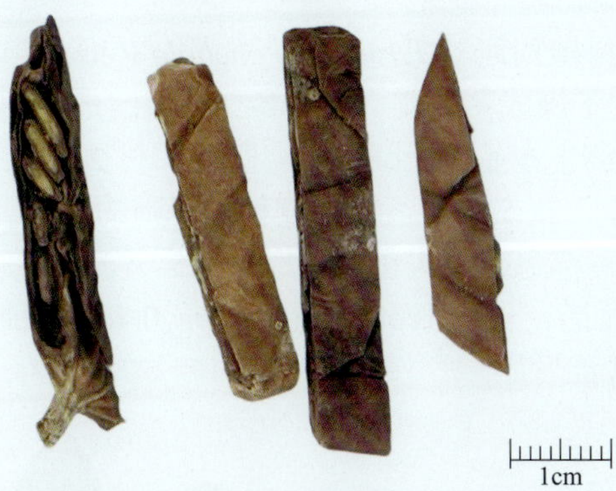

瓜蒌子

【来源】本品为葫芦科植物栝楼 *Trichosanthes kirilowii* Maxim. 或双边栝楼 *Trichosanthes rosthornii* Harms 的干燥成熟种子。秋季采摘成熟果实，剖开，取出种子，洗净，晒干。

【药材鉴别要点】

栝楼　呈扁平椭圆形，长 12 ～ 15mm，宽 6 ～ 10mm，厚约 3.5mm。表面浅棕色至棕褐色，平滑，沿边缘有 1 圈沟纹。顶端较尖，有种脐，基部钝圆或较狭。种皮坚硬；内种皮膜质，灰绿色，子叶 2，黄白色，富油性。气微，味淡。

双边栝楼　较大而扁，长 15 ～ 19mm，宽 8 ～ 10mm，厚约 2.5mm。表面棕褐色，沟纹明显而环边较宽。顶端平截。

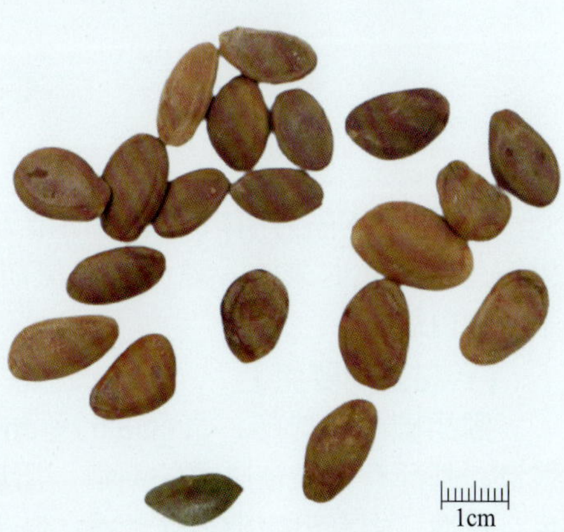

【饮片鉴别要点】性状同药材。

广枣

【来源】本品为漆树科植物南酸枣 *Choerospondias axillaris* (Roxb.) Burtt et Hill 的干燥成熟果实。秋季果实成熟时采收，除去杂质，干燥。

【药材（饮片）鉴别要点】本品呈椭圆形或近卵形，长 2 ～ 3cm，直径 1.4 ～ 2cm。表面黑褐色或棕褐色，稍有光泽，具不规则的皱褶，基部有果梗痕。①果肉薄，棕褐色，质硬而脆。核近卵形，黄棕色，②顶端有 5 个（偶有 4 个或 6 个）明显的小孔，每孔内各含种子 1 枚。气微，味酸。

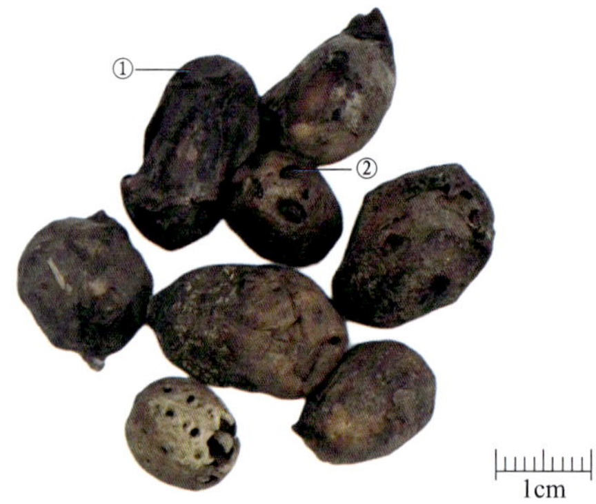

诃子

【来源】本品为使君子科植物诃子 *Terminalia chebula* Retz. 或绒毛诃子 *Terminalia chebula* Retz. var. *tomentella* Kurt. 的干燥成熟果实。秋、冬二季果实成熟时采收，除去杂质，晒干。

【药材（饮片）鉴别要点】本品为长圆形或卵圆形，长 2 ～ 4cm，直径 2 ～ 2.5cm。表面黄棕色或暗棕色，略具光泽，有 5 ～ 6 条纵棱线和不规则的皱纹，基部有圆形果梗痕。质坚实。果肉厚 0.2 ～ 0.4cm，黄棕色或黄褐色。果核长 1.5 ～ 2.5cm，直径 1 ～ 1.5cm，浅黄色，粗糙，坚硬。种子狭长纺锤形，长约 1cm，直径 0.2 ～ 0.4cm，种皮黄棕色，子叶 2，白色，相互重叠卷旋。气微，味酸涩后甜。

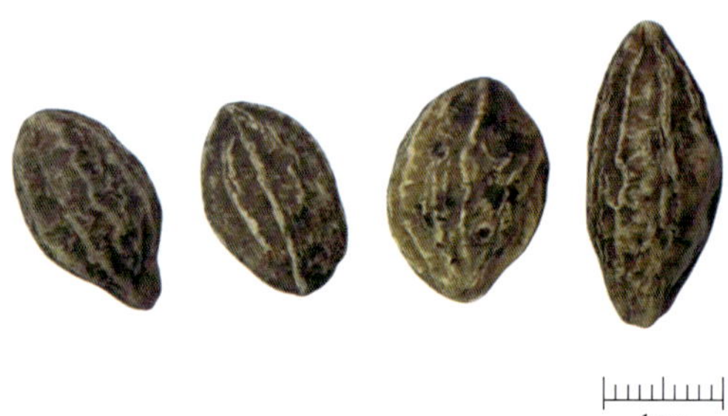

胡椒

【来源】本品为胡椒科植物胡椒 *Piper nigrum* L. 的干燥近成熟或成熟果实。秋末至次春果实呈暗绿色时采收，晒干，为黑胡椒；果实变红时采收，用水浸渍数日，擦去果肉，晒干，为白胡椒。

【药材鉴别要点】

黑胡椒　呈球形，直径 3.5 ～ 5mm。表面黑褐色，具隆起网状皱纹，顶端有细小花柱残迹，基部有自果轴脱落的疤痕。质硬，外果皮可剥离，内果皮灰白色或淡黄色。断面黄白色，粉性，中有小空隙。气芳香，味辛辣。

白胡椒　表面灰白色或淡黄白色，平滑，顶端与基部间有多数浅色线状条纹。

【饮片鉴别要点】性状同药材。

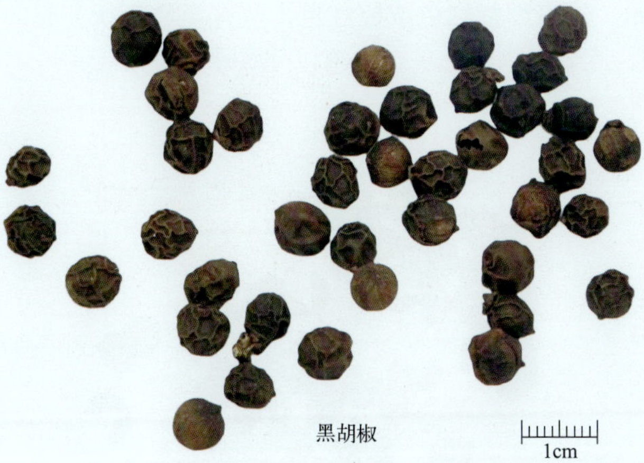

黑胡椒　1cm

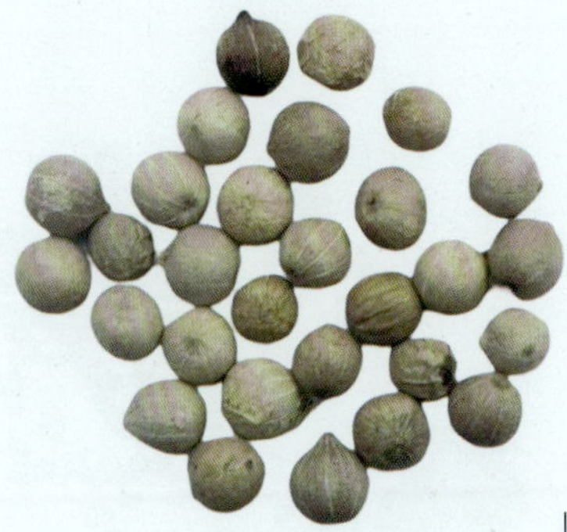

白胡椒　1cm

黑豆

【来源】本品为豆科植物大豆 *Glycine max* (L.) Merr. 的干燥成熟种子。秋季采收成熟果实，晒干，打下种子，除去杂质。

【药材（饮片）鉴别要点】本品呈椭圆形或类球形，稍扁，长 6 ～ 12mm，直径 5 ～ 9mm。表面黑色或灰黑色，光滑或有皱纹，具光泽，一侧有淡黄白色长椭圆形种脐。质坚硬。种皮薄而脆，子叶 2，肥厚，黄绿色或淡黄色。气微，味淡，嚼之有豆腥味。

附注：本品种应注意和黑芸豆相区别，主要在种脐的形状上，黑芸豆种脐呈类圆形。

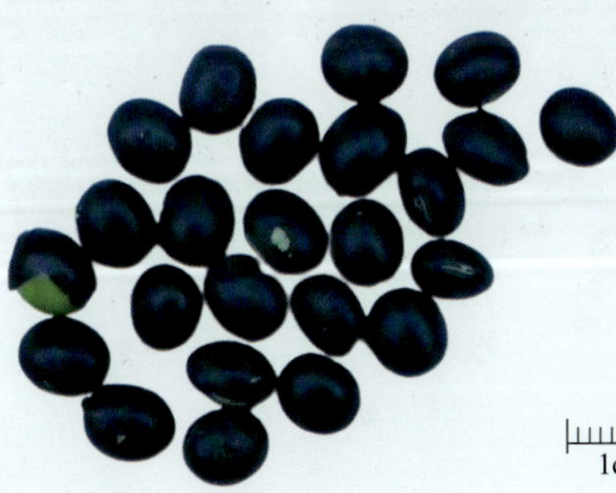

1cm

花椒

【来源】本品为芸香科植物青椒 *Zanthoxylum schinifolium* Sieb.et Zucc. 或花椒 *Zanthoxylum bungeanum* Maxim. 的干燥成熟果皮。秋季采收成熟果实，晒干，除去种子和杂质。

【药材鉴别要点】

青椒　多为 2 ～ 3 个上部离生的小蓇葖果，集生于小果梗上，蓇葖果球形，沿腹缝线开裂，直径 3 ～ 4mm。外表面灰绿色或暗绿色，散有多数油点和细密的网状隆起皱纹；内表面类白色，光滑。内果皮常由基部与外果皮分离。残存种子呈卵形，长 3 ～ 4mm，直径 2 ～ 3mm，表面黑色，有光泽。气香，味微甜而辛。

花椒　蓇葖果多单生，直径 4 ～ 5mm。外表面紫红色或棕红色，散有多数疣状突起的油点，直径 0.5 ～ 1mm，对光观察半透明；内表面淡黄色。香气浓，味麻辣而持久。

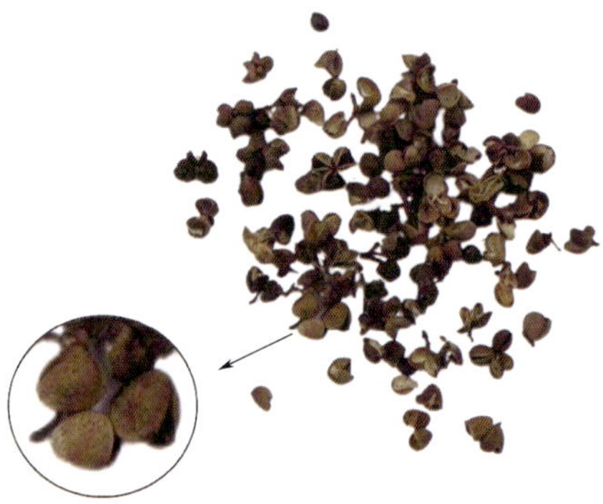

青椒

1cm

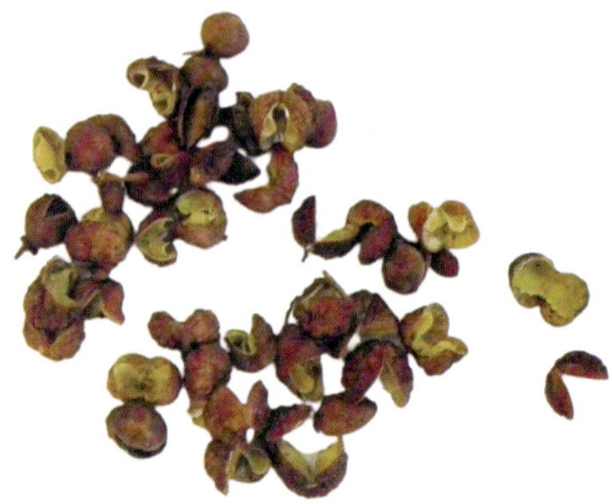

花椒

1cm

【饮片鉴别要点】

花椒　性状同药材。

掺伪品　为掺有部分①种子（椒目）和②果梗的花椒。

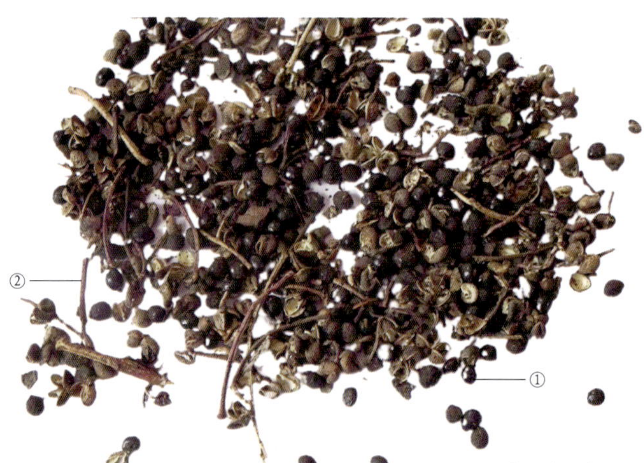

1cm

槐角

【来源】本品为豆科植物槐 *Sophora japonica* L. 的干燥成熟果实。冬季采收，除去杂质，干燥。

【药材（饮片）鉴别要点】本品呈连珠状，长 1 ～ 6cm，直径 0.6 ～ 1cm。表面黄绿色或黄褐色，皱缩而粗糙，背缝线一侧呈黄色。质柔润，干燥皱缩，易在收缩处折断，断面黄绿色，有黏性。种子1～6粒，肾形，长约8mm，表面光滑，棕黑色，一侧有灰白色圆形种脐；质坚硬，子叶2，黄绿色。果肉气微，味苦，种子嚼之有豆腥气。

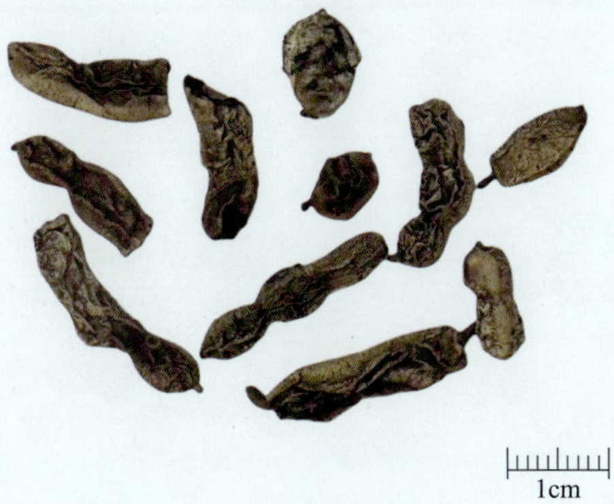

急性子

【来源】本品为凤仙花科植物凤仙花 *Impatiens balsamina* L. 的干燥成熟种子。夏、秋季果实即将成熟时采收，晒干，除去果皮和杂质。

【药材（饮片）鉴别要点】本品呈椭圆形、扁圆形或卵圆形，长2～3mm，宽1.5～2.5mm。表面棕褐色或灰褐色，粗糙，有稀疏的白色或浅黄棕色小点，种脐位于狭端，稍突出。质坚实，种皮薄，子叶灰白色，半透明，油质。气微，味淡、微苦。

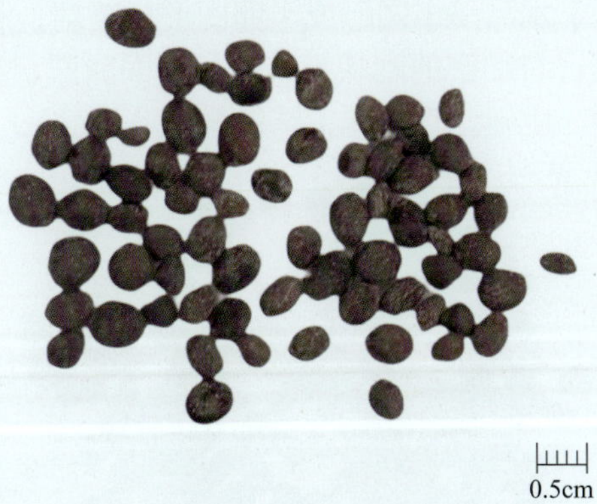

芥子

【来源】本品为十字花科植物白芥 *Sinapis alba* L. 或芥 *Brassica juncea* (L.) Czern. et Coss. 的干燥成熟种子。前者习称“白芥子”，后者习称“黄芥子”。夏末秋初果实成熟时采割植株，晒干，打下种子，除去杂质。

【药材鉴别要点】

白芥子　呈球形，直径1.5～2.5mm。表面灰白色至淡黄色，具细微的网纹，有明显的点状种脐。种皮薄而脆，破开后内有白色折叠的子叶，中间包有胚根，有油性。气微，味辛辣。

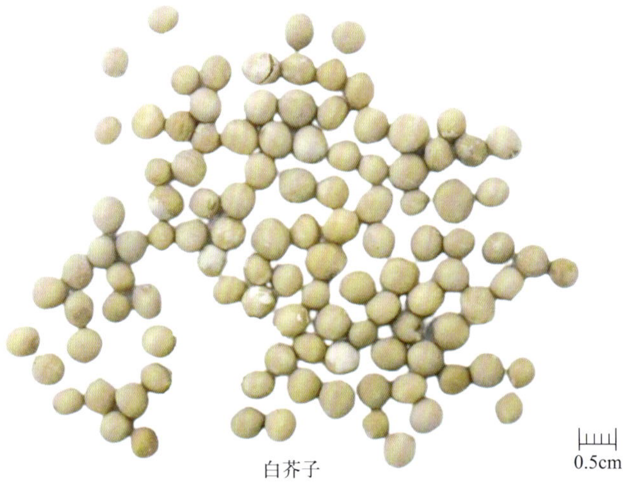

白芥子

黄芥子　较小，直径 1 ～ 2mm。表面黄色至棕黄色，少数呈暗红棕色。

两种芥子研碎后加水浸湿，均可产生辛烈的特异臭气。

【饮片鉴别要点】性状同药材。

韭菜子

【来源】本品为百合科植物韭菜 *Allium tuberosum* Rottl. ex Spreng. 的干燥成熟种子。秋季果实成熟时采收果序，晒干，搓出种子，除去杂质。

【药材（饮片）鉴别要点】本品呈半圆形或半卵圆形，略扁，长 2 ～ 4mm，宽 1.5 ～ 3mm。表面黑色，一面突起，粗糙，有细密的网状皱纹，另一面微凹，皱纹不甚明显。顶端钝，基部稍尖，有点状突起的种脐。质硬。气特异，味微辛。

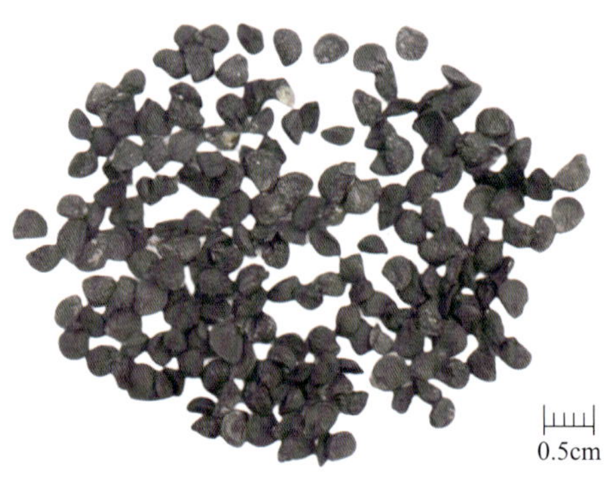

橘核

【来源】本品为芸香科植物橘 *Citrus reticulata* Blanco 及其栽培变种的干燥成熟种子。果实成熟后收集，洗净，晒干。

【药材（饮片）鉴别要点】本品略呈卵形，长 0.8 ～ 1.2cm，直径 0.4 ～ 0.6cm。表面淡黄白色或淡灰白色，光滑，①一侧有种脊棱线，一端钝圆，②另端渐尖成小柄状。外种皮薄而韧，内种皮菲薄，淡棕色，子叶 2，黄绿色，有油性。气微，味苦。

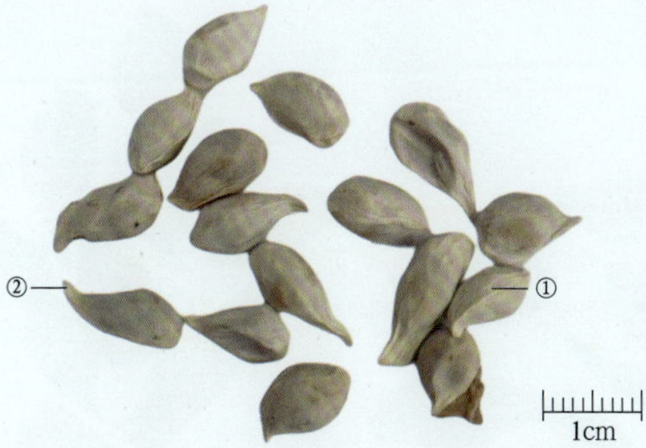

蒺藜

【来源】本品为蒺藜科植物蒺藜 *Tribulus terrestris* L. 的干燥成熟果实。秋季果实成熟时采割植株，晒干，打下果实，除去杂质。

【药材（饮片）鉴别要点】本品由 5 个分果瓣组成，呈放射状排列，直径 7 ～ 12mm。常裂为单一的分果瓣，分果瓣呈斧状，长 3 ～ 6mm；背部黄绿色，隆起，有纵棱和多数小刺，并有对称的长刺和短刺各 1 对，两侧面粗糙，有网纹，灰白色。质坚硬。气微，味苦、辛。

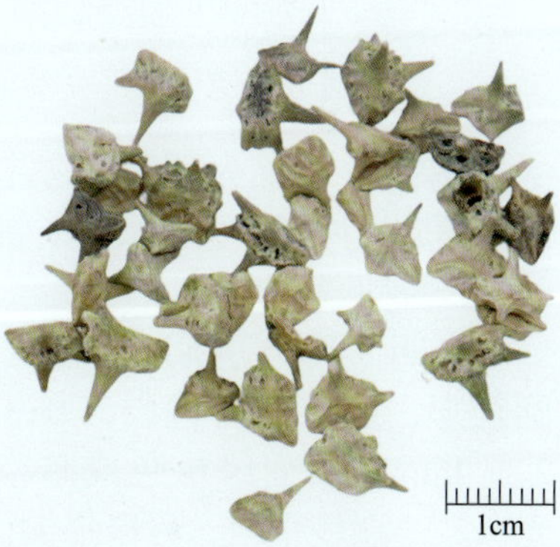

金樱子

【来源】本品为蔷薇科植物金樱子 *Rosa laevigata* Michx. 的干燥成熟果实。10 ～ 11 月果实成熟变红时采收，干燥，除去毛刺。

【饮片鉴别要点】

金樱子肉　本品呈倒卵形纵剖瓣。表面红黄色或红棕色，有突起的棕色小点。①顶端有花萼残基，②下部渐尖。花托壁厚 1 ～ 2mm，内面淡黄色，残存淡黄色绒毛。气微，味甘、微涩。

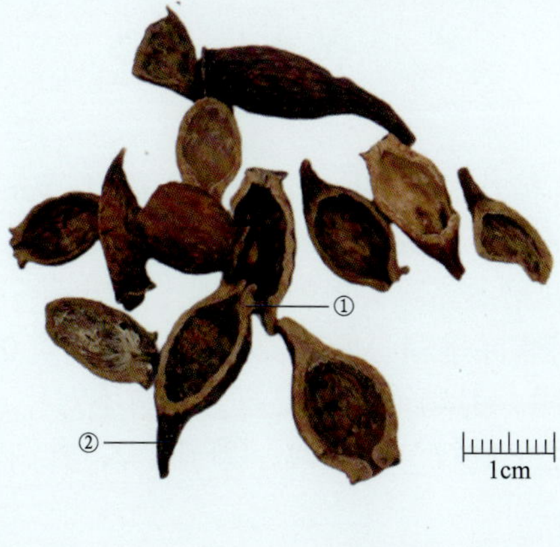

掺伪品 本品为金樱子肉中含有未切成两瓣或种子未完全除去的部分。

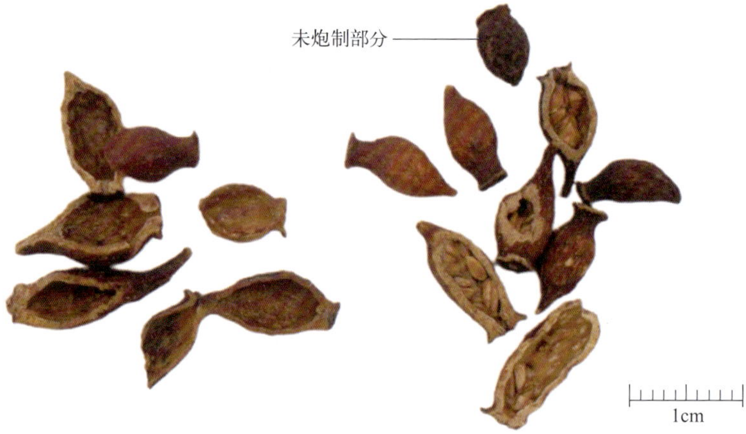

决明子

【来源】本品为豆科植物钝叶决明 *Cassia obtusifolia* L. 或决明（小决明）*Cassia tora* L. 的干燥成熟种子。秋季采收成熟果实，晒干，打下种子，除去杂质。

【药材鉴别要点】

决明（钝叶决明） 略呈菱方形或短圆柱形，两端平行倾斜，长 3 ～ 7mm，宽 2 ～ 4mm。表面绿棕色或暗棕色，平滑有光泽。一端较平坦，另端斜尖，背腹面各有 1 条突起的棱线，①棱线两侧各有 1 条斜向对称而色较浅的线形凹纹。质坚硬，不易破碎。种皮薄，②子叶 2，黄色，呈“S”形折曲并重叠。气微，味微苦。

小决明 呈短圆柱形，较小，长 3 ～ 5mm，宽 2 ～ 3mm。表面棱线两侧各有 1 片宽广的浅黄棕色带。

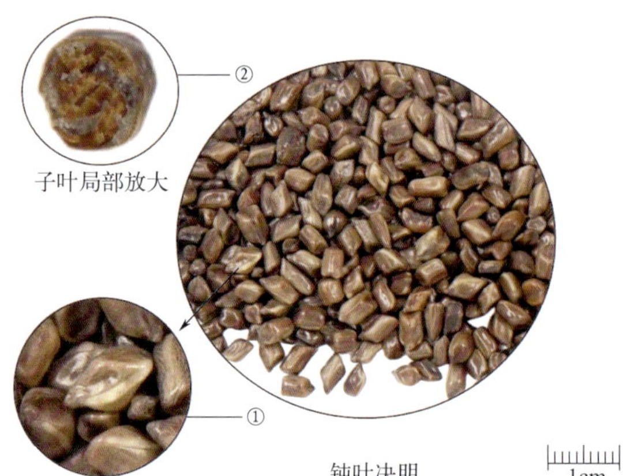

【饮片鉴别要点】性状同药材。

苦杏仁

【来源】本品为蔷薇科植物山杏 *Prunus armeniaca* L. var. *ansu* Maxim.、西伯利亚杏 *Prunus sibirica* L.、东北杏 *Prunus mandshurica* (Maxim.) Koehne 或杏 *Prunus armeniaca* L. 的干燥成熟种子。夏季采收成熟果实，除去果肉和核壳，取出种子，晒干。

【药材（饮片）鉴别要点】本品呈扁心形，长 1 ～ 1.9cm，宽 0.8 ～ 1.5cm，厚 0.5 ～ 0.8cm。表面黄棕色至深棕色，一端尖，另端钝圆，肥厚，左右不对称，①尖端一侧有短线形种脐，圆端合点处向上具多数深棕色的脉纹。种皮薄，②子叶 2，乳白色，富油性。气微，味苦。

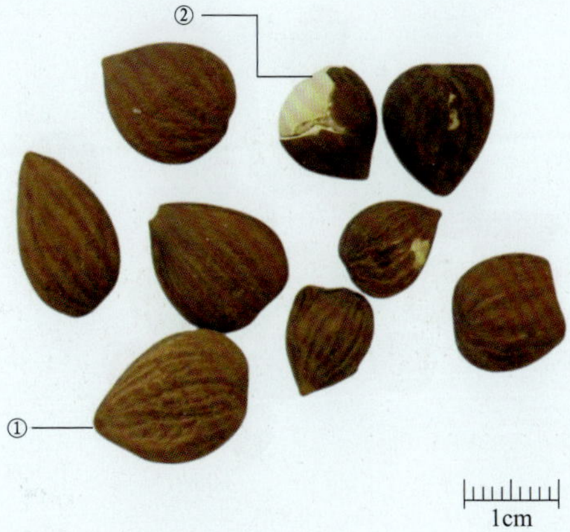

桃仁

【来源】本品为蔷薇科植物桃 *Prunus persica* (L.) Batsch 或山桃 *Prunus davidiana* (Carr.) Franch. 的干燥成熟种子。果实成熟后采收，除去果肉和核壳，取出种子，晒干。

【药材鉴别要点】

桃仁　呈扁长卵形，长 1.2 ～ 1.8cm，宽 0.8 ～ 1.2cm，厚 0.2 ～ 0.4cm。表面黄棕色至红棕色，密布颗粒状突起。一端尖，中部膨大，另端钝圆稍偏斜，边缘较薄。尖端一侧有短线形种脐，圆端有颜色略深不甚明显的合点，自合点处散出多数纵向维管束。种皮薄，子叶 2，类白色，富油性。气微，味微苦。

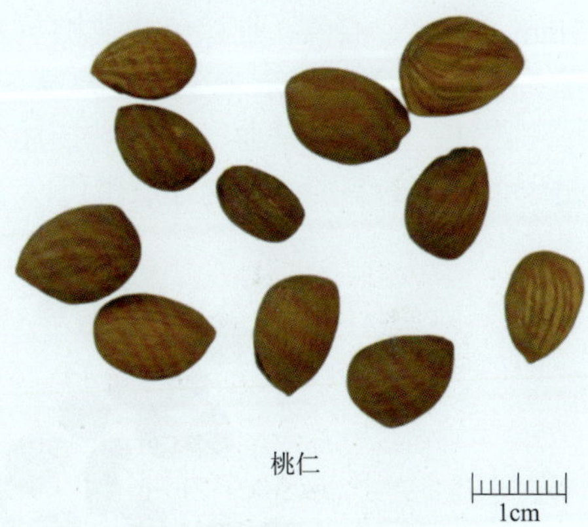

桃仁

山桃仁　呈类卵圆形，较小而肥厚，长约 0.9cm，宽约 0.7cm，厚约 0.5cm。

附注：桃仁和苦杏仁性状相似，区别点是桃仁多呈长卵形，底部稍偏斜。

【饮片鉴别要点】性状同药材。

郁李仁

【来源】本品为蔷薇科植物欧李 *Prunus humilis* Bge. 、郁李 *Prunus japonica* Thunb. 或长柄扁桃 *Prunus pedunculata* Maxim. 的干燥成熟种子。前二种习称“小李仁”，后一种习称“大李仁”。夏、秋二季采收成熟果实，除去果肉和核壳，取出种子，干燥。

【药材鉴别要点】

小李仁　呈卵形，长 5 ～ 8mm，直径 3 ～ 5mm。表面黄白色或浅棕色，一端尖，另端钝圆。尖端一侧有线形种脐，圆端中央有深色合点，自合点处向上具多条纵向维管束脉纹。种皮薄，子叶 2，乳白色，富油性。气微，味微苦。

大李仁　长 6 ～ 10mm，直径 5 ～ 7mm。表面黄棕色。

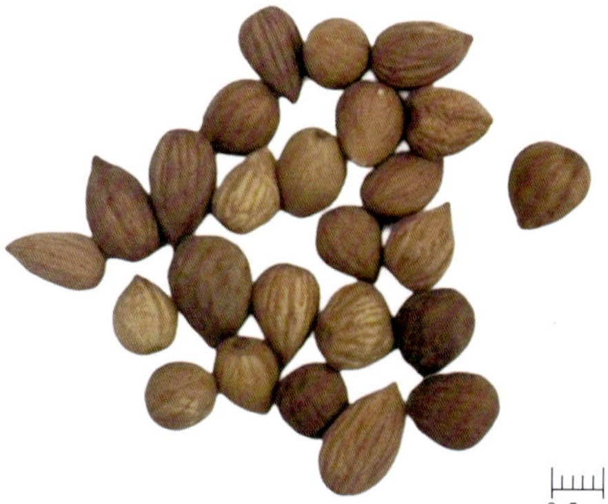

0.5cm

【饮片鉴别要点】性状同药材。

莱菔子

【来源】本品为十字花科植物萝卜 *Raphanus sativus* L. 的干燥成熟种子。夏季果实成熟时采割植株，晒干，搓出种子，除去杂质，再晒干。

【药材（饮片）鉴别要点】本品呈类卵圆形或椭圆形，稍扁，长 2.5 ～ 4mm，宽 2 ～ 3mm。表面黄棕色、红棕色或灰棕色。一端有深棕色圆形种脐，一侧有数条纵沟。种皮薄而脆，子叶 2，黄白色，有油性。气微，味淡、微苦辛。

附注：药典对莱菔子的气味描述为“气微，味淡、微苦辛”，实际上莱菔子的萝卜味道是一个明显的鉴别点，捣碎后也可以于近距离闻到。

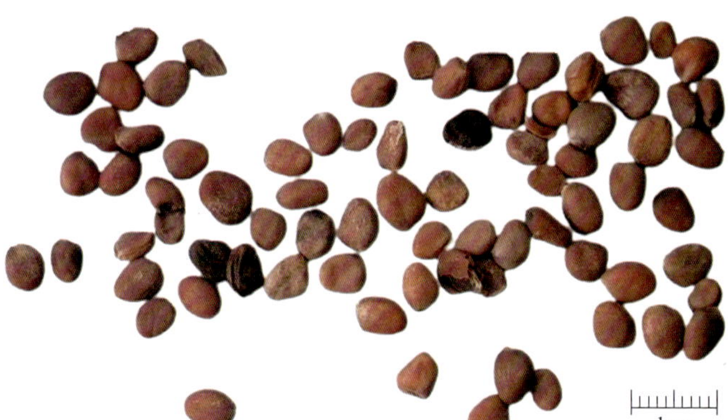

1cm

荔枝核

【来源】本品为无患子科植物荔枝 *Litchi chinensis* Sonn. 的干燥成熟种子。夏季采摘成熟果实，除去果皮和肉质假种皮，洗净，晒干。

【药材（饮片）鉴别要点】本品呈长圆形或卵圆形，略扁，长 1.5 ～ 2.2cm，直径 1 ～ 1.5cm。①表面棕红色或紫棕色，平滑，有光泽，略有凹陷及细波纹，②一端有类圆形黄棕色的种脐，直径约 7mm。质硬。子叶 2，棕黄色。气微，味微甘、苦、涩。

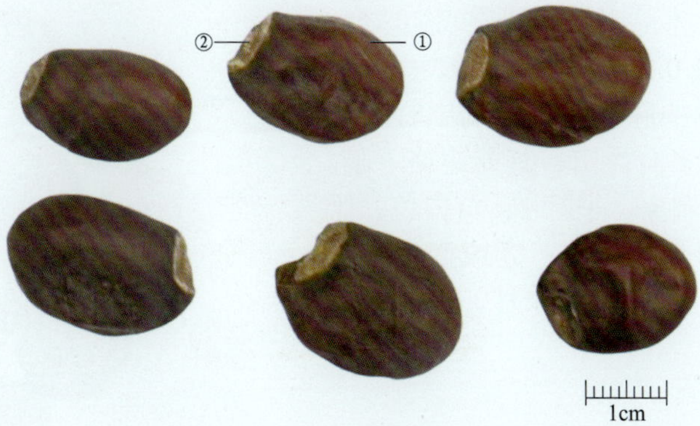

连翘

【来源】本品为木犀科植物连翘 *Forsythia suspensa* (Thunb.) Vahl 的干燥果实。秋季果实初熟尚带绿色时采收，除去杂质，蒸熟，晒干，习称“青翘”；果实熟透时采收，晒干，除去杂质，习称“老翘”。

【药材（饮片）鉴别要点】本品呈长卵形至卵形，稍扁，长 1.5 ～ 2.5cm，直径 0.5 ～ 1.3cm。表面有不规则的纵皱纹和多数突起的小斑点，两面各有 1 条明显的纵沟。顶端锐尖，基部有小果梗或已脱落。青翘多不开裂，表面绿褐色，突起的灰白色小斑点较少；质硬；种子多数，黄绿色，细长，一侧有翅。老翘自顶端开裂或裂成两瓣，表面黄棕色或红棕色，内表面多为浅黄棕色，平滑，具一纵隔；质脆；种子棕色，多已脱落。气微香，味苦。

附注：市场上有时会有用提取过的连翘作为饮片使用，该样品颜色稍浅，味淡，需要结合薄层色谱和液相色谱进一步验证。

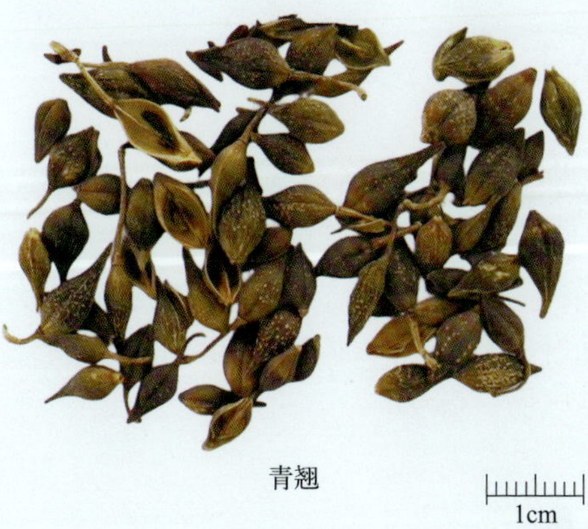

青翘

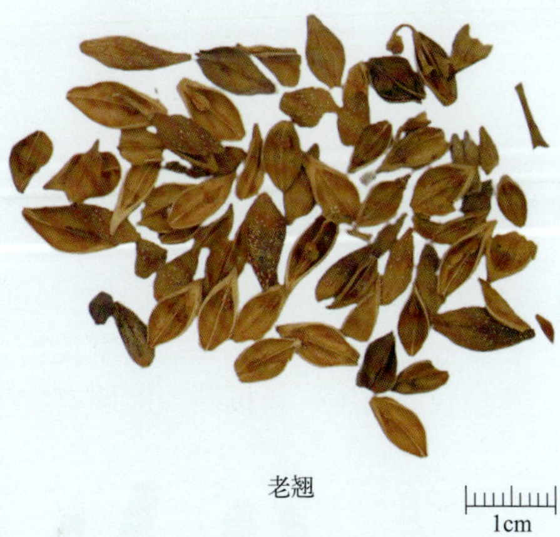

老翘

莲子

【来源】本品为睡莲科植物莲 *Nelumbo nucifera* Gaertn. 的干燥成熟种子。秋季果实成熟时采割莲房，取出果实，除去果皮，干燥，或除去莲子心后干燥。

【药材鉴别要点】本品略呈椭圆形或类球形，长 1.2 ～ 1.8cm，直径 0.8 ～ 1.4cm。①表面红棕色，有细纵纹和较宽的脉纹。②一端中心呈乳头状突起，棕褐色，多有裂口，其周边略下陷。质硬，种皮薄，不易剥离。子叶 2，黄白色，肥厚，中有空隙，具绿色莲子心；③或底部具有一小孔，不具莲子心。气微，味甘、微涩；莲子心味苦。

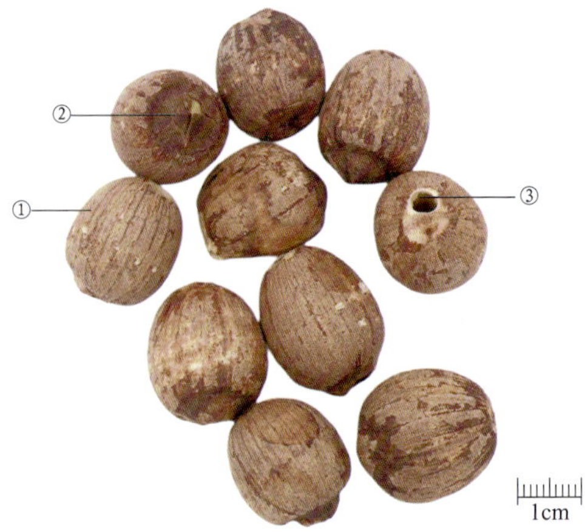

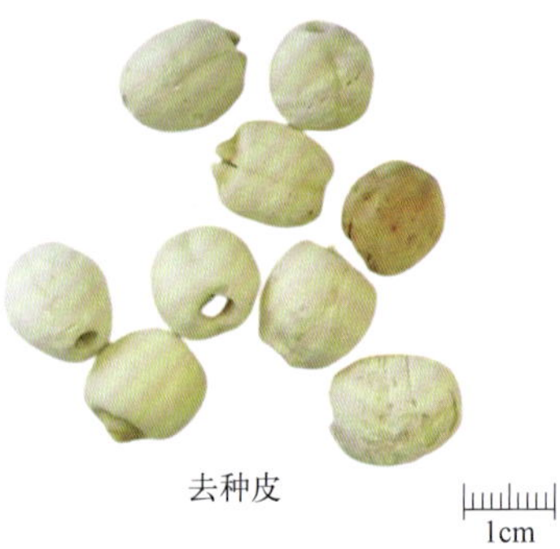

去种皮

【饮片鉴别要点】

莲子　本品略呈椭圆形、类球形、类半球形或不规则碎块。表面红棕色，有细纵纹和较宽的脉纹。椭圆形、类球形、类半球形者性状同去心莲子药材。

伪品　本品为去种皮的莲子。

附注：莲子属于收涩药，有学者研究莲子种皮中含有酚类和鞣质等化学成分，是导致莲子口感略带涩味的原因，因此，去皮的莲子多用作食品或食品原料。但无论从中医理论还是化学成分的角度，去皮的莲子均不宜药用，况且《中国药典》2025 年版一部“莲子”项下未要求去除种皮。

莲子心

【来源】本品为睡莲科植物莲 *Nelumbo nucifera* Gaertn. 的成熟种子中的干燥幼叶及胚根。取出，晒干。

【药材（饮片）鉴别要点】本品略呈细圆柱形，长 1 ～ 1.4cm，直径约 0.2cm。①幼叶绿色，一长一短，卷成箭形，先端向下反折，②两幼叶间可见细小胚芽。③胚根圆柱形，长约 3mm，黄白色。质脆，易折断，断面有数个小孔。气微，味苦。

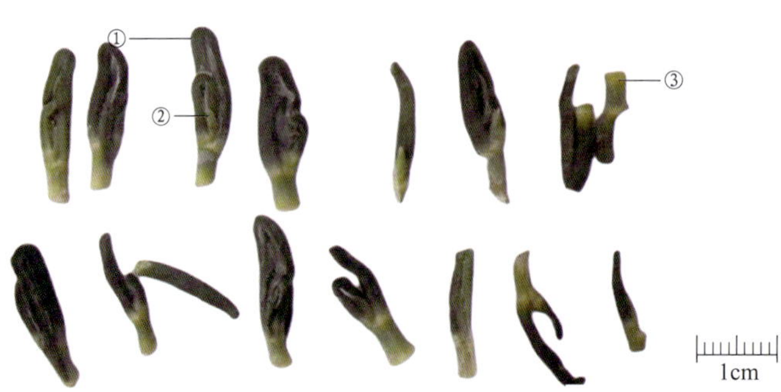

龙眼肉

【来源】本品为无患子科植物龙眼 *Dimocarpus longan* Lour. 的假种皮。夏、秋二季采收成熟果实，干燥，除去壳、核，晒至干爽不黏。

【药材（饮片）鉴别要点】本品为纵向破裂的不规则薄片，或呈囊状，长约 1.5cm，宽 2 ～ 4cm，厚约 0.1cm。棕黄色至棕褐色，半透明。外表面皱缩不平，内表面光亮而有细纵皱纹。薄片者质柔润，囊状者质稍硬。气微香，味甜。

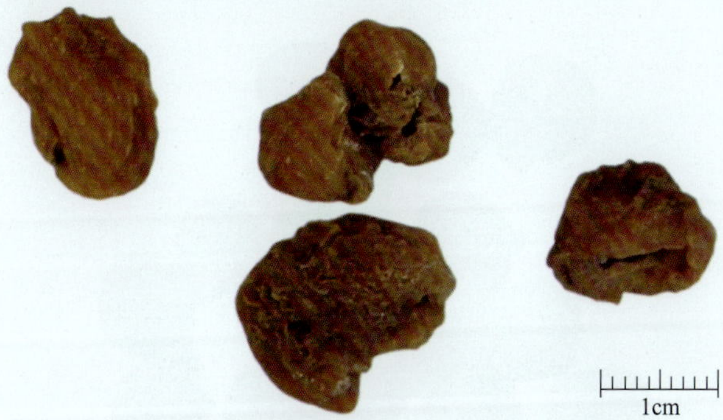

罗汉果

【来源】本品为葫芦科植物罗汉果 *Siraitia grosvenorii* (Swingle) C. Jeffrey ex A. M. Lu et Z. Y. Zhang 的干燥果实。秋季果实由嫩绿色变深绿色时采收，晾数天后，低温干燥。

【药材（饮片）鉴别要点】本品呈卵形、椭圆形或球形，长 4.5 ～ 8.5cm，直径 3.5 ～ 6cm。表面褐色、黄褐色或绿褐色，有深色斑块和黄色柔毛，有的具 6 ～ 11 条纵纹。顶端有花柱残痕，基部有果梗痕。体轻，质脆，果皮薄，易破。果瓤（中、内果皮）海绵状，浅棕色。种子扁圆形，多数，长约 1.5cm，宽约 1.2cm；浅红色至棕红色，两面中间微凹陷，四周有放射状沟纹，边缘有槽。气微，味甜。

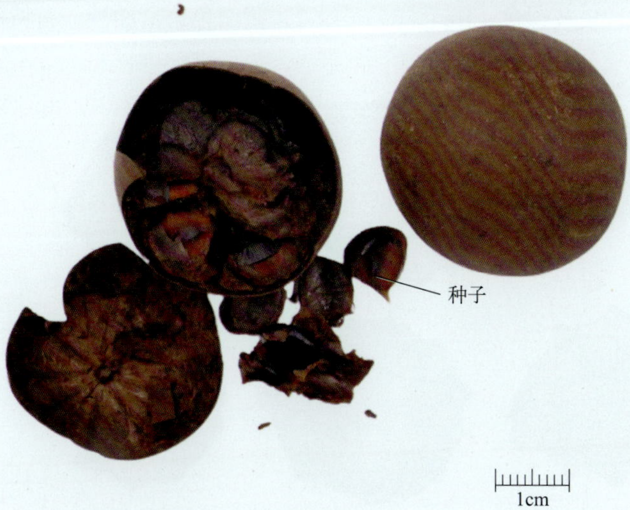

蔓荆子

【来源】本品为马鞭草科植物单叶蔓荆 *Vitex trifolia* L. var. *simplicifolia* Cham. 或蔓荆 *Vitex trifolia* L. 的干燥成熟果实。秋季果实成熟时采收，除去杂质，晒干。

【药材（饮片）鉴别要点】本品呈球形，直径 4 ～ 6mm。①表面灰黑色或黑褐色，被灰白色粉霜状茸毛，有纵向浅沟 4 条，顶端微凹，②基部有灰白色宿萼及短果梗。萼长为果实的 1/3 ～ 2/3，5 齿裂，其中 2 裂较深，密被茸毛。体轻，质坚韧，不易破碎，横切面可见 4 室，每室有种子 1 枚或不育。气特异而芳香，味淡、微辛。

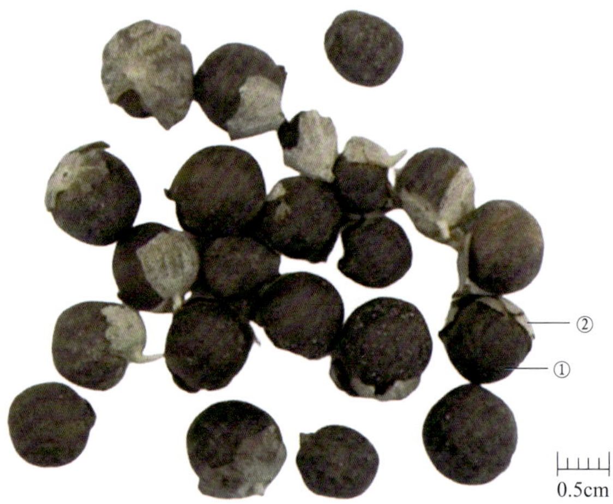

木鳖子

【来源】本品为葫芦科植物木鳖 *Momordica cochinchinensis* (Lour.) Spreng. 的干燥成熟种子。冬季采收成熟果实，剖开，晒至半干，除去果肉，取出种子，干燥。

【药材鉴别要点】本品呈扁平圆板状，中间稍隆起或微凹陷，直径 2 ～ 4cm，厚约 0.5cm。表面灰棕色至黑褐色，有网状花纹，在边缘较大的一个齿状突起上有浅黄色种脐。外种皮质硬而脆，内种皮灰绿色，绒毛样。子叶 2，黄白色，富油性。有特殊的油腻气，味苦。

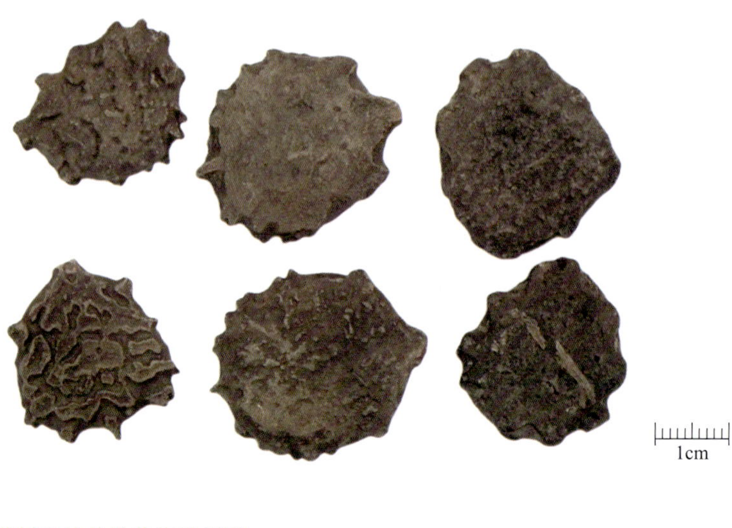

木瓜

【来源】本品为蔷薇科植物贴梗海棠 *Chaenomeles speciosa* (Sweet) Nakai 的干燥近成熟果实。夏、秋二季果实绿黄时采收，置沸水中烫至外皮灰白色，对半纵剖，晒干。

【药材鉴别要点】本品呈长圆形，多纵剖成两半，长 4 ～ 9cm，宽 2 ～ 5cm，厚 1 ～ 2.5cm。外表面紫红色或红棕色，有不规则的深皱纹；剖面边缘向内卷曲，果肉红棕色，中心部分凹陷，棕黄色；种子扁长三角形，多脱落。质坚硬。气微清香，味酸。

【饮片鉴别要点】

木瓜　本品呈类月牙形薄片。外表紫红色或棕红色，有不规则的深皱纹。切面棕红色。气微清香，味酸。

附注：木瓜因产地不同，质地有所不同，一般湖北产木瓜质地较硬，皱纹较深；四川和陕西等地木瓜质地较松泡，皱纹较浅，但仍明显深于光皮木瓜。

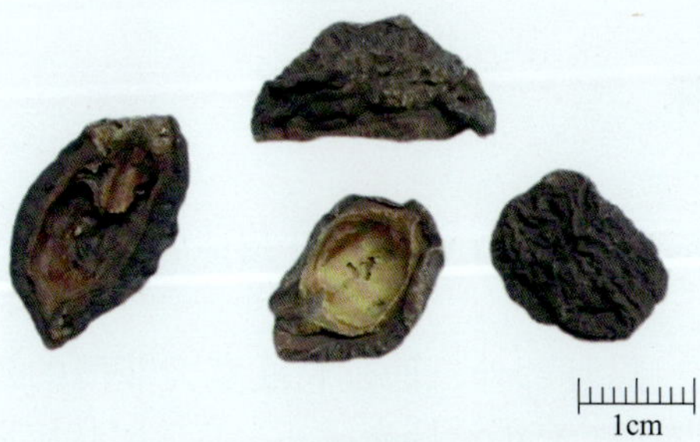

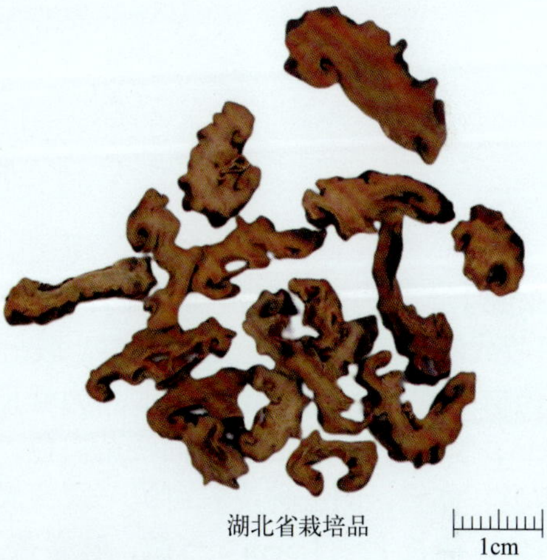

湖北省栽培品

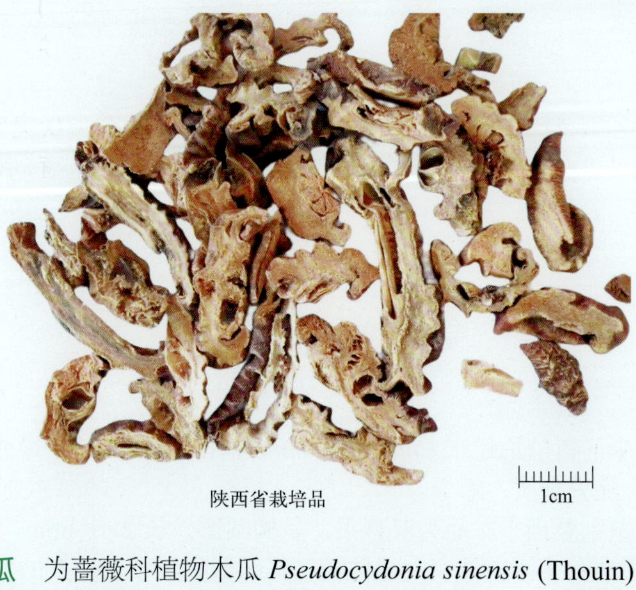

陕西省栽培品

伪品—光皮木瓜　为蔷薇科植物木瓜 *Pseudocydonia sinensis* (Thouin) C. K. Schneid. 的干燥果实。本品为类月牙形的厚片。外表面红棕色至棕褐色，光滑或略粗糙。剖面边缘不向内卷曲，果肉粗糙，显颗粒性。种子扁平三角形，密集，多脱落。气微，味微酸涩，嚼之有砂粒感。

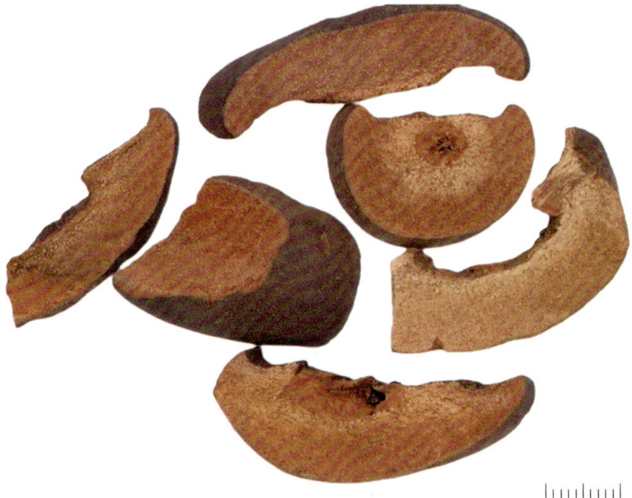

木蝴蝶

【来源】本品为紫葳科植物木蝴蝶 *Oroxylum indicum* (L.) Vent. 的干燥成熟种子。秋、冬二季采收成熟果实，暴晒至果实开裂，取出种子，晒干。

【药材（饮片）鉴别要点】本品为蝶形薄片，除基部外三面延长成宽大菲薄的翅，长 5 ～ 8cm，宽 3.5 ～ 4.5cm。表面浅黄白色，翅半透明，有绢丝样光泽，上有放射状纹理，边缘多破裂。体轻，剥去种皮，可见一层薄膜状的胚乳紧裹于子叶之外。子叶 2，蝶形，黄绿色或黄色，径长 1 ～ 1.5cm。气微，味微苦。

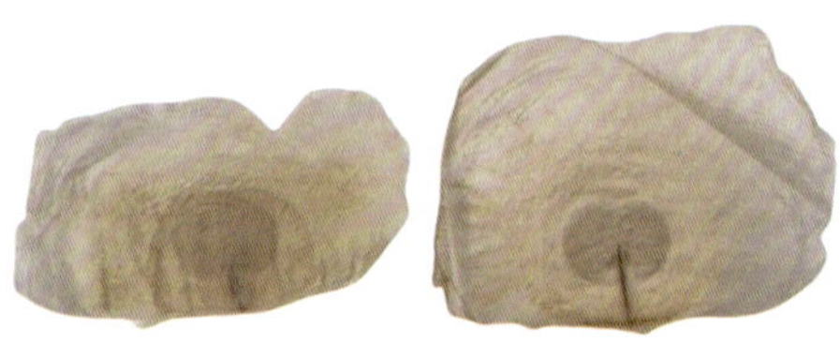

蛇床子

【来源】本品为伞形科植物蛇床 *Cnidium monnieri* (L.) Cuss. 的干燥成熟果实。夏、秋二季果实成熟时采收，除去杂质，晒干。

【药材（饮片）鉴别要点】本品为双悬果，呈椭圆形，长 2 ～ 4mm，直径约 2mm。表面灰黄色或灰褐色，顶端有 2 枚向外弯曲的柱基，基部偶有细梗。分果的背面有薄而突起的纵棱 5 条，接合面平坦，有 2 条棕色略突起的纵棱线。果皮松脆，揉搓易脱落。种子细小，灰棕色，显油性。气香，味辛凉，有麻舌感。

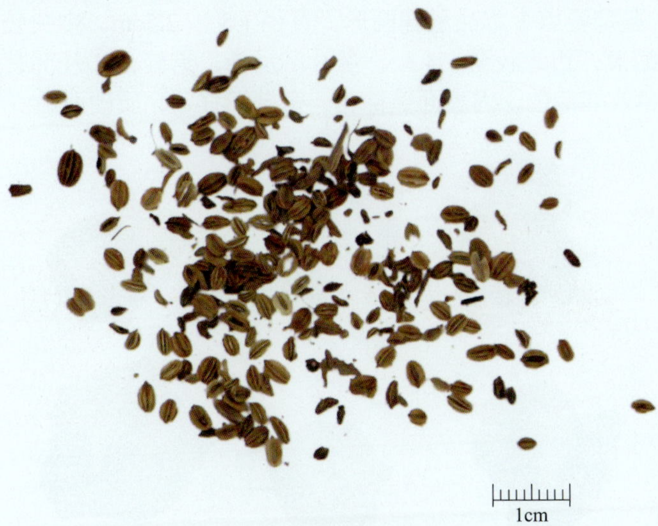

使君子

【来源】本品为使君子科植物使君子 *Quisqualis indica* L. 的干燥成熟果实。秋季果皮变紫黑色时采收，除去杂质，干燥。

【药材（饮片）鉴别要点】本品呈椭圆形或卵圆形，具 5 条纵棱，偶有 4 ～ 9 棱，长 2.5 ～ 4cm，直径约 2cm。表面黑褐色至紫黑色，平滑，微具光泽。顶端狭尖，基部钝圆，有明显圆形的果梗痕。质坚硬，横切面多呈五角星形，棱角处壳较厚，中间呈类圆形空腔。种子长椭圆形或纺锤形，长约 2cm，直径约 1cm ；表面棕褐色或黑褐色，有多数纵皱纹；种皮薄，易剥离；子叶 2，黄白色，有油性，断面有裂隙。气微香，味微甜。

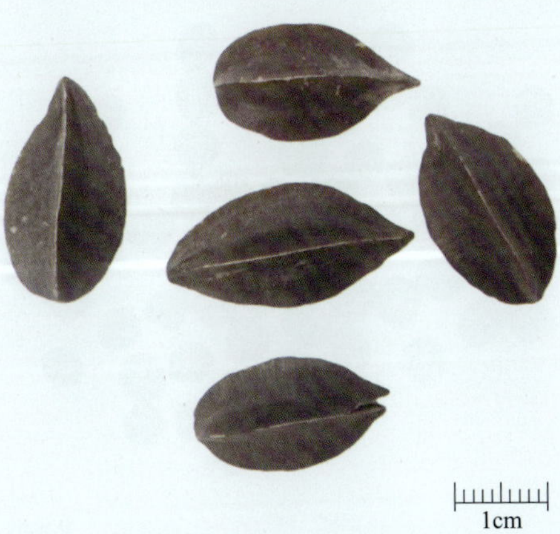

柿蒂

【来源】本品为柿树科植物柿 *Diospyros kaki* Thunb. 的干燥宿萼。冬季果实成熟时采摘，食用时收集，洗净，晒干。

【药材（饮片）鉴别要点】本品呈扁圆形，直径 1.5 ～ 2.5cm。中央较厚，微隆起，①有果实脱落后的圆形疤痕，边缘较薄，4 裂，裂片多反卷，易碎；②基部有果梗或圆孔状的果梗痕。外表面黄褐色或红棕色，内表面黄棕色，密被细绒毛。质硬而脆。气微，味涩。

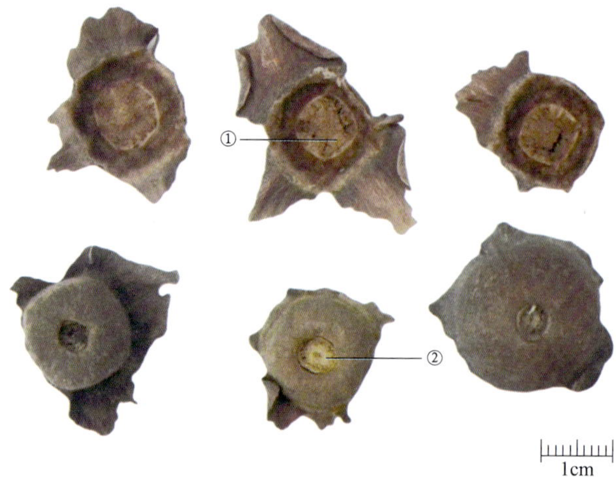

水红花子

【来源】本品为蓼科植物红蓼 *Polygonum orientale* L. 的干燥成熟果实。秋季果实成熟时割取果穗，晒干，打下果实，除去杂质。

【药材（饮片）鉴别要点】本品呈扁圆形，直径 2 ～ 3.5mm，厚 1 ～ 1.5mm。表面棕黑色，有的红棕色，有光泽，两面微凹，中部略有纵向隆起。①顶端有突起的柱基，②基部有浅棕色略突起的果梗痕，有的有膜质花被残留。质硬。气微，味淡。

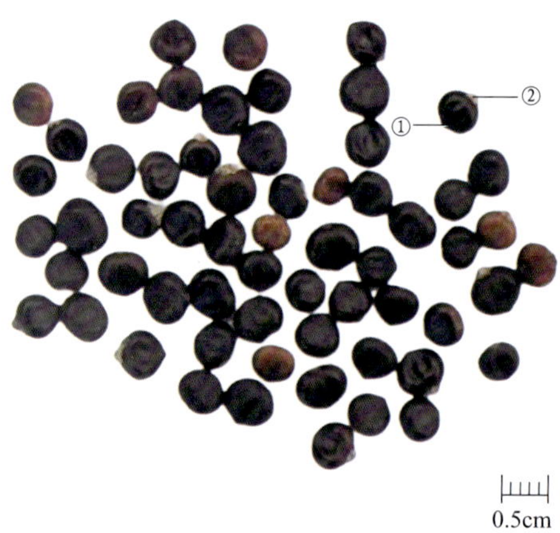

小茴香

【来源】本品为伞形科植物茴香 *Foeniculum vulgare* Mill. 的干燥成熟果实。秋季果实初熟时采割植株，晒干，打下果实，除去杂质。

【药材（饮片）鉴别要点】本品为双悬果，呈圆柱形，有的稍弯曲，长 4 ～ 8mm，直径 1.5 ～ 2.5mm。表面黄绿色或淡黄色，两端略尖，①顶端残留有黄棕色突起的柱基，基部有时有细小的果梗。分果呈长椭圆形，②背面有纵棱 5 条，接合面平坦而较宽。横切面略呈五边形，背面的四边约等长。有特异香气，味微甜、辛。

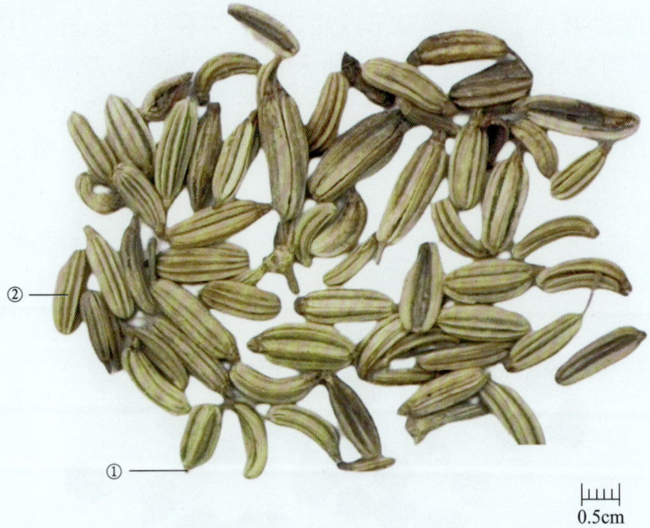

五味子

【来源】本品为木兰科植物五味子 *Schisandra chinensis* (Turcz.) Baill. 的干燥成熟果实。习称“北五味子”。秋季果实成熟时采摘，晒干或蒸后晒干，除去果梗和杂质。

【药材（饮片）鉴别要点】本品呈不规则的球形或扁球形，直径 5 ～ 8mm。①表面红色、紫红色或暗红色，皱缩，显油润；有的表面呈黑红色或出现“白霜”。果肉柔软，②种子 1 ～ 2，肾形，表面棕黄色，有光泽，种皮薄而脆。果肉气微，味酸；种子破碎后，有香气，味辛、微苦。

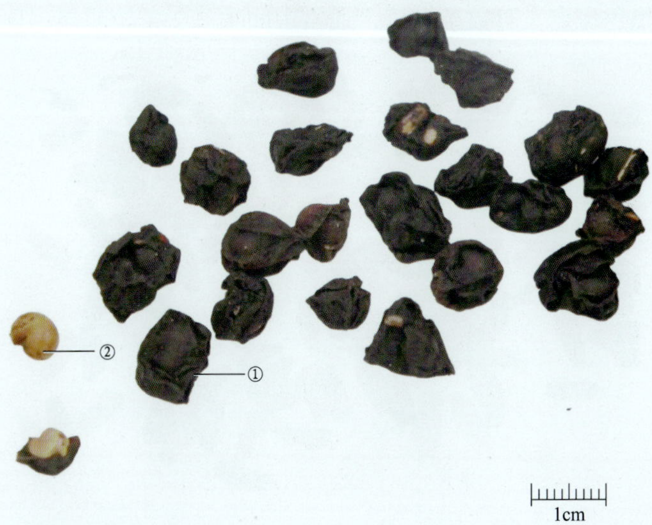

南五味子

【来源】本品为木兰科植物华中五味子 *Schisandra sphenanthera* Rehd. et Wils. 的干燥成熟果实。秋季果实成熟时采摘，晒干，除去果梗和杂质。

【药材（饮片）鉴别要点】本品呈球形或扁球形，直径 4 ～ 6mm。①表面棕红色至暗棕色，干瘪，皱缩，果肉常紧贴于种子上。②种子 1 ～ 2，肾形，表面棕黄色，有光泽，种皮薄而脆。果肉气微，味微酸。

附注：南五味子相比五味子直径稍小，果肉薄，干瘪，皱缩，紧贴于种子上。

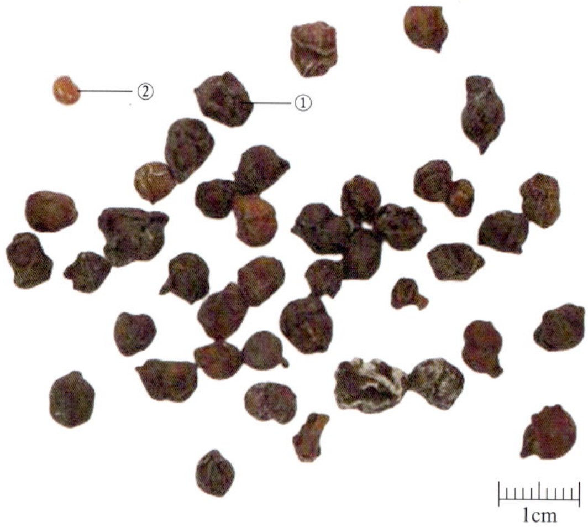

牛蒡子

【来源】本品为菊科植物牛蒡 *Arctium lappa* L. 的干燥成熟果实。秋季果实成熟时采收果序，晒干，打下果实，除去杂质，再晒干。

【药材（饮片）鉴别要点】本品呈长倒卵形，略扁，微弯曲，长 5 ～ 7mm，宽 2 ～ 3mm。表面灰褐色，带紫黑色斑点，有数条纵棱，通常中间 1 ～ 2 条较明显。顶端钝圆，稍宽，顶

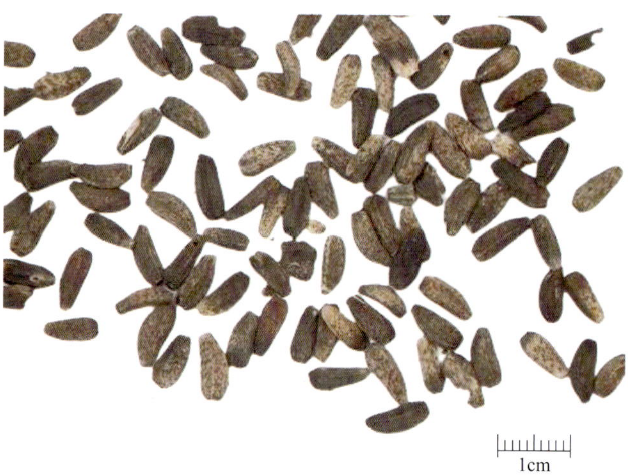

面有圆环，中间具点状花柱残迹；基部略窄，着生面色较淡。果皮较硬，子叶 2，淡黄白色，富油性。气微，味苦后微辛而稍麻舌。

水飞蓟

【来源】本品为菊科植物水飞蓟 *Silybum marianum* (L.) Gaertn. 的干燥成熟果实，秋季果实成熟时采收果序，晒干，打下果实，除去杂质，晒干。

【药材（饮片）鉴别要点】本品呈长倒卵形或椭圆形，长 5 ～ 7mm，宽 2 ～ 3mm。①表面淡灰棕色至黑褐色，光滑，有细纵花纹。②顶端钝圆，稍宽，有一圆环，中间具点状花柱残迹，基部略窄。质坚硬。破开后可见子叶 2 片，浅黄白色，富油性。气微，味淡。

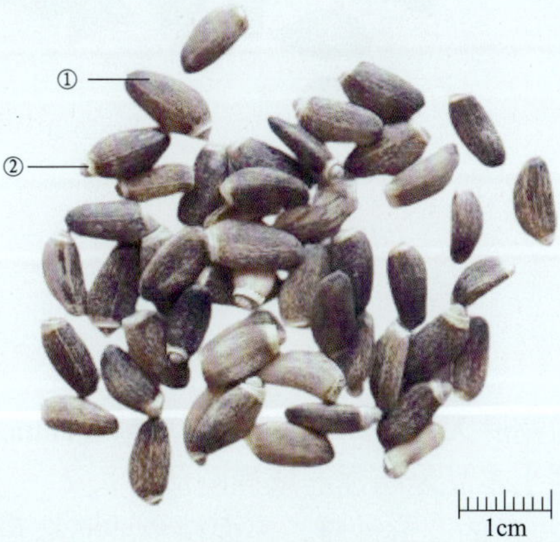

女贞子

【来源】本品为木犀科植物女贞 *Ligustrum lucidum* Ait. 的干燥成熟果实。冬季果实成熟时采收，除去枝叶，稍蒸或置沸水中略烫后，干燥；或直接干燥。

【药材鉴别要点】本品呈卵形、椭圆形或肾形，长 6 ～ 8.5mm，直径 3.5 ～ 5.5mm。①表面黑紫色或灰黑色，皱缩不平，②基部有果梗痕或具宿萼及短梗。体轻。外果皮薄，中果皮较松软，易剥离，内果皮木质，黄棕色，具纵棱，破开后种子通常为 1 粒，肾形，紫黑色，油性。气微，味甘、微苦涩。

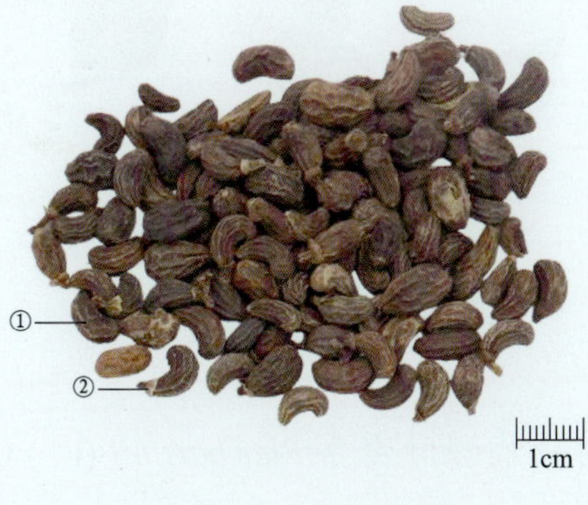

【饮片鉴别要点】

女贞子　性状同药材。

酒女贞子　本品形如女贞子，表面黑褐色或灰黑色，常附有白色粉霜。微有酒香气。

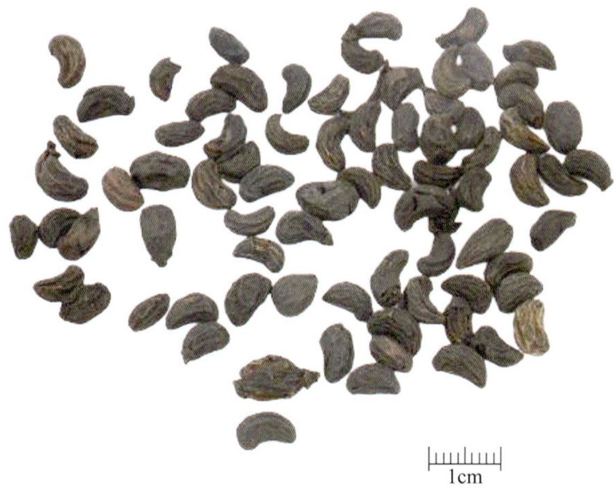

胖大海

【来源】本品为梧桐科植物胖大海 *Sterculia lychnophora* Hance 的干燥成熟种子。

【药材（饮片）鉴别要点】本品呈纺锤形或椭圆形，长 2 ～ 3cm，直径 1 ～ 1.5cm。先端钝圆，基部略尖而歪，①具浅色的圆形种脐。表面棕色或暗棕色，微有光泽，具不规则的干缩皱纹。外层种皮极薄，质脆，易脱落。中层种皮较厚，黑褐色，质松易碎，遇水膨胀成海绵状。断面可见散在的树脂状小点。内层种皮可与中层种皮剥离，稍革质，②内有 2 片肥厚胚乳，广卵形；子叶2枚，菲薄，紧贴于胚乳内侧，与胚乳等大。气微，味淡，嚼之有黏性。

附注：胖大海易滋生黄曲霉菌，在验收或检验过程中应掰开种子，观察其内部是否有霉变现象。

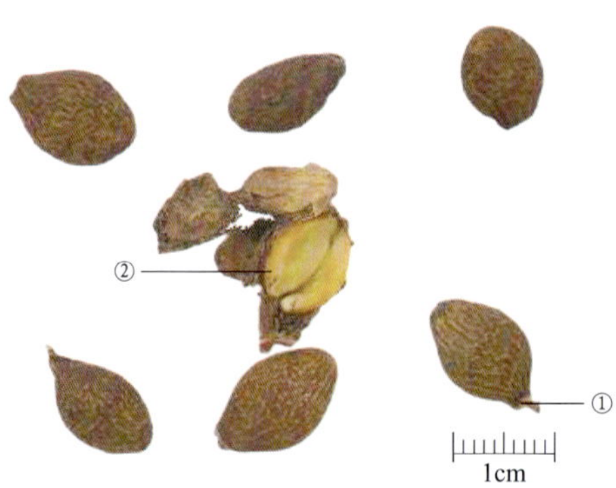

牵牛子

【来源】本品为旋花科植物裂叶牵牛 *Pharbitis nil* (L.) Choisy 或圆叶牵牛 *Pharbitis purpurea* (L.) Voigt 的干燥成熟种子。秋末果实成熟、果壳未开裂时采割植株，晒干，打下种子，除去杂质。

【药材（饮片）鉴别要点】本品似橘瓣状，长 4 ～ 8mm，宽 3 ～ 5mm。表面灰黑色（黑丑）或淡黄白色（白丑），①背面有一条浅纵沟，②腹面棱线的下端有一点状种脐，微凹。质硬，横切面可见淡黄色或黄绿色皱缩折叠的子叶，微显油性。气微，味辛、苦，有麻感。

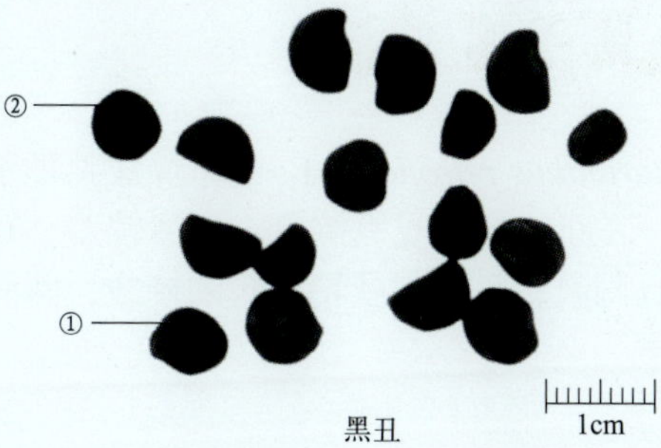

黑丑

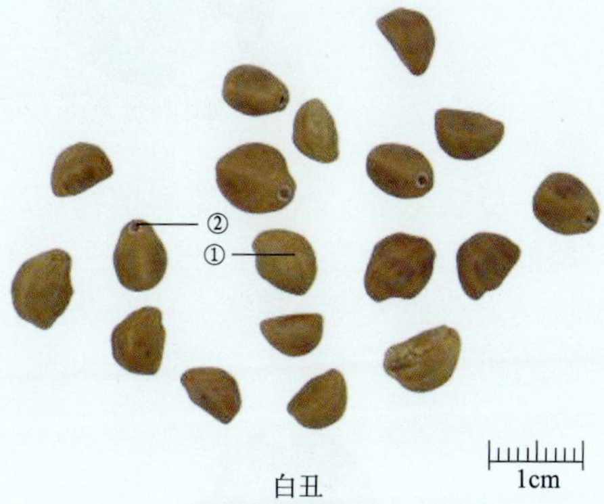

白丑

芡实

【来源】本品为睡莲科植物芡 *Euryale ferox* Salisb. 的干燥成熟种仁。秋末冬初采收成熟果实，除去果皮，取出种子，洗净，再除去硬壳（外种皮），晒干。

【药材（饮片）鉴别要点】本品呈类球形，多为破粒，完整者直径 5 ～ 8mm。表面有棕红色或红褐色内种皮，一端黄白色，约占全体 1/3，有凹点状的种脐痕，除去内种皮显白色。质较硬，断面白色，粉性。气微，味淡。

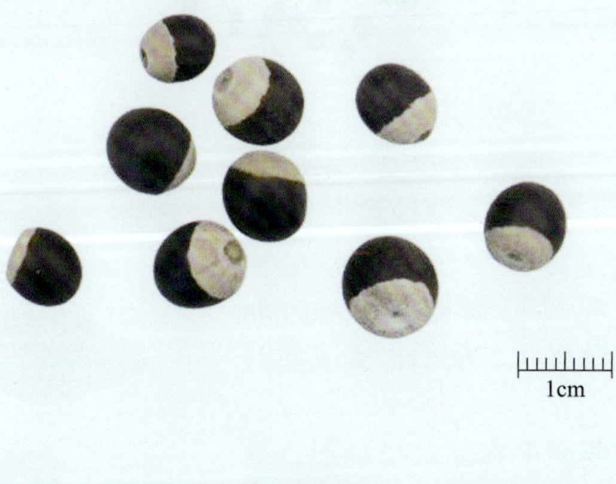

青葙子

【来源】本品为苋科植物青葙 *Celosia argentea* L. 的干燥成熟种子。秋季果实成熟时采割植株或摘取果穗，晒干，收集种子，除去杂质。

【药材（饮片）鉴别要点】本品呈扁圆形，少数呈圆肾形，直径 1 ～ 1.5mm。表面黑色或红黑色，光亮，中间微隆起，侧边微凹处有种脐。种皮薄而脆。气微，味淡。

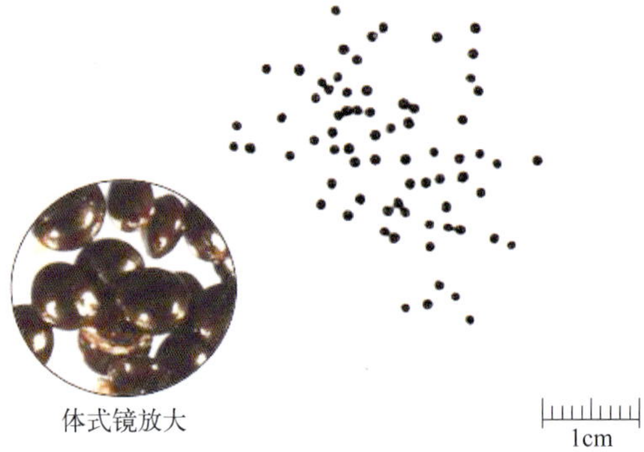

伪品—反枝苋子　本品为苋科植物反枝苋 *Amaranthus retroflexus* L. 的干燥成熟种子。本品呈略扁的球形或卵形，两面凸，直径约 0.1cm。表面红棕色或黑棕色，光泽较差，有的附着薄膜状物。置放大镜下观察，中心略凸，表面具网纹，呈放射状稍凸起的棱线，两面近边缘处有隐约可见的环状棱线。气微，味淡。

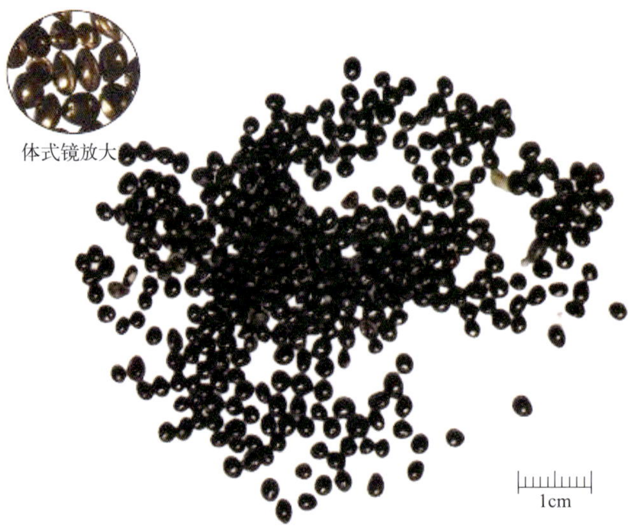

青果

【来源】本品为橄榄科植物橄榄 *Canarium album* Raeusch. 的干燥成熟果实。秋季果实成熟时采收，干燥。

【药材（饮片）鉴别要点】本品呈纺锤形，两端钝尖，长 2.5 ～ 4cm，直径 1 ～ 1.5cm。表面棕黄色或黑褐色，有不规则皱纹。果肉灰棕色或棕褐色，质硬。果核梭形，暗红棕色，具纵棱；内分 3 室，各有种子 1 粒。气微，果肉味涩，久嚼微甜。

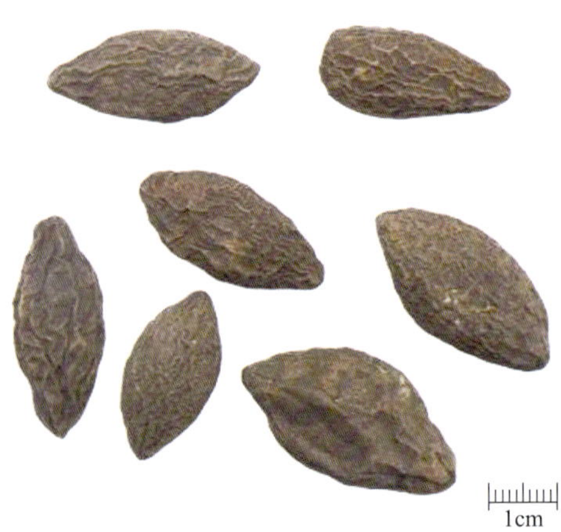

桑椹

【来源】本品为桑科植物桑 *Morus alba* L. 的干燥果穗。4～6月果实变红时采收，晒干，或略蒸后晒干。

【药材（饮片）鉴别要点】本品为聚花果，由多数小瘦果集合而成，呈长圆形，长1～2cm，直径0.5～0.8cm。黄棕色、棕红色或暗紫色，有短果序梗。小瘦果卵圆形，稍扁，长约2mm，宽约1mm，外具肉质花被片4枚。气微，味微酸而甜。

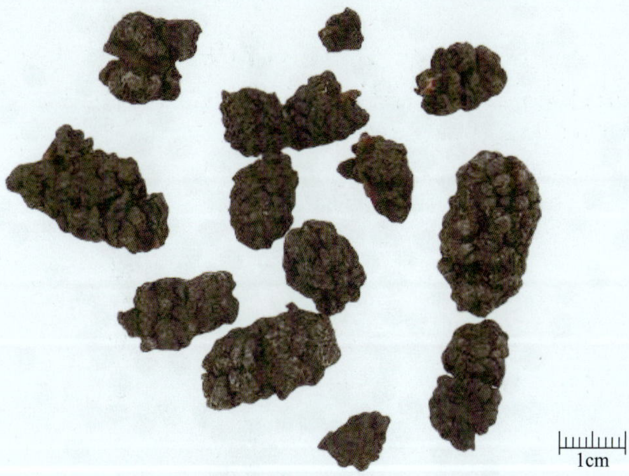

娑罗子

【来源】本品为七叶树科植物七叶树 *Aesculus chinensis* Bge.、浙江七叶树 *Aesculus chinensis* Bge. var. *chekiangensis* (Hu et Fang) Fang 或天师栗 *Aesculus wilsonii* Rehd. 的干燥成熟种子。秋季果实成熟时采收，除去果皮，晒干或低温干燥。

【药材鉴别要点】本品呈扁球形或类球形，似板栗，直径1.5～4cm。①表面棕色或棕褐色，多皱缩，凹凸不平，略具光泽；②种脐色较浅，近圆形，约占种子面积的1/4至1/2；其一侧有1条突起的种脊，有的不甚明显。种皮硬而脆，子叶2，肥厚，坚硬，形似栗仁，黄白色或淡棕色，粉性。气微，味先苦后甜。

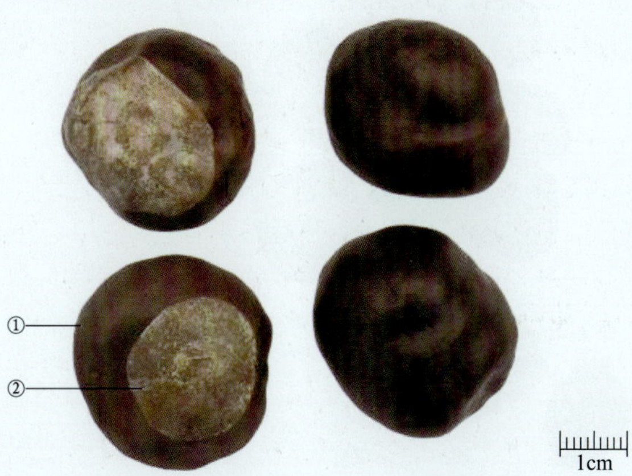

沙苑子

【来源】本品为豆科植物扁茎黄芪 *Astragalus complanatus* R. Br. 的干燥成熟种子。秋末冬初果实成熟尚未开裂时采割植株，晒干，打下种子，除去杂质，晒干。

【药材（饮片）鉴别要点】本品略呈肾形而稍扁，长 2 ～ 2.5mm，宽 1.5 ～ 2mm，厚约 1mm。①表面光滑，褐绿色或灰褐色，②边缘一侧微凹处具圆形种脐。质坚硬，不易破碎。子叶 2，淡黄色，胚根弯曲，长约 1mm。气微，味淡，嚼之有豆腥味。

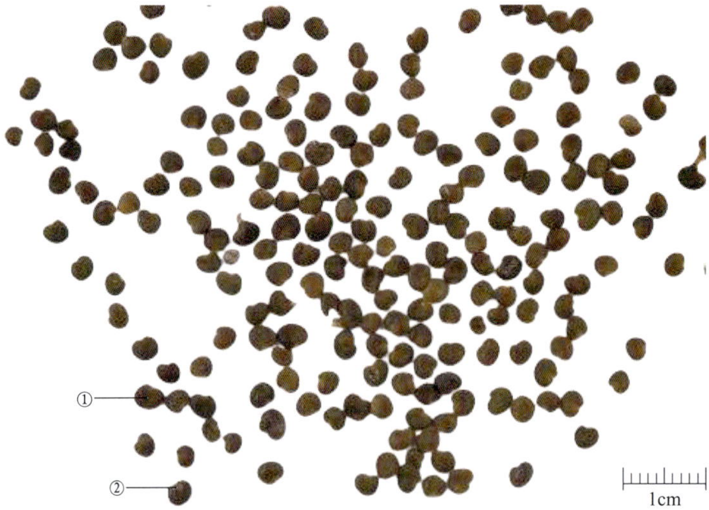

山楂

【来源】本品为蔷薇科植物山里红 *Crataegus pinnatifida* Bge. var. *major* N. E. Br. 或山楂 *Crataegus pinnatifida* Bge. 的干燥成熟果实。秋季果实成熟时采收，切片，干燥。

【药材鉴别要点】本品为圆形片，皱缩不平，直径 1 ～ 2.5cm，厚 0.2 ～ 0.4cm。外皮红色，具皱纹，有灰白色小斑点。果肉深黄色至浅棕色。中部横切片具 5 粒浅黄色果核，有的核已脱落而中空。有的片上可见短而细的果梗或花萼残迹。气微清香，味酸、微甜。

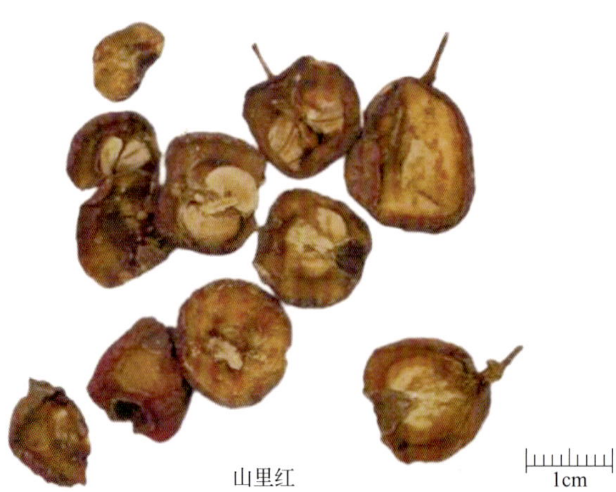

山里红

附注：纵切的山楂通常看不到5粒种子同时出现的现象。

【饮片鉴别要点】

山楂　同山楂药材。

炒山楂　本品形如山楂片，果肉黄褐色，偶见焦斑。气清香，味酸、微甜。

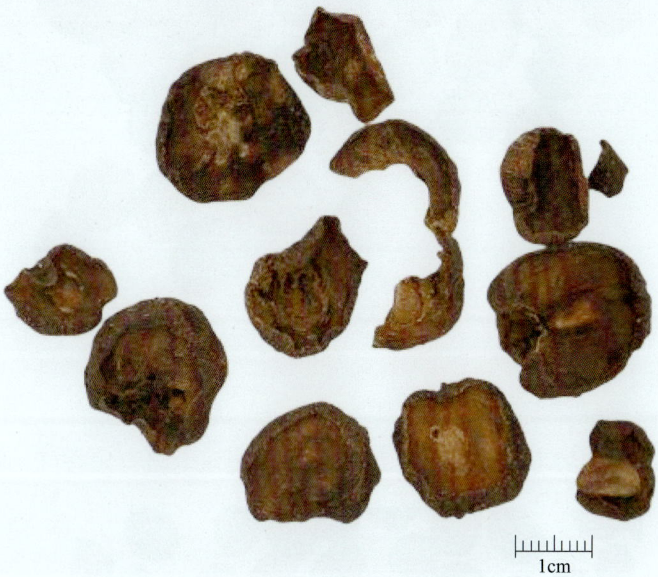

焦山楂　本品形如山楂片，表面焦褐色，内部黄褐色。有焦香气。

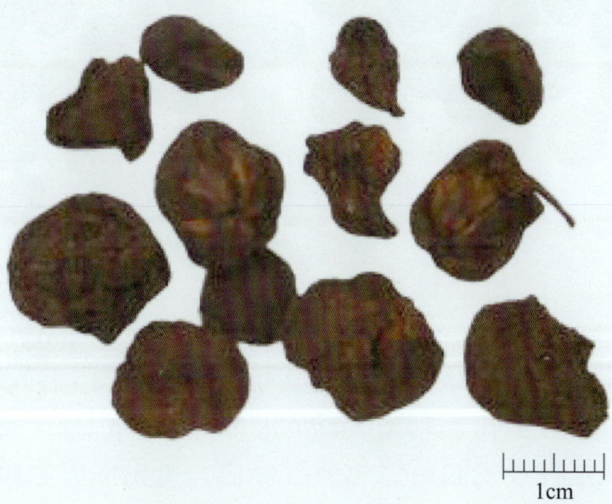

酸枣仁

【来源】本品为鼠李科植物酸枣 *Ziziphus jujuba* Mill. var. *spinosa* (Bunge) Hu ex H. F. Chou 的干燥成熟种子。秋末冬初采收成熟果实，除去果肉和核壳，收集种子，晒干。

【药材鉴别要点】本品呈扁圆形或扁椭圆形，长5～9mm，宽5～7mm，厚约3mm。表面紫红色或紫褐色，平滑有光泽，有的有裂纹。有的两面均呈圆隆状突起；有的一面较平坦，中间有1条隆起的纵线纹；另一面稍突起。一端凹陷，可见线形种脐；另端有细小突起的合点。种皮较脆，胚乳白色，子叶2，浅黄色，富油性。气微，味淡。

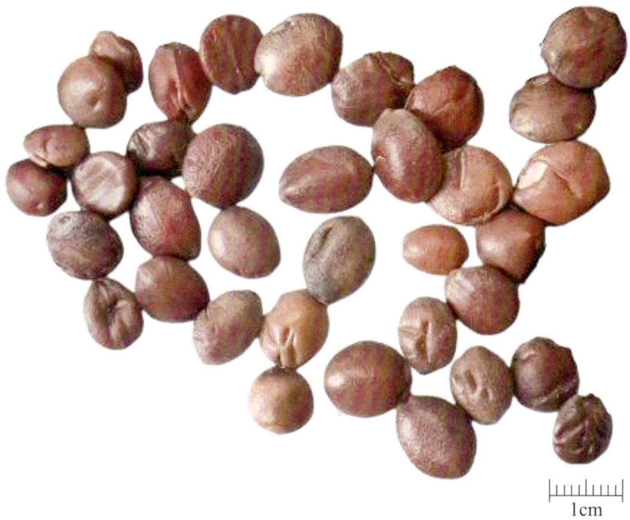

【饮片鉴别要点】

酸枣仁　性状同药材。

炒酸枣仁　本品形如酸枣仁。表面微鼓起，微具焦斑。略有焦香气，味淡。

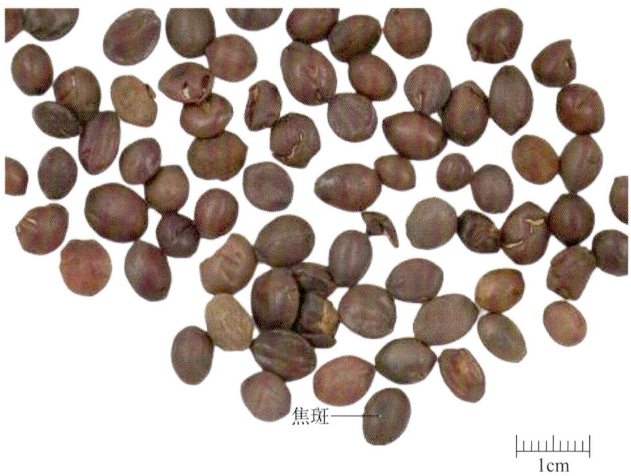

伪品—滇枣仁　为鼠李科植物滇刺枣 *Ziziphus mauritiana* Lam. 的干燥成熟种子。本品性状与酸枣仁相似，不同点是种子表面黄棕色或红棕色，可见棕黄色斑点，平坦，无纵线纹。

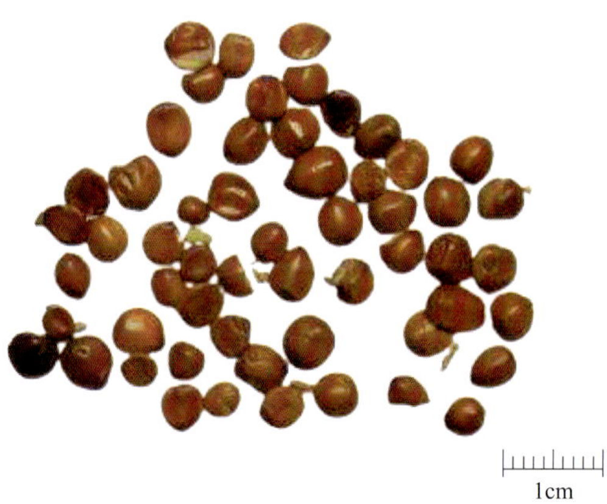

掺伪品　本品为酸枣仁或炒酸枣仁掺有部分果核。

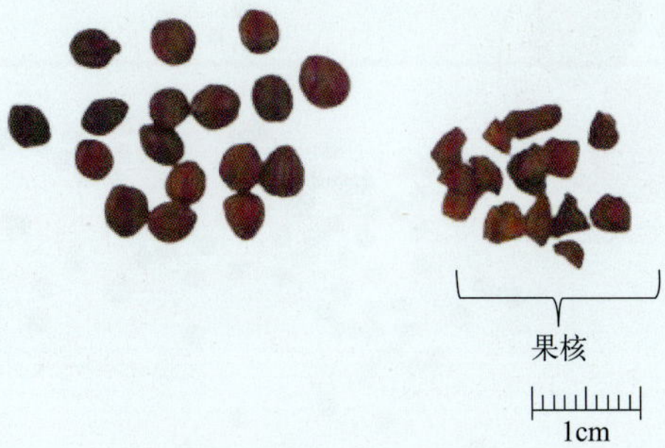

山茱萸

【来源】本品为山茱萸科植物山茱萸 *Cornus officinalis* Sieb. et Zucc. 的干燥成熟果肉。秋末冬初果皮变红时采收果实，用文火烘或置沸水中略烫后，及时除去果核，干燥。

【药材鉴别要点】本品呈不规则的片状或囊状，长 1 ～ 1.5cm，宽 0.5 ～ 1cm。表面紫红色至紫黑色，皱缩，有光泽。顶端有的有圆形宿萼痕，基部有果梗痕。质柔软。气微，味酸、涩、微苦。

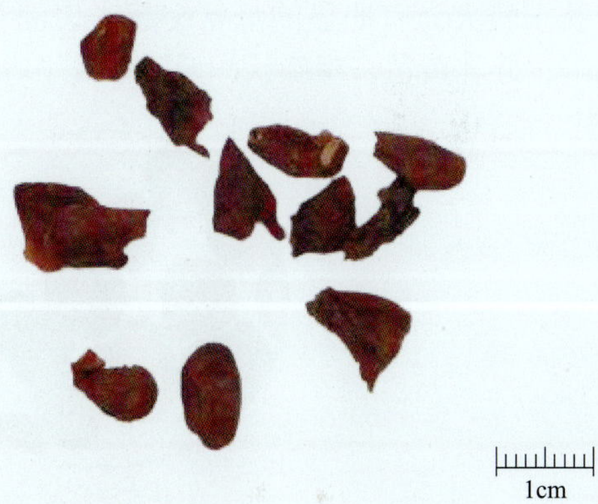

【饮片鉴别要点】

山萸肉　同药材。

掺伪品　本品为山萸肉掺有①果梗和②果核。

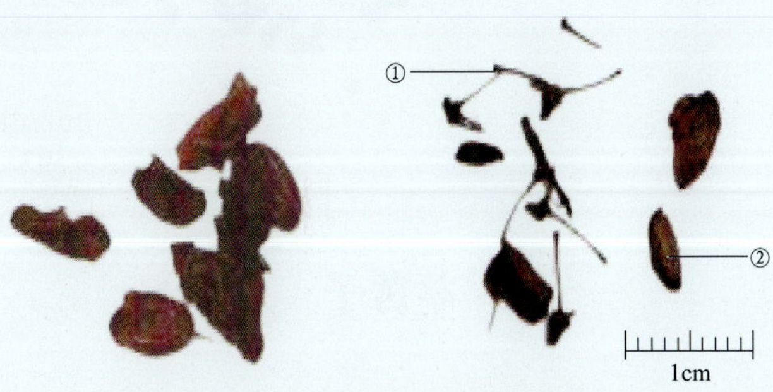

菟丝子

【来源】本品为旋花科植物南方菟丝子 *Cuscuta australis* R. Br. 或菟丝子 *Cuscuta chinensis* Lam. 的干燥成熟种子。秋季果实成熟时采收植株，晒干，打下种子，除去杂质。

【药材（饮片）鉴别要点】

菟丝子　本品呈类球形，直径 1 ～ 2mm。表面灰棕色至棕褐色，粗糙，种脐线形或扁圆形。质坚实，不易以指甲压碎。气微，味淡。

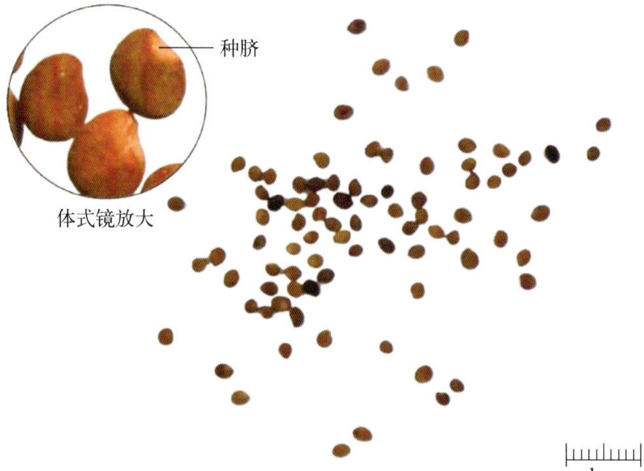

南方菟丝子

伪品一金灯藤　为旋花科植物金灯藤 *Cuscuta japonica* Choisy 的干燥种子。本品相比菟丝子较大，有明显的喙状突起。表面黄棕色至淡褐色，具光泽，可见条纹状纹理。种脐下陷，胚乳黄色，螺旋状，无胚根及子叶。气微，味苦、微甘。

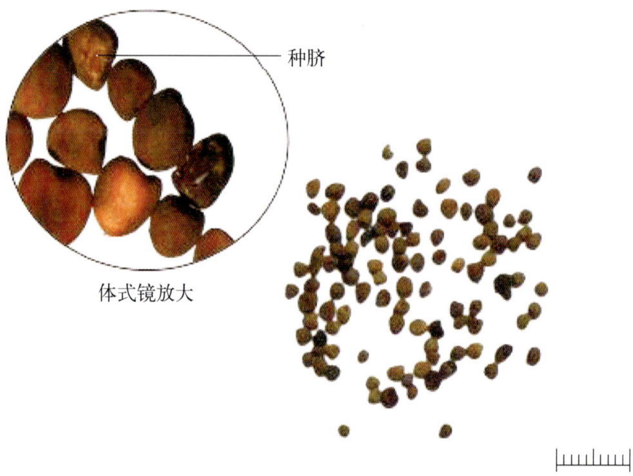

葶苈子

【来源】本品为十字花科植物播娘蒿 *Descurainia sophia* (L.) Webb. ex Prantl. 或独行菜 *Lepidium apetalum* Willd. 的干燥成熟种子。前者习称“南葶苈子”，后者习称“北葶苈子”。夏季果实成熟时采割植株，晒干，搓出种子，除去杂质。

【药材鉴别要点】

南葶苈子　呈长圆形略扁，长约 0.8 ～ 1.2mm，宽约 0.5mm。表面棕色或红棕色，微有光泽，有细密网纹，具纵沟 2 条，其中 1 条较明显。一端钝圆，另端微凹或较平截，种脐类白色，位于凹入端或平截处。气微，味微辛、苦，略带黏性。

北葶苈子　呈扁卵形，长 1 ～ 1.5mm，宽 0.5 ～ 1mm。一端钝圆，另端尖而微凹，种脐位于凹入端。味微辛辣，黏性较强。

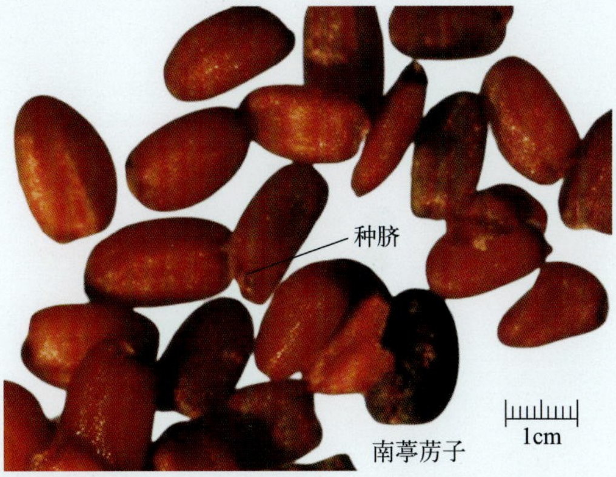

南葶苈子

【饮片鉴别要点】性状同药材。

甜瓜子

【来源】本品为葫芦科植物甜瓜 *Cucumis melo* L. 的干燥成熟种子。夏、秋二季果实成熟时收集，洗净，晒干。

【药材(饮片)鉴别要点】本品呈扁平长卵形，长 5 ~ 9mm，宽 2 ~ 4mm。表面黄白色、浅棕红色或棕黄色，平滑，微有光泽。一端稍尖，另端钝圆。种皮较硬而脆，内有膜质胚乳和子叶 2 片。气微，味淡。

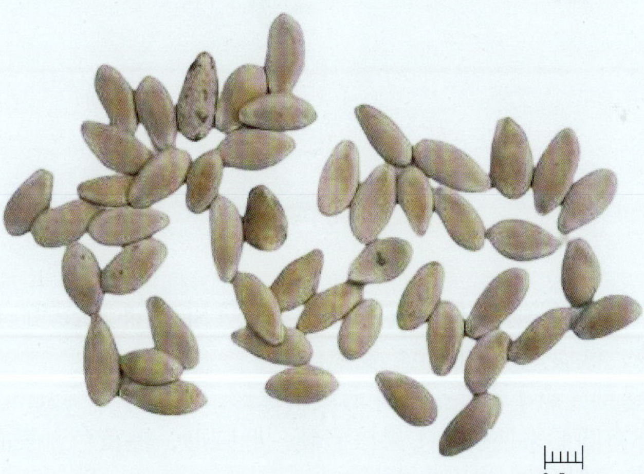

王不留行

【来源】本品为石竹科植物麦蓝菜 *Vaccaria segetalis* (Neck.) Garcke 的干燥成熟种子。夏季果实成熟、果皮尚未开裂时采割植株，晒干，打下种子，除去杂质，再晒干。

【药材鉴别要点】本品呈球形，直径约 2mm。表面黑色，少数红棕色，略有光泽，有细密颗粒状突起，一侧有 1 凹陷的纵沟。质硬。胚乳白色，胚弯曲成环，子叶 2。气微，味微涩、苦。

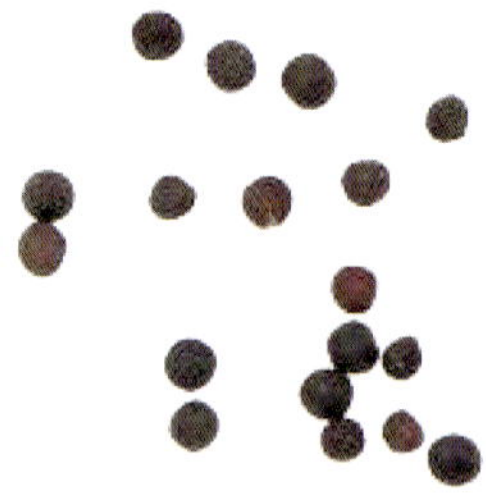

0.5cm

【饮片鉴别要点】

王不留行　性状同药材。

炒王不留行　本品呈类球形爆花状，表面白色，质松脆。

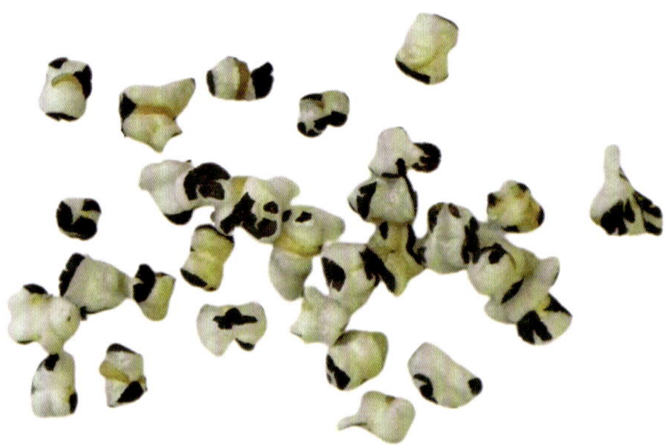

1cm

乌梅

【来源】本品为蔷薇科植物梅 *Prunus mume* (Sieb.) Sieb. et Zucc. 的干燥近成熟果实。夏季果实近成熟时采收，低温烘干后闷至色变黑。

【药材（饮片）鉴别要点】本品呈类球形或扁球形，直径 1.5 ～ 3cm。表面乌黑色或棕黑色，皱缩不平，基部有圆形果梗痕。①果核坚硬，椭圆形，棕黄色，表面有凹点；②种子扁卵形，淡黄色。气微，味极酸。

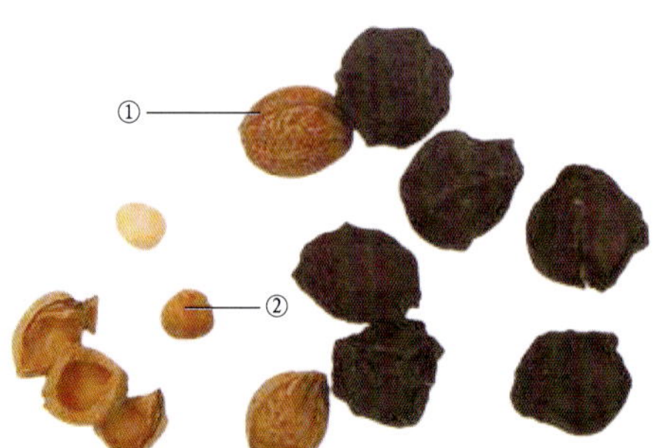

1cm

吴茱萸

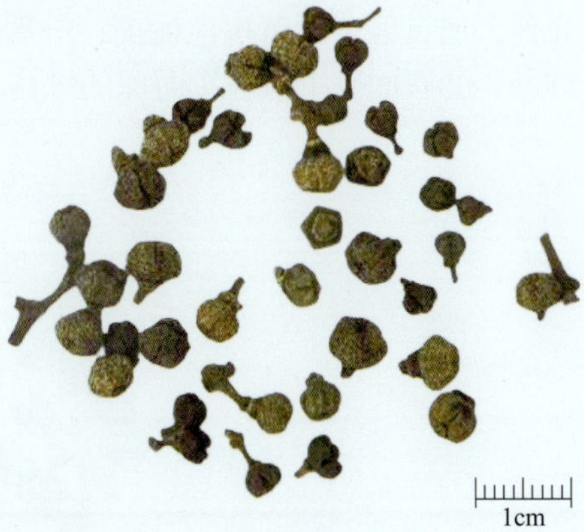

【来源】本品为芸香科植物吴茱萸 *Euodia rutaecarpa* (Juss.) Benth.、石虎 *Euodia rutaecarpa* (Juss.) Benth. var. *officinalis* (Dode) Huang 或疏毛吴茱萸 *Euodia rutaecarpa* (Juss.) Benth. var. *bodinieri* (Dode) Huang 的干燥近成熟果实。8 ～ 11 月果实尚未开裂时，剪下果枝，晒干或低温干燥，除去枝、叶、果梗等杂质。

【药材（饮片）鉴别要点】本品呈球形或略呈五角状扁球形，直径 2 ～ 5mm。表面暗黄绿色至褐色，粗糙，有多数点状突起或凹下的油点。顶端有五角星状的裂隙，基部残留被有黄色茸毛的果梗。质硬而脆，横切面可见子房 5 室，每室有淡黄色种子 1 粒。气芳香浓郁，味辛辣而苦。

鸦胆子

【来源】本品为苦木科植物鸦胆子 *Brucea javanica* (L.) Merr. 的干燥成熟果实。秋季果实成熟时采收，除去杂质，晒干。

【药材（饮片）鉴别要点】本品呈卵形，长 6 ～ 10mm，直径 4 ～ 7mm。表面黑色或棕色，有隆起的网状皱纹，网眼呈不规则的多角形，两侧有明显的棱线，顶端渐尖，基部有凹陷的果梗痕。果壳质硬而脆，种子卵形，长 5 ～ 6mm，直径 3 ～ 5mm，表面类白色或黄白色，具网纹；种皮薄，子叶乳白色，富油性。气微，味极苦。

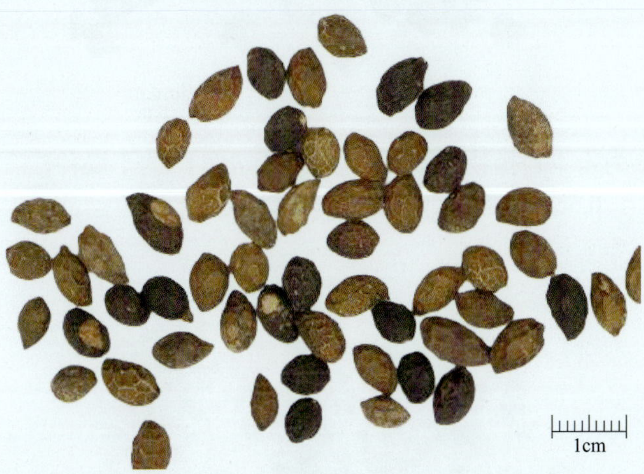

薏苡仁

【来源】本品为禾本科植物薏米 *Coix lacryma-jobi* L. var. *ma-yuen* (Roman.) Stapf 的干燥

成熟种仁。秋季果实成熟时采割植株，晒干，打下果实，再晒干，除去外壳、黄褐色种皮和杂质，收集种仁。

【药材鉴别要点】本品呈宽卵形或长椭圆形，长 4 ～ 8mm，宽 3 ～ 6mm。表面乳白色，光滑，偶有残存的黄褐色种皮；一端钝圆，另端较宽而微凹，①有 1 淡棕色点状种脐；背面圆凸，②腹面有 1 条较宽而深的纵沟。质坚实，断面白色，粉性。气微，味微甜。

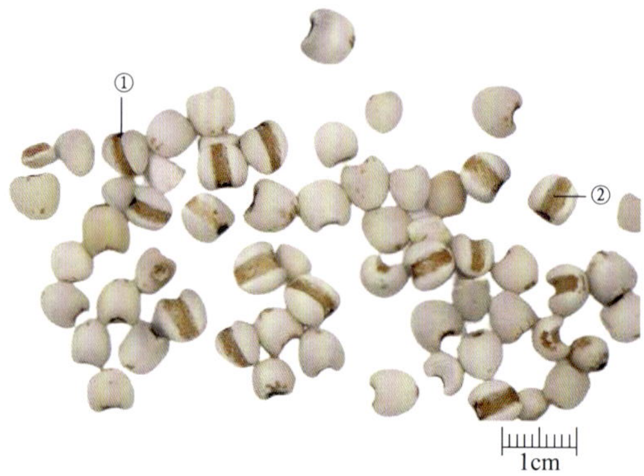

【饮片鉴别要点】

薏苡仁　同药材。

麸炒薏苡仁　本品形如薏苡仁，微鼓起，表面微黄色。

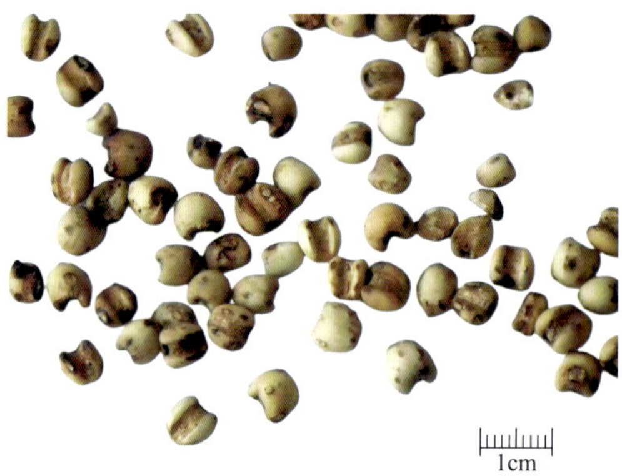

伪品—草珠子　为禾本科植物薏苡 *Coix lacryma-jobi* L. 的干燥种仁。本品与薏苡仁相似，但相对较宽，长 0.4 ～ 0.5cm，宽 0.4 ～ 0.6cm。点状种脐棕黑色。

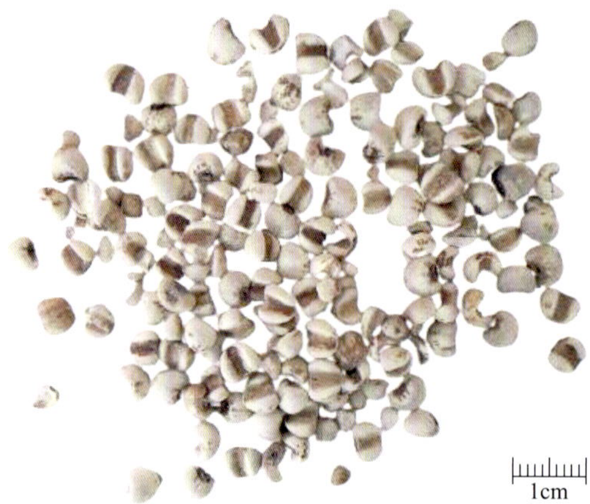

余甘子

【来源】本品为大戟科植物余甘子 *Phyllanthus emblica* L. 的干燥成熟果实。冬季至次春果实成熟时采收，除去杂质，干燥。

【药材（饮片）鉴别要点】本品呈球形或扁球形，直径 1 ～ 1.2cm。表面棕褐色或墨绿色，有浅黄色颗粒状突起，具皱纹及不明显的 6 棱，果梗长约 1mm。外果皮厚 1 ～ 4mm，质硬而脆。内果皮黄白色，硬核样，表面略具 6 棱，背缝线的偏上部有数条筋脉纹，干后可裂成 6 瓣，种子 6，近三棱形，棕色。气微，味酸涩，回甜。

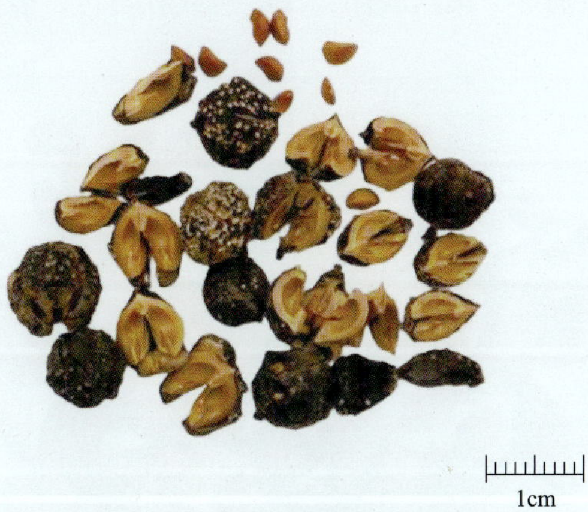

亚麻子

【来源】本品为亚麻科植物亚麻 *Linum usitatissimum* L. 的干燥成熟种子。秋季果实成熟时采收植株，晒干，打下种子，除去杂质，再晒干。

【药材（饮片）鉴别要点】本品呈扁平卵圆形，一端钝圆，另端尖而略偏斜，长 4 ～ 6mm，宽 2 ～ 3mm。表面红棕色或灰褐色，平滑有光泽，种脐位于尖端的凹入处；种脊浅棕色，位于一侧边缘。种皮薄，胚乳棕色，薄膜状；子叶 2，黄白色，富油性。气微，嚼之有豆腥味。

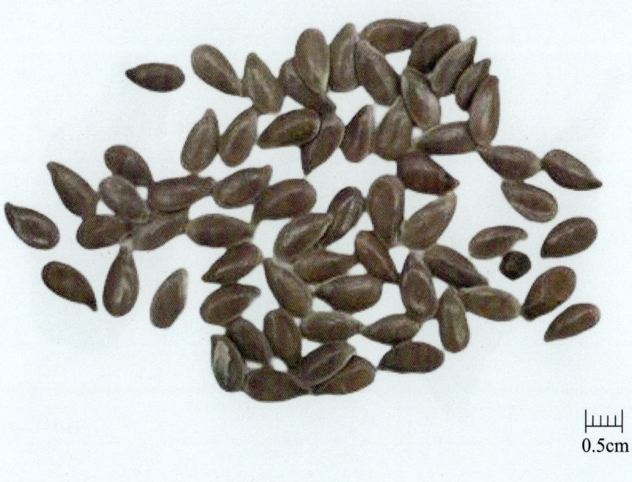

栀子

【来源】本品为茜草科植物栀子 *Gardenia jasminoides* Ellis 的干燥成熟果实。果实成熟呈红黄色时采收，除去果梗和杂质，蒸至上气或置沸水中略烫，取出，干燥。

【药材鉴别要点】

栀子　本品呈长卵圆形或椭圆形，长 1.5 ～ 3.5cm，直径 1 ～ 1.5cm。表面红黄色或棕红色，①具 5 ～ 8 条翅状纵棱，棱间常有 1 条明显的纵脉纹，并有分枝。②顶端残存萼片，基部稍尖，有残留果梗。果皮薄而脆，略有光泽；内表面色较浅，有光泽，具 2 ～ 3 条隆起的假隔膜。种子多数，扁卵圆形，集结成团，深红色或红黄色，表面密具细小疣状突起。气微，味微酸而苦。

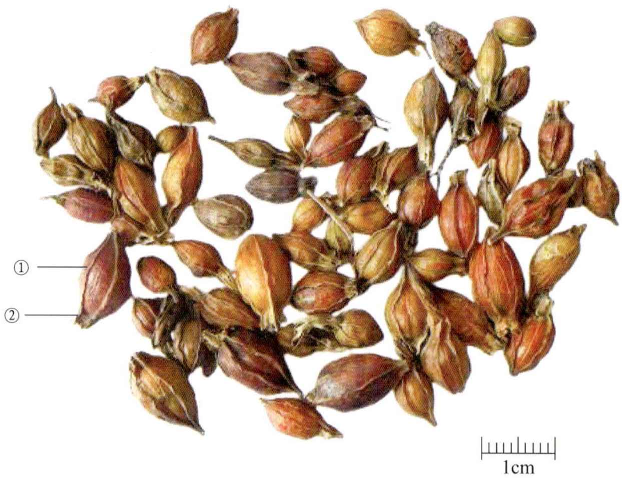

伪品—水栀子　为茜草科植物栀子 *Gardenia jasminoides* Ellis 的干燥果实。本品呈长椭圆形，长 3 ～ 5cm，直径 1 ～ 1.5cm。气微，味微酸而苦。

附注：一些学者根据栀子叶、花、果实等的变异，定为若干变种或变型。其变异主要可分为两个类型：一类通常称为“山栀子”，果卵形或近球形，较小；另一类通常称为“水栀子”，果椭圆形或长圆形，较大。前者适为药用，后者适为染料用。本书遵照《中国植物志》将这种变异类型仍作为栀子的原变种处理。虽然在植物分类上“山栀子”和“水栀子”两者一致，但两者药材性状和应用领域有所不同，因此，本书将水栀子列为栀子的伪品。

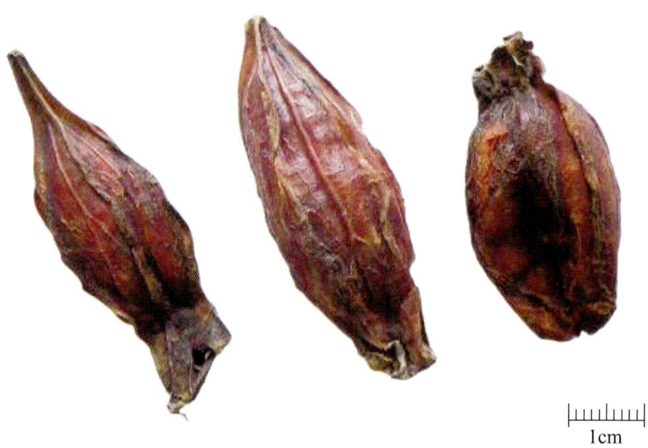

【饮片鉴别要点】

栀子 本品呈不规则的碎块。果皮表面红黄色或棕红色，有的可见翅状纵横。种子多数，扁卵圆形，深红色或红黄色。气微，味微酸而苦。

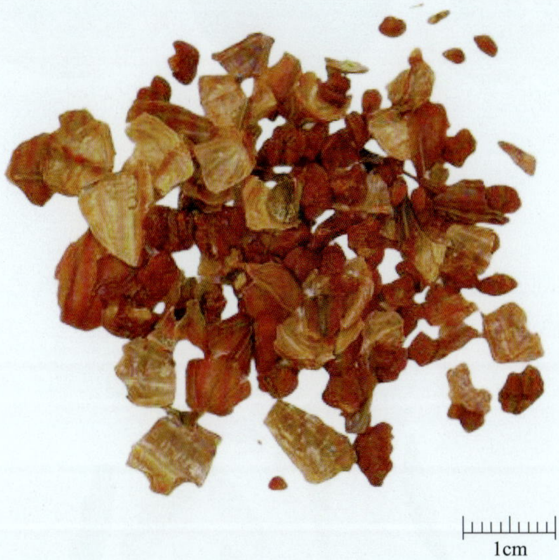

焦栀子 本品形状同栀子或为不规则的碎块，表面焦褐色或焦黑色。果皮内表面棕色，种子表面为黄棕色或棕褐色。气微，味微酸而苦。

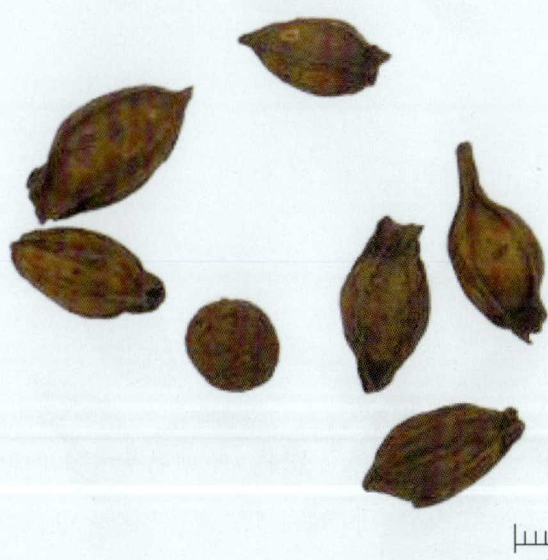

枳壳

【来源】本品为芸香科植物酸橙 *Citrus aurantium* L. 及其栽培变种的干燥未成熟果实。7月果皮尚绿时采收，自中部横切为两半，晒干或低温干燥。

【药材鉴别要点】本品呈半球形，直径 3 ～ 5cm。外果皮棕褐色至褐色，①有颗粒状突起，突起的顶端有凹点状油室；有明显的花柱残迹或果梗痕。②切面中果皮黄白色，光滑而稍隆起，厚 0.4 ～ 1.3cm，边缘散有 1 ～ 2 列油室，③瓢囊 7 ～ 12 瓣，少数至 15 瓣，汁囊干缩呈棕色至棕褐色，内藏种子。质坚硬，不易折断。气清香，味苦、微酸。

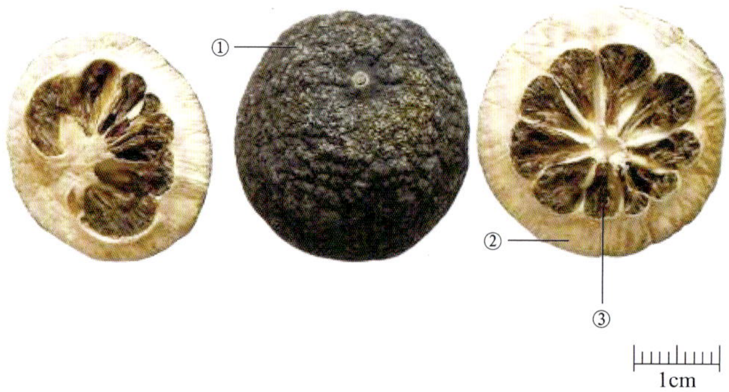

【饮片鉴别要点】

枳壳 本品呈不规则弧状条形薄片。切面外果皮棕褐色至褐色，中果皮黄白色至黄棕色，近外缘有 1 ～ 2 列点状油室，内侧有的有少量紫褐色瓤囊。

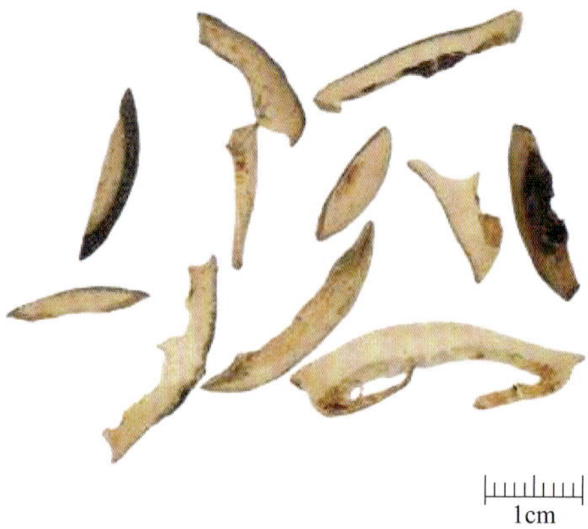

麸炒枳壳 本品形如枳壳片，色较深，偶有焦斑。

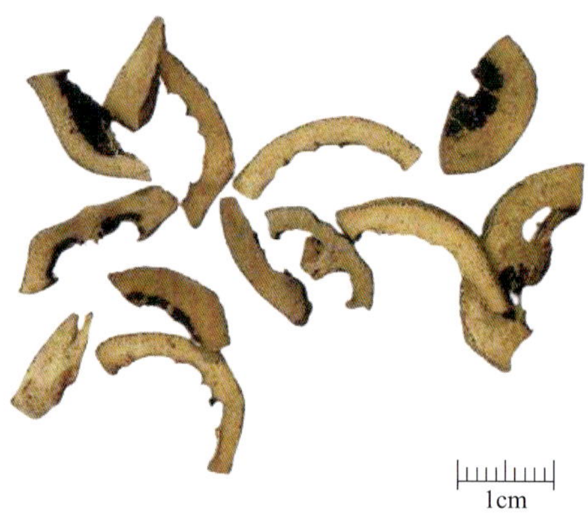

枳实

【来源】本品为芸香科植物酸橙 *Citrus aurantium* L. 及其栽培变种或甜橙 *Citrus sinensis* Osbeck 的干燥幼果。5 ～ 6 月收集自落的果实，除去杂质，自中部横切为两半，晒干或低温干燥，较小者直接晒干或低温干燥。

【药材鉴别要点】本品呈半球形，少数为球形，直径0.5~2.5cm。外果皮黑绿色或棕褐色，具颗粒状突起和皱纹，有明显的花柱残迹或果梗痕。切面中果皮略隆起，厚0.3~1.2cm，黄白色或黄褐色，边缘有1~2列油室，瓤囊棕褐色。质坚硬。气清香，味苦、微酸。

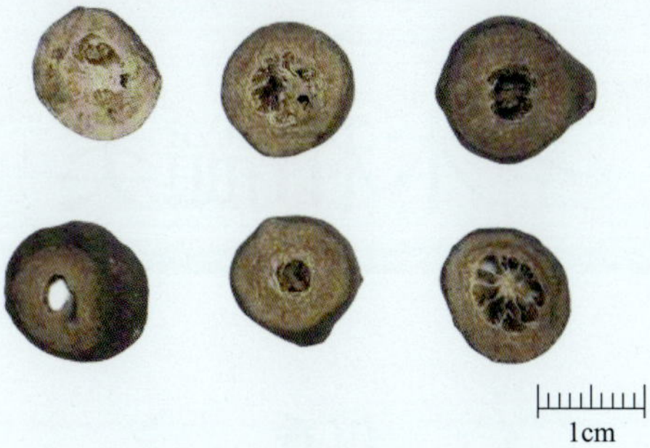

香橼

【来源】本品为芸香科植物枸橼 *Citrus medica* L. 或香圆 *Citrus wilsonii* Tanaka 的干燥成熟果实。秋季果实成熟时采收，趁鲜切片，晒干或低温干燥。香圆亦可整个或对剖两半后，晒干或低温干燥。

【饮片鉴别要点】

枸橼　呈不规则块状或丝条状，厚0.2～0.5cm。外果皮黄色或黄绿色，边缘呈波状，散有凹入的油点；中果皮黄白色或淡棕黄色，有不规则的网状突起的维管束；瓤囊偶见。质柔韧。气清香，味微甜而苦辛。

香圆　呈不规则块状或丝条状。①表面黑绿色或黄棕色，密被凹陷的小油点及网状隆起的粗皱纹，质坚硬。②剖面或横切薄片，边缘油点明显；瓤囊棕色或淡红棕色，间或有黄白色种子。气香，味酸而苦。

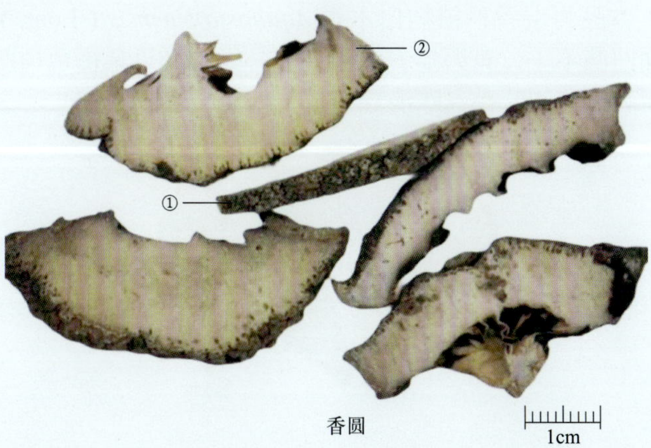

香圆

三、
茎木和髓类

沉香

【来源】本品为瑞香科植物白木香 *Aquilaria sinensis* (Lour.) Gilg 含有树脂的木材。全年均可采收，割取含树脂的木材，除去不含树脂的部分，阴干。

【药材（饮片）鉴别要点】本品呈不规则块、片状或盔帽状，有的为小碎块。表面凹凸不平，有刀痕，偶有孔洞，可见黑褐色树脂与黄白色木部相间的斑纹，孔洞及凹窝表面多呈朽木状。质较坚实，断面刺状。气芳香，味苦。

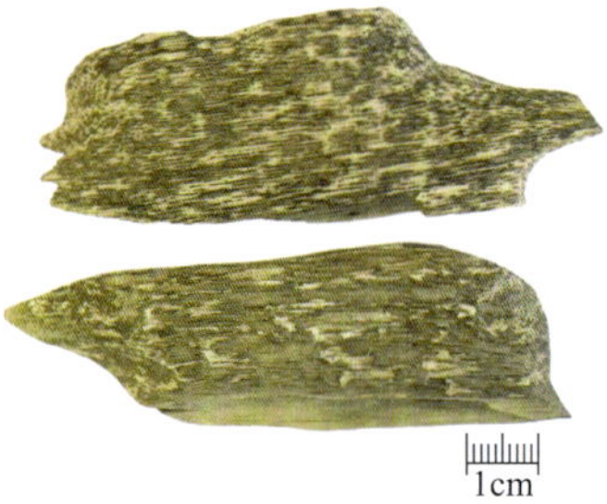

伪品一劣沉香　本品为瑞香科植物白木香 *Aquilaria sinensis* (Lour.) Gilg 的木材。本品呈不规则块状。表面凹凸不平，有刀痕，偶具孔洞，无或少见黑褐色树脂与黄白色相间的斑纹。质地坚实，断面刺状。气芳香，味淡。

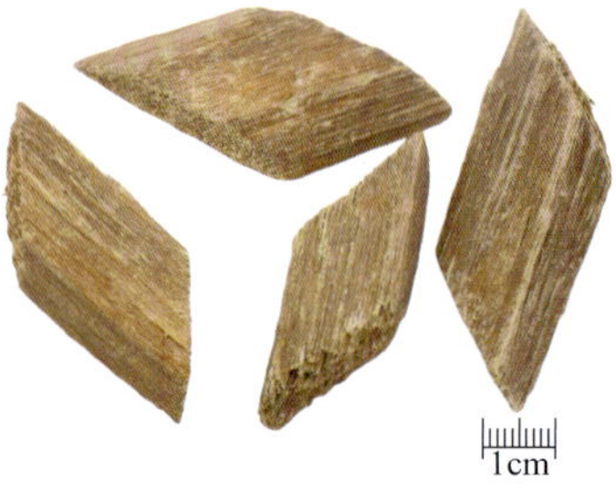

川木通

【来源】本品为毛茛科植物小木通 *Clematis armandii* Franch. 或绣球藤 *Clematis montana*

Buch. -Ham. 的干燥藤茎。春、秋二季采收，除去粗皮，晒干，或趁鲜切厚片，晒干。

【药材鉴别要点】本品呈长圆柱形，略扭曲，长 50 ～ 100cm，直径 1.5 ～ 3.5cm。表面黄棕色或黄褐色，①有纵向凹沟及棱线；②节处多膨大，有叶痕及侧枝痕。残存皮部易撕裂。质坚硬，不易折断。切片厚 2 ～ 4mm，边缘不整齐，残存皮部黄棕色，木部浅黄棕色或浅黄色，有黄白色放射状纹理及裂隙，其间布满导管孔，髓部较小，类白色或黄棕色，偶有空腔。气微，味淡。

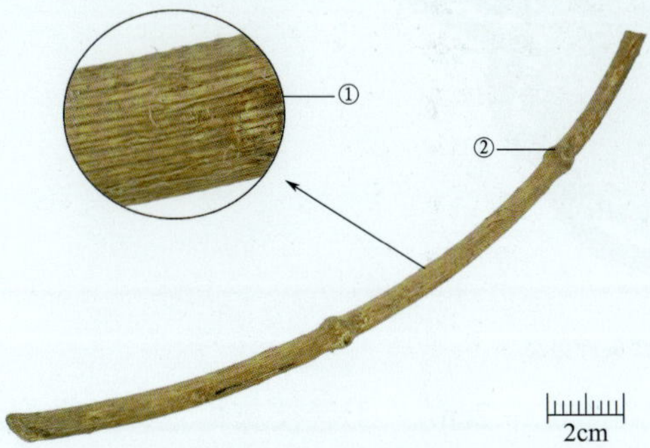

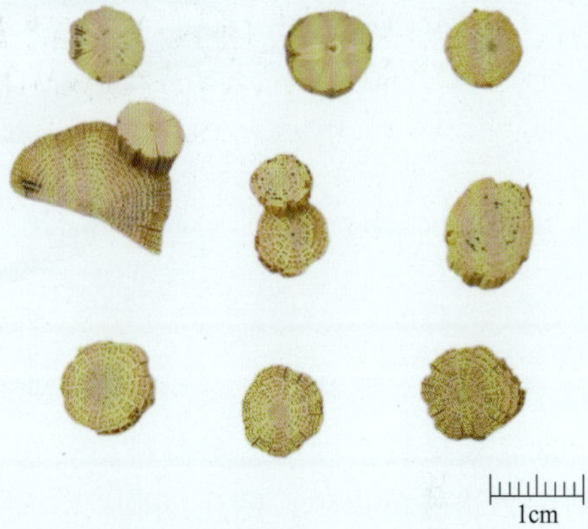

【饮片鉴别要点】本品为类圆形的厚片，其余特征与趁鲜切片者相同。

木通

【来源】本品为木通科植物木通 *Akebia quinata* (Thunb.) Decne.、三叶木通 *Akebia trifoliata* (Thunb.) Koidz. 或白木通 *Akebia trifoliata* (Thunb.) Koidz. var. *australis* (Diels) Rehd. 的干燥藤茎。秋季采收，截取茎部，除去细枝，阴干。

【饮片鉴别要点】本品呈圆形、椭圆形或不规则形片，直径 0.5 ～ 2cm。外表皮灰棕色或灰褐色。皮部较厚，黄棕色，可见淡黄色颗粒状小点，木部黄白色，射线呈放射状排列，其间布满导管孔，髓小或有时中空。气微，味微苦而涩。

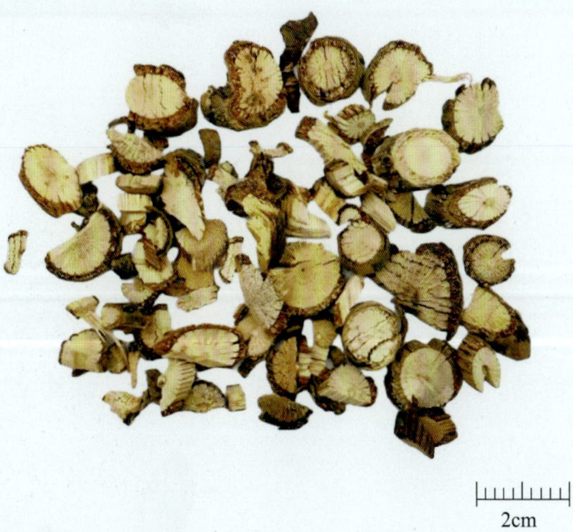

刺五加

【来源】本品为五加科植物刺五加 *Acanthopanax senticosus* (Rupr. et Maxim.) Harms 的干燥根和根茎或茎。春、秋或冬季采收，洗净，干燥。

【药材鉴别要点】

本品①根茎呈结节状不规则圆柱形，②有残存的茎基，直径 1.4 ～ 4.2cm。③根呈圆柱形，多扭曲，长 3.5 ～ 12cm，直径 0.3 ～ 1.5cm；表面灰褐色或黑褐色，粗糙，有细纵沟和皱纹，皮较薄，有的剥落，剥落处呈灰黄色。质硬，断面黄白色，纤维性。有特异香气，味微辛、稍苦、涩。

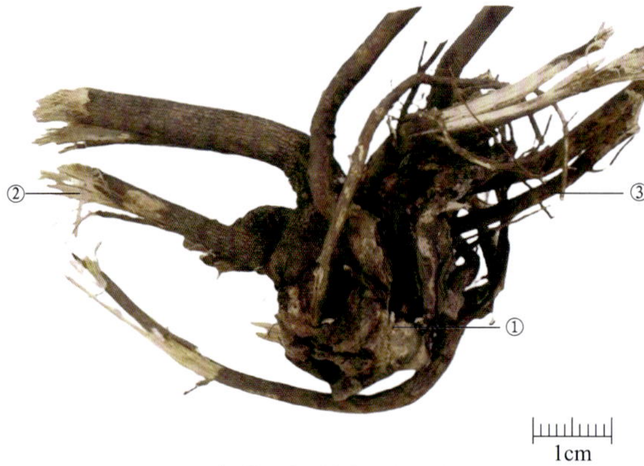

根茎及根-黑龙江省野生品

本品茎呈长圆柱形，多分枝，长短不一，直径 0.5 ～ 2cm。①老枝灰褐色，具纵裂沟，无刺；②幼枝黄褐色，密生细刺；③顶端的幼枝黄棕色，刺较稀疏。可见较密集的点状皮孔，④可见芽及茎节。质坚硬，不易折断，断面皮部薄，黄白色，木部宽广，淡黄色，中心有髓。气微，味微辛。

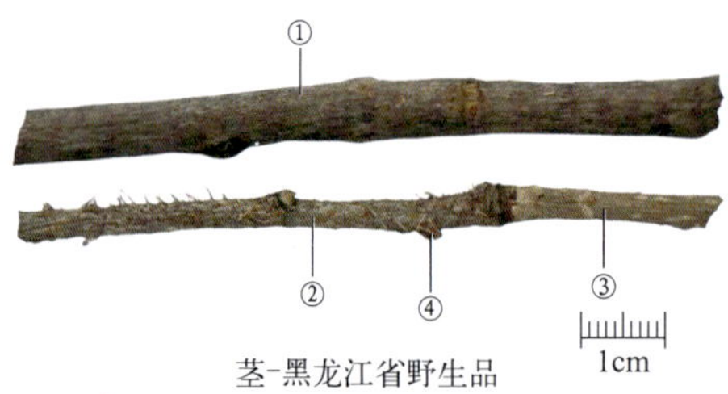

茎-黑龙江省野生品

附注：刺五加来源虽有根、根茎及茎三个部位，但从刺五加资源保护的角度，多采收地上茎，根及根茎市场流通较少。

【饮片鉴别要点】本品呈类圆形或不规则形的厚片。根和根茎外表皮灰褐色至黑褐色，表面浅灰色，粗糙，有细纵沟和皱纹，皮较薄；茎外表皮浅灰色至灰褐色，无刺，幼枝黄褐色，密生细刺。切面黄白色，纤维性，茎的皮部薄，木部宽广，中心有髓。根和根茎有特异香气，味微辛、稍苦、涩；茎气微，味微辛。

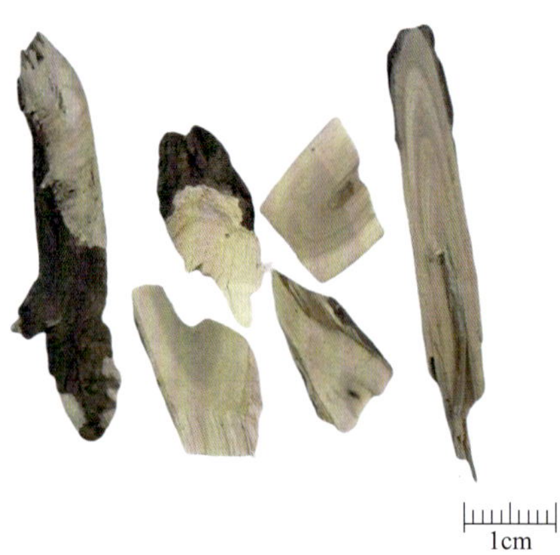

钩藤

【来源】本品为茜草科植物钩藤 *Uncaria rhynchophylla* (Miq.) Miq. ex Havil.、大叶钩藤 *Uncaria macrophylla* Wall.、毛钩藤 *Uncaria hirsuta* Havil.、华钩藤 *Uncaria sinensis* (Oliv.) Havil. 或无柄果钩藤 *Uncaria sessilifructus* Roxb. 的干燥带钩茎枝。秋、冬二季采收，去叶，切段，晒干。

【药材（饮片）鉴别要点】本品茎枝呈圆柱形或类方柱形，长 2 ～ 3cm，直径 0.2 ～ 0.5cm。表面红棕色至紫红色者具细纵纹，光滑无毛；黄绿色至灰褐色者有的可见白色点状皮孔，被黄褐色柔毛。多数枝节上对生两个向下弯曲的钩（不育花序梗），或仅一侧有钩，另一侧为突起的疤痕；钩略扁或稍圆，先端细尖，基部较阔；钩基部的枝上可见叶柄脱落后的窝点状痕迹和环状的托叶痕。质坚韧，断面黄棕色，皮部纤维性，髓部黄白色或中空。气微，味淡。

掺伪品 本品为掺有大部分无钩的茎枝。

附注：钩藤的药用部位为带钩的茎枝，但在切成段后会导致有的小段没有钩，所以一般允许少量的小段没有钩。

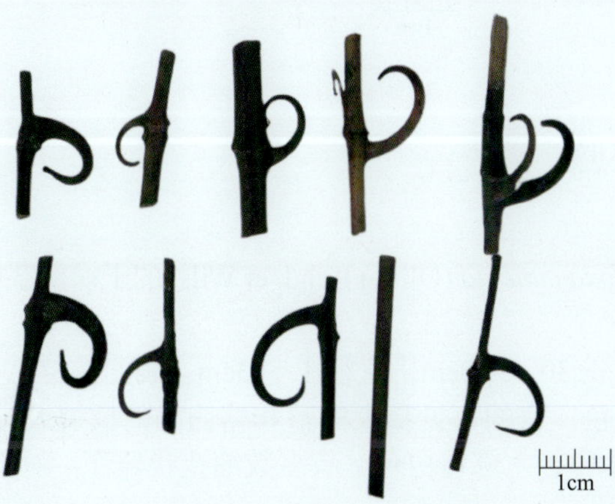

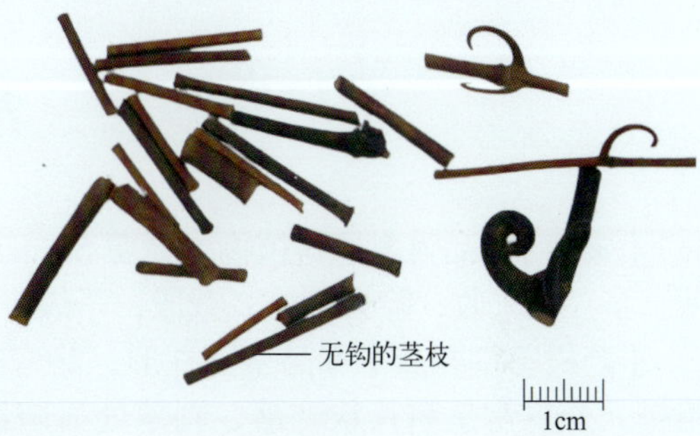

黄藤

【来源】本品为防己科植物黄藤 *Fibraurea recisa* Pierre 的干燥藤茎。秋、冬二季采收，切段，晒干。

【药材（饮片）鉴别要点】本品呈长圆柱形，稍扭曲，直径 0.6 ～ 3cm。表面灰褐色至黄棕色，粗糙，有纵沟和横裂纹，老茎外皮较易剥落。质硬，不易折断，折断时可见大量粉尘飞扬，断面不整齐，黄色，具纤维性，有棕黄色与黄棕色相间排列的放射状纹理，导管呈细孔状，木质部有时具裂隙，中心多为枯黄棕色或空腔。气微，味苦。

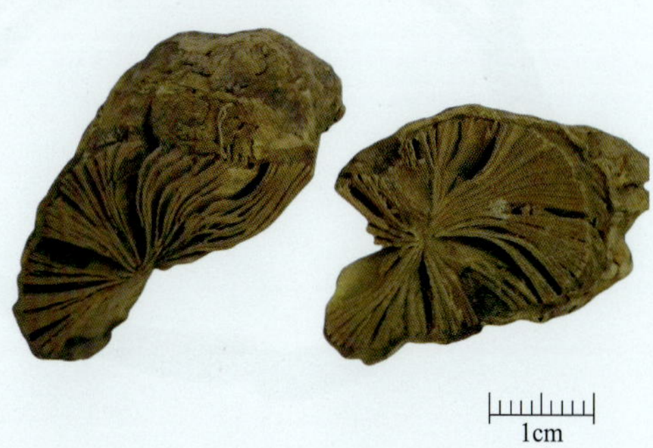

桂枝

【来源】本品为樟科植物肉桂 *Cinnamomum cassia* Presl 的干燥嫩枝。春、夏二季采收，除去叶，晒干，或切片晒干。

【饮片鉴别要点】本品呈类圆形或椭圆形的厚片，直径 0.3 ～ 1cm。表面红棕色至棕色，有时可见点状皮孔或纵棱线。切面皮部红棕色，木部黄白色或浅黄棕色，髓部类圆形或略呈方形，有特异香气，味甜、微辛。

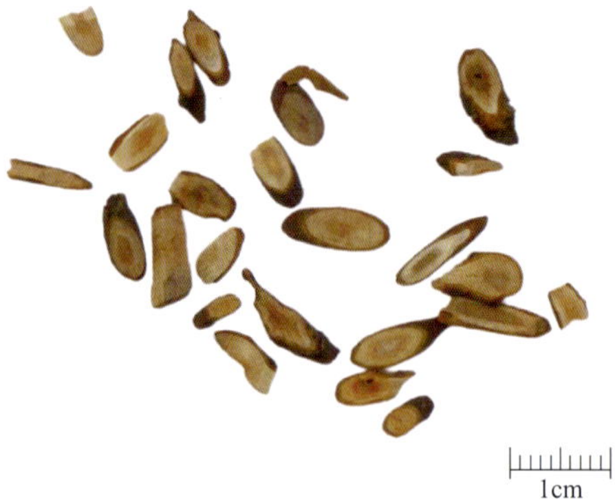

大血藤

【来源】本品为木通科植物大血藤 *Sargentodoxa cuneata* (Oliv.) Rehd. et Wils. 的干燥藤茎。秋、冬二季采收，除去侧枝，截段，干燥。

【药材鉴别要点】本品呈圆柱形，略弯曲，长 30 ～ 60cm，直径 1 ～ 3cm。表面灰棕色，粗糙，外皮常呈鳞片状剥落，剥落处显暗红棕色，有的可见膨大的节和略凹陷的枝痕或叶痕。质硬，断面皮部红棕色，有数处向内嵌入木部，木部黄白色，有多数细孔状导管，射线呈放射状排列。气微，味微涩。

【饮片鉴别要点】本品为类椭圆形的厚片，外表皮灰棕色，粗糙。①切面皮部红棕色，有多处向内嵌入木部，②木部黄白色，有多数导管孔，射线呈放射状排列。气微，味微涩。

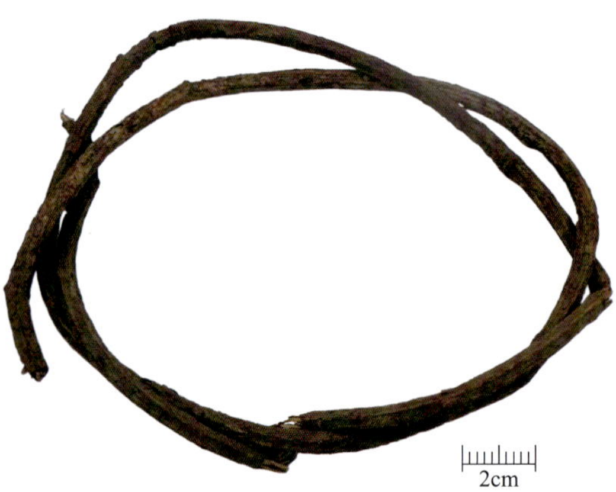

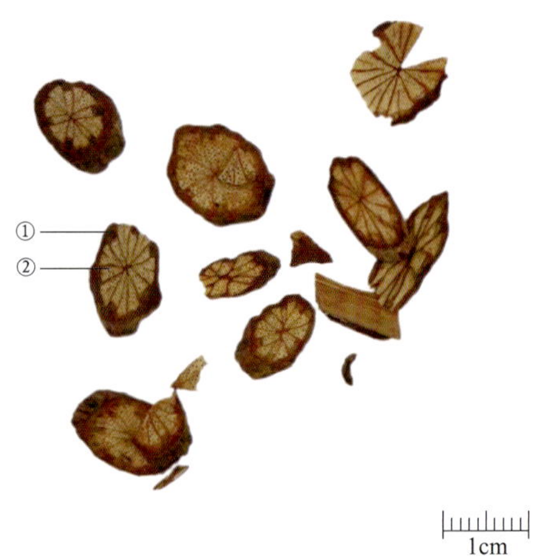

鸡血藤

【来源】本品为豆科植物密花豆 *Spatholobus suberectus* Dunn 的干燥藤茎。秋、冬二季采收，除去枝叶，切片，晒干。

【药材（饮片）鉴别要点】本品为椭圆形、长矩圆形或不规则的斜切片，厚 0.3 ～ 1cm。栓皮灰棕色，有的可见灰白色斑，栓皮脱落处显红棕色。质坚硬。切面木部红棕色或棕色，导管孔多数；①韧皮部有树脂状分泌物呈红棕色至黑棕色，与木部相间排列呈数个同心性椭圆形环或偏心性半圆形环；②髓部偏向一侧。气微，味涩。

附注：市场上有的鸡血藤木质部与韧皮部相间的环纹数较少，可能是国产鸡血藤或细枝，但药典并没有明确环纹的数量，需要进一步验证。

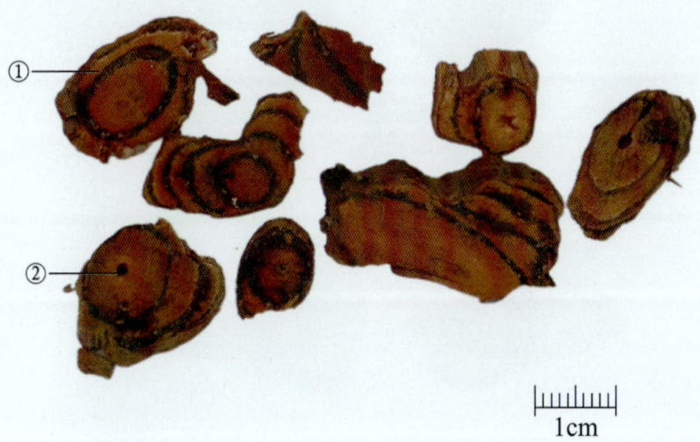

滇鸡血藤

【来源】本品为木兰科植物内南五味子 *Kadsura interior* A. C. Smith 的干燥藤茎。秋季采收，除去枝叶，切片，晒干。

【药材（饮片）鉴别要点】本品呈圆形、椭圆形或不规则的斜切片，直径 1.8 ～ 6.5cm。表面灰棕色，栓皮剥落处呈暗红紫色，栓皮较厚，粗者具多数裂隙，呈龟裂状；细者具纵沟，常附有苔类和地衣。质坚硬，不易折断。①横切面皮部窄，红棕色，纤维性强。木部宽，浅棕色，有多数细孔状导管。②髓部小，黑褐色，呈空洞状。具特异香气，味苦而涩。

附注：滇鸡血藤和鸡血藤的区别是滇鸡血藤没有韧皮部树脂状分泌物与木部相间排列的数个同心性椭圆形环或偏心性半圆形环，且滇鸡血藤木部颜色较鸡血藤浅。

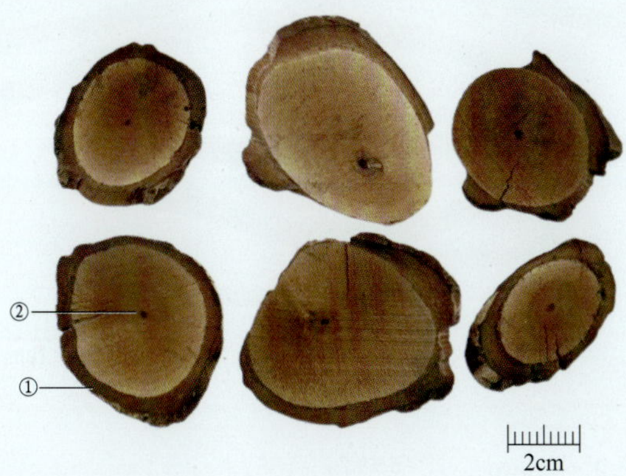

功劳木

【来源】本品为小檗科植物阔叶十大功劳 *Mahonia bealei* (Fort.) Carr. 或细叶十大功劳 *Mahonia fortunei* (Lindl.) Fedde 的干燥茎。全年均可采收，切块片，干燥。

【药材（饮片）鉴别要点】 本品为不规则的块片，大小不等。外表面灰黄色至棕褐色，有明显的纵沟纹和横向细裂纹，有的外皮较光滑，有光泽，或有叶柄残基。质硬，切面皮部薄，棕褐色，木部黄色，可见数个同心性环纹及排列紧密的放射状纹理，髓部色较深。气微，味苦。

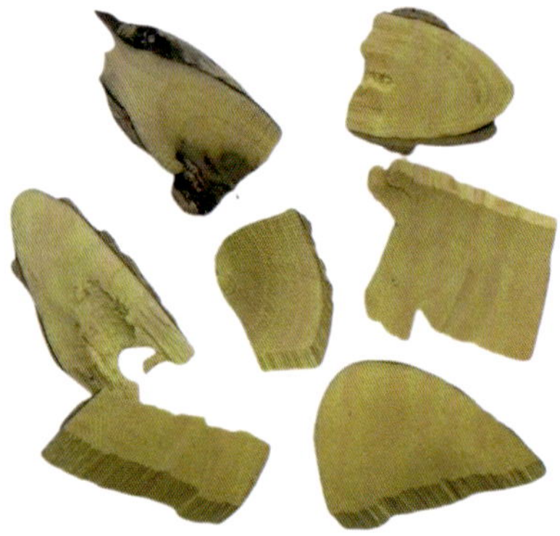

1cm

灯心草

【来源】本品为灯心草科植物灯心草 *Juncus effusus* L. 的干燥茎髓。夏末至秋季割取茎，晒干，取出茎髓，理直，扎成小把。

【药材鉴别要点】本品呈细圆柱形，长达 90cm，直径 0.1 ～ 0.3cm。表面白色或淡黄白色，有细纵纹。体轻，质软，略有弹性，易拉断，断面白色。气微，味淡。

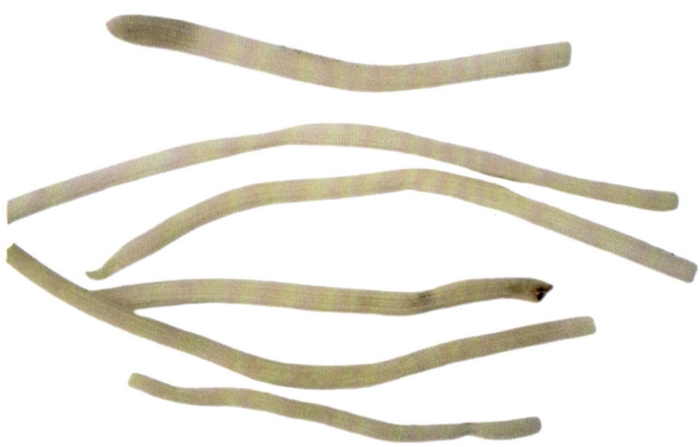

1cm

【饮片鉴别要点】

灯心草　呈段状，长 2 ～ 5cm，其余特征同药材。

通草

【来源】本品为五加科植物通脱木 *Tetrapanax papyrifer* (Hook.) K. Koch 的干燥茎髓。秋季割取茎，截成段，趁鲜取出髓部，理直，晒干。

【药材鉴别要点】本品呈圆柱形，长 20 ～ 40cm，直径 1 ～ 2.5cm。表面白色或淡黄色，有浅纵沟纹。体轻，质松软，稍有弹性，易折断，断面平坦，显银白色光泽，中部有直径 0.3 ～ 1.5cm 的空心或有半透明的薄膜，纵剖面呈梯状排列，实心者少见。气微，味淡。

【饮片鉴别要点】本品为圆形或类圆形厚片。①表面白色至淡黄色，有浅纵沟纹。体轻，质松软，稍有弹性，切面平坦，呈银白色光泽，②中部空心或有半透明的薄膜，实心者少见。气微，味淡。

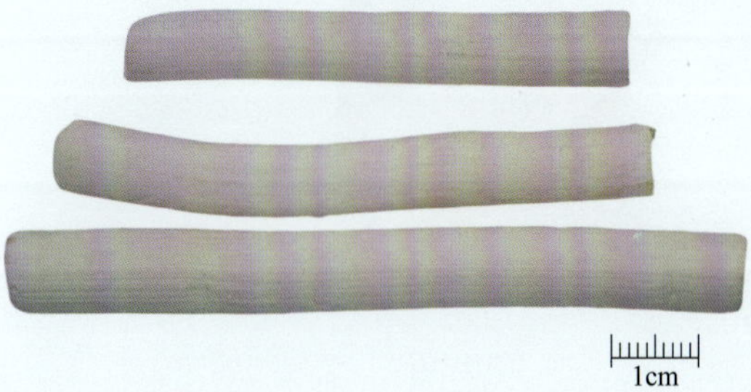

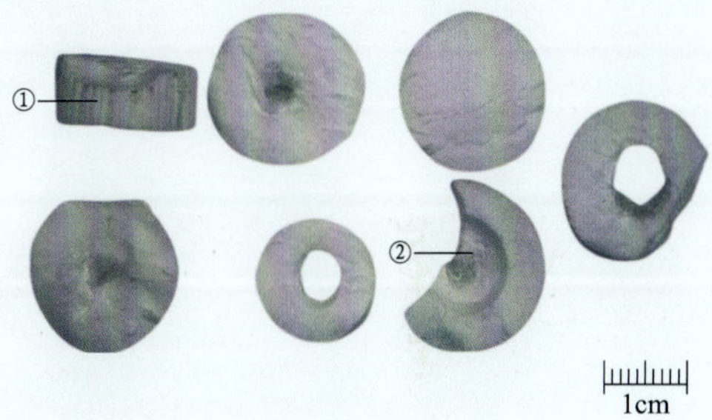

小通草

【来源】本品为旌节花科植物喜马山旌节花 *Stachyurus himalaicus* Hook. f. et Thoms. 、中国旌节花 *Stachyurus chinensis* Franch. 或山茱萸科植物青荚叶 *Helwingia japonica* (Thunb.) Dietr. 的干燥茎髓。秋季割取茎，截成段，趁鲜取出髓部，理直，晒干。

【药材鉴别要点】

旌节花　呈圆柱形，长 30 ～ 50cm，直径 0.5 ～ 1cm。表面白色或淡黄色，无纹理。体轻，质松软，捏之能变形，有弹性，易折断，断面平坦，无空心，显银白色光泽。水浸后有黏滑感。气微，味淡。

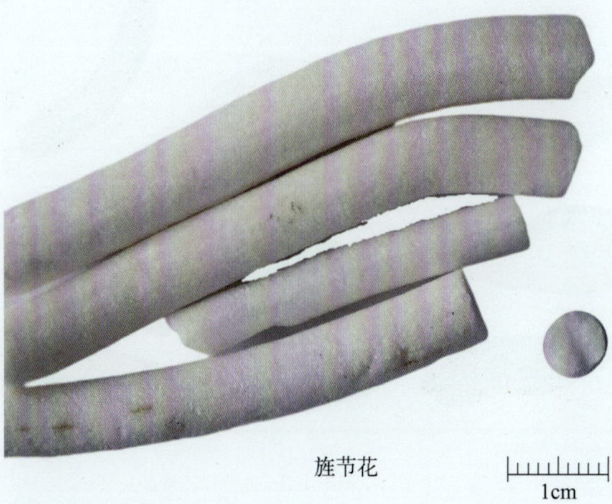

旌节花

青荚叶 表面有浅纵条纹。质较硬，捏之不易变形。水浸后无黏滑感。

【饮片鉴别要点】本品为段状，其余特征同药材。

伪品—西南绣球 为虎耳草科植物西南绣球 *Hydrangea davidii* Franch. 的干燥茎髓。本品呈圆柱形，多卷曲，长 5 ～ 10cm，直径 0.4 ～ 0.8cm，表面淡黄白色，近平滑或微显纵条纹，质柔软。断面平坦，无空心，显银白色光泽。无臭、无味。

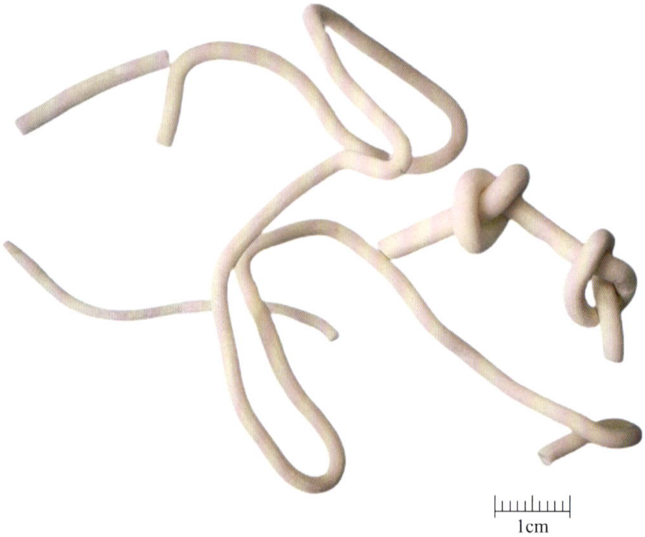

通关藤

【来源】本品为萝藦科植物通关藤 *Marsdenia tenacissima* (Roxb.) Wight et Arn. 的干燥藤茎。秋、冬二季采收，干燥。

【药材鉴别要点】本品呈类圆形的片或扁圆柱形的段，直径 2 ～ 5cm；有的可见膨大的节，节间两侧各有 1 条明显纵沟，于节处交互对称。外皮灰褐色，粗糙；栓皮松软，稍厚。质硬而韧。切面不平整，常呈类“8”字形，皮部浅灰色，木部黄白色，密布针眼状细孔。髓部常中空。气微，味苦回甜。

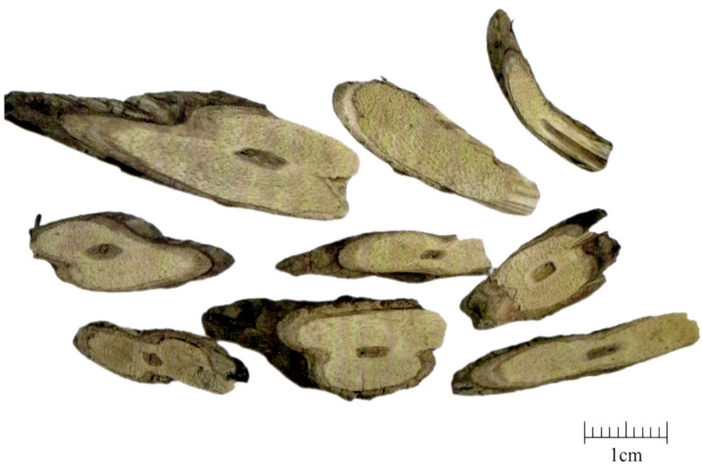

青风藤

【来源】本品为防己科植物青藤 *Sinomenium acutum* (Thunb.) Rehd. et Wils. 和毛青藤 *Sinomenium acutum* (Thunb.) Rehd. et Wils. var. *cinereum* Rehd. et Wils. 的干燥藤茎。秋末冬初采割，扎把或切长段，晒干。

【药材鉴别要点】本品呈长圆柱形，常微弯曲，长 20 ～ 70cm 或更长，直径 0.5 ～ 2cm。表面绿褐色至棕褐色，有的灰褐色，有细纵纹和皮孔。节部稍膨大，有分枝。体轻，质硬而脆，易折断，断面不平坦，灰黄色或淡灰棕色，皮部窄，木部射线呈放射状排列，髓部淡黄白色或黄棕色。气微，味苦。

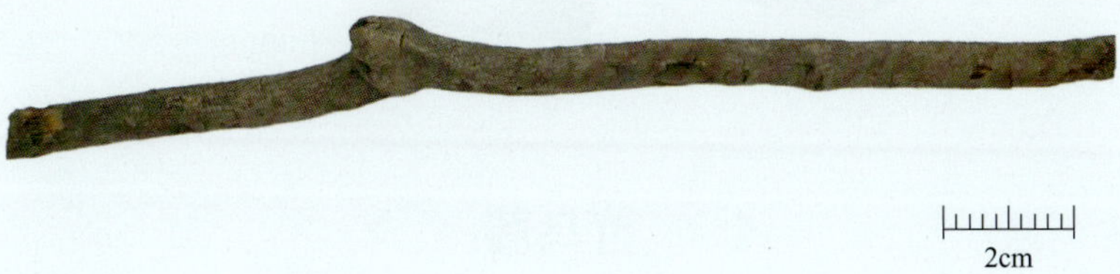

【饮片鉴别要点】本品呈类圆形的厚片，直径 0.5 ～ 2cm。外表面绿褐色至棕褐色，有纵纹，有的可见皮孔。切面灰黄色至淡灰黄色，皮部窄，木部有明显的放射状纹理，其间具有多数小孔，髓部淡黄白色至棕黄色。气微，味苦。

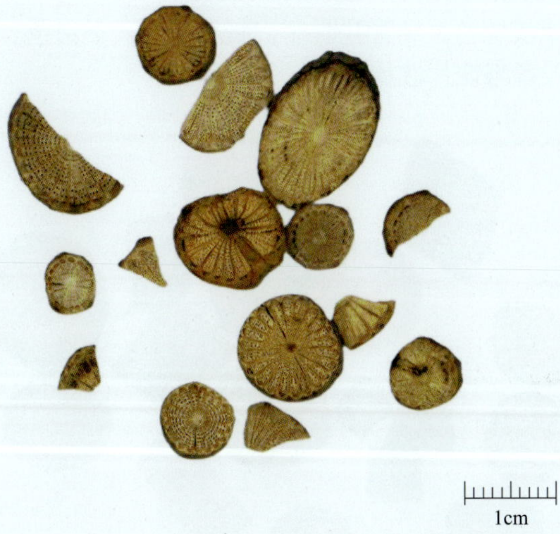

桑枝

【来源】本品为桑科植物桑 *Morus alba* L. 的干燥嫩枝。春末夏初采收，去叶，晒干，或趁鲜切片，晒干。

【饮片鉴别要点】本品呈类圆形或椭圆形的厚片，直径 0.5 ～ 1.5cm。外表皮灰黄色或黄褐色，①有点状皮孔，有的可见灰白色略呈半圆形的叶痕和黄棕色的腋芽。切面皮部较薄，木部黄白色，射线放射状，②髓部白色或黄白色。气微，味淡。

附注：药材趁鲜切片者与饮片性状相同。

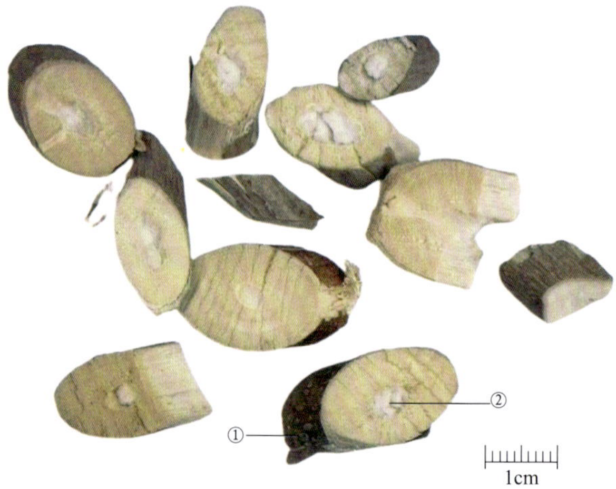

首乌藤

【来源】本品为蓼科植物何首乌 *Polygonum multiflorum* Thunb. 的干燥藤茎。秋、冬二季采割，除去残叶，捆成把或趁鲜切段，干燥。

【饮片鉴别要点】本品呈圆柱形的段。外表面紫红色或紫褐色。切面皮部紫红色，直径 4 ～ 7mm。木部黄白色或淡棕色，导管孔明显，髓部疏松，类白色。气微，味微苦涩。

附注：药材趁鲜切段者与饮片性状相同。

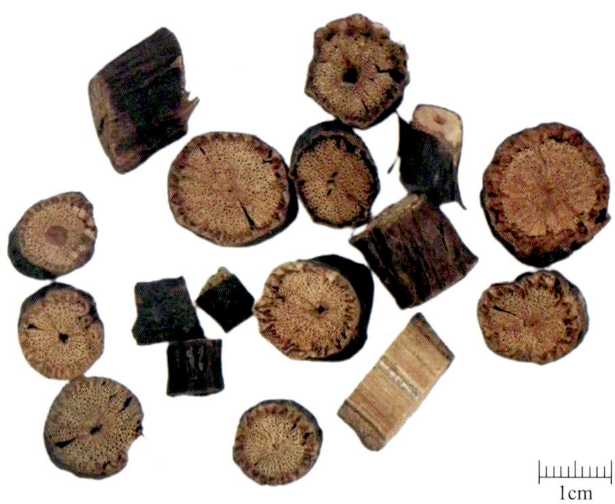

皂角刺

【来源】本品为豆科植物皂荚 *Gleditsia sinensis* Lam. 的干燥棘刺。全年均可采收，干燥，或趁鲜切片，干燥。

【药材鉴别要点】本品为主刺和 1 ～ 2 次分枝的棘刺。主刺长圆锥形，长 3 ～ 15cm 或更长，直径 0.3 ～ 1cm；分枝刺长 1 ～ 6cm，刺端锐尖。表面紫棕色或棕褐色。体轻，质坚硬，不易折断。切片厚 0.1 ～ 0.3cm，常带有尖细的刺端；木部黄白色，髓部疏松，淡红棕色；质脆，易折断。气微，味淡。

附注：皂角刺常见伪品有日本皂角刺和野皂角刺，其中野皂角刺主刺上常有一对分枝，日本皂荚刺主刺或分枝刺常呈扁圆柱形，有的表面暗灰色带有黑色的小斑点。

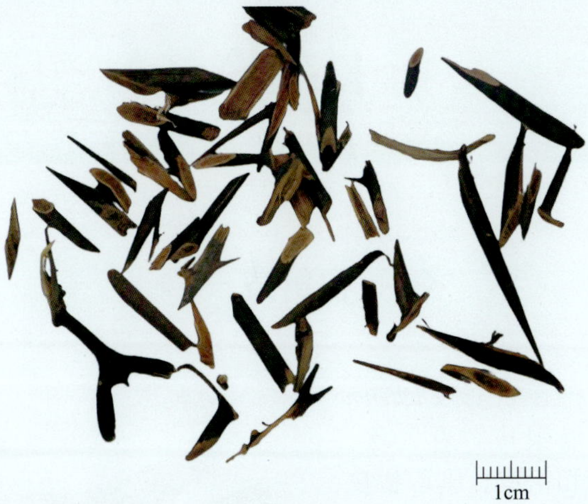

【饮片鉴别要点】与趁鲜切片药材性状相同。

竹茹

【来源】本品为禾本科植物青秆竹 *Bambusa tuldoides* Munro、大头典竹 *Sinocalamus beecheyanus* (Munro) McClure var. *Pubescens* P. F. Li 或淡竹 *Phyllostachys nigra* (Lodd.) Munro var. *henonis* (Mitf.) Stapf ex Rendle 的茎秆的干燥中间层。全年均可采制，取新鲜茎，除去外皮，将稍带绿色的中间层刮成丝条，或削成薄片，捆扎成束，阴干。前者称“散竹茹”，后者称“齐竹茹”。

【药材（饮片）鉴别要点】本品为卷曲成团的不规则丝条或呈长条形薄片状。宽窄厚薄不等，浅绿色、黄绿色或黄白色。纤维性，体轻松，质柔韧，有弹性。气微，味淡。

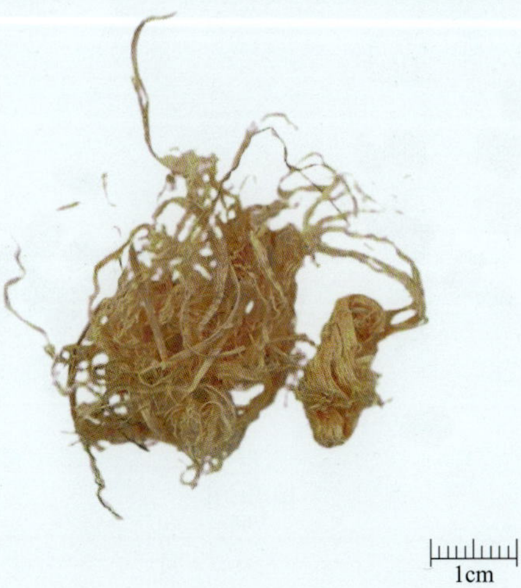

四、皮类

白鲜皮

【来源】本品为芸香科植物白鲜 *Dictamnus dasycarpus* Turcz. 的干燥根皮。春、秋二季采挖根部，除去泥沙和粗皮，剥取根皮，干燥。

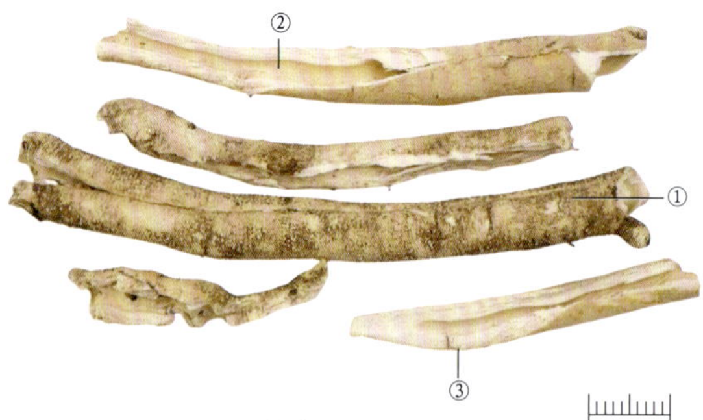

黑龙江省野生品

【药材鉴别要点】本品呈卷筒状，长 5 ～ 15cm，直径 1 ～ 2cm，厚 0.2 ～ 0.5cm。①外表面灰白色或淡灰黄色，具细纵皱纹和细根痕，常有突起的颗粒状小点；②内表面类白色，有细纵纹。质脆，折断时有粉尘飞扬，③断面不平坦，略呈层片状，剥去外层，迎光可见闪烁的小亮点。有羊膻气，味微苦。

【饮片鉴别要点】

白鲜皮　本品呈不规则的厚片。外表皮灰白色至淡灰黄色，可见细纵皱纹、细根痕及突起的颗粒状小点；内表面类白色，有细纵纹。切面类白色，略呈层片状。有羊膻气，味微苦。

掺伪品　本品为白鲜皮掺有带木心部分。

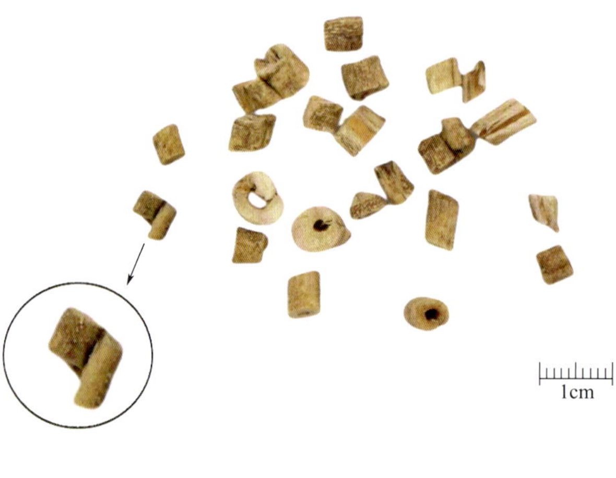

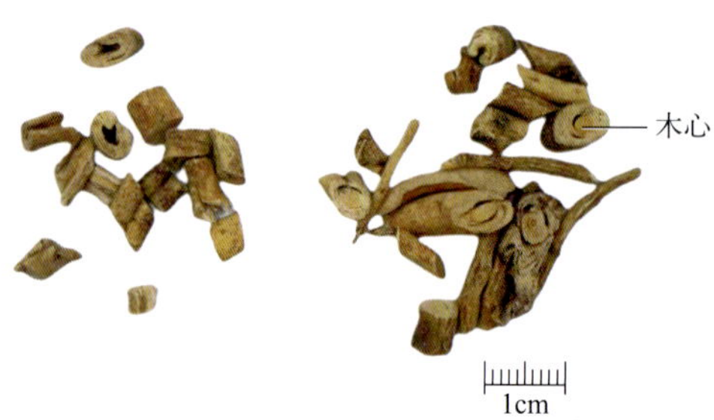

陈皮

【来源】本品为芸香科植物橘 *Citrus reticulata* Blanco 及其栽培变种的干燥成熟果皮。药材分为"陈皮"和"广陈皮"。采摘成熟果实，剥取果皮，晒干或低温干燥。

【药材鉴别要点】

陈皮　常剥成数瓣，基部相连，有的呈不规则的片状，厚 1 ～ 4mm。①外表面橙红色或红棕色，有细皱纹和凹下的点状油室；②内表面浅黄白色，粗糙，附黄白色或黄棕色筋络状维管束。质稍硬而脆。气香，味辛、苦。

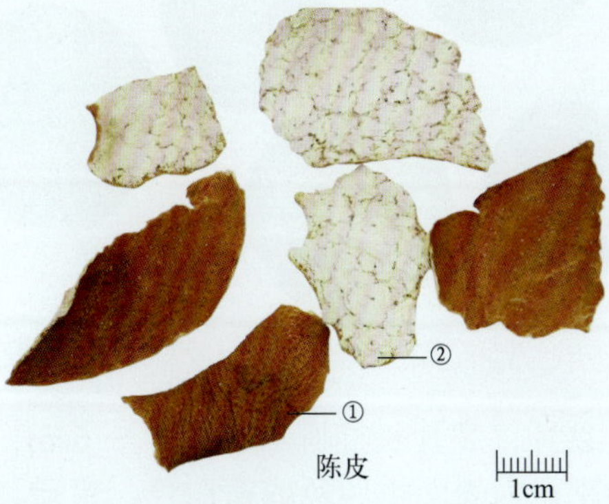

陈皮

广陈皮　常 3 瓣相连，形状整齐，厚度均匀，约 1mm。外表面橙黄色至棕褐色，点状油室较大，对光照视，透明清晰。质较柔软。

【饮片鉴别要点】本品呈不规则的条状或丝状，其余特征与药材性状相同。

附注：陈皮来源于人们平常吃的水果橘子，又称为杂果皮，多为药用；而广陈皮来源于橘的一个变种茶枝柑，又名新会陈皮，常做代茶饮。

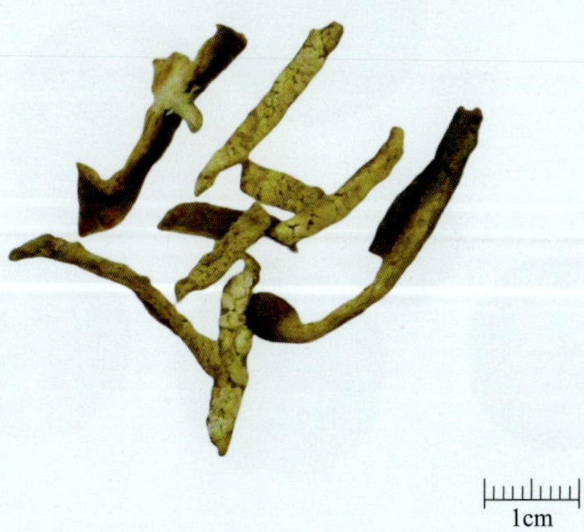

青皮

【来源】本品为芸香科植物橘 *Citrus reticulata* Blanco 及其栽培变种的干燥幼果或未成熟果实的果皮。5 ～ 6 月收集自落的幼果，晒干，习称"个青皮"；7 ～ 8 月采收未成熟的果实，在果皮上纵剖成四瓣至基部，除尽瓤瓣，晒干，习称"四花青皮"。

【药材鉴别要点】

个青皮　呈类球形，直径 0.5 ～ 2cm。表面灰绿色或黑绿色，微粗糙，有细密凹下的油室，①顶端有稍突起的柱基，②基部有圆形果梗痕。质硬，断面果皮黄白色或淡黄棕色，厚 0.1 ～ 0.2cm，外缘有油室 1 ～ 2 列。瓤囊 8 ～ 10 瓣，淡棕色。气清香，味酸、苦、辛。

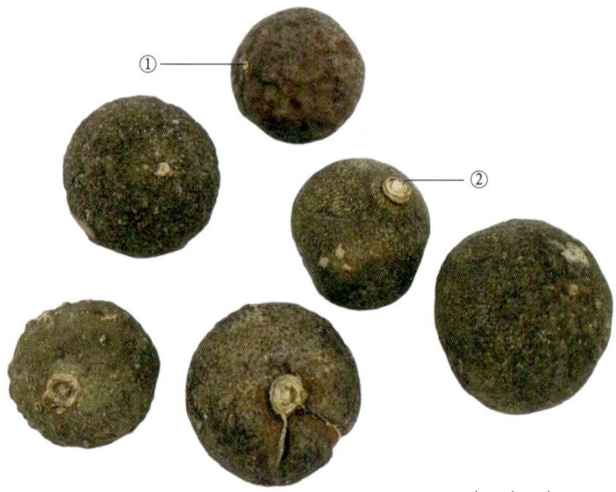

个青皮

四花青皮　果皮剖成 4 裂片，裂片长椭圆形，长 4 ～ 6cm，厚 0.1 ～ 0.2cm。外表面灰绿色或黑绿色，密生多数油室；内表面类白色或黄白色，粗糙，附黄白色或黄棕色小筋络。质稍硬，易折断，断面外缘有油室 1 ～ 2 列。气香，味苦、辛。

【饮片鉴别要点】本品呈类圆形厚片或不规则丝状。表面灰绿色或黑绿色，密生多数油室，切面黄白色或淡黄棕色，有时可见瓤囊 8 ～ 10 瓣，淡棕色。气香，味苦、辛。

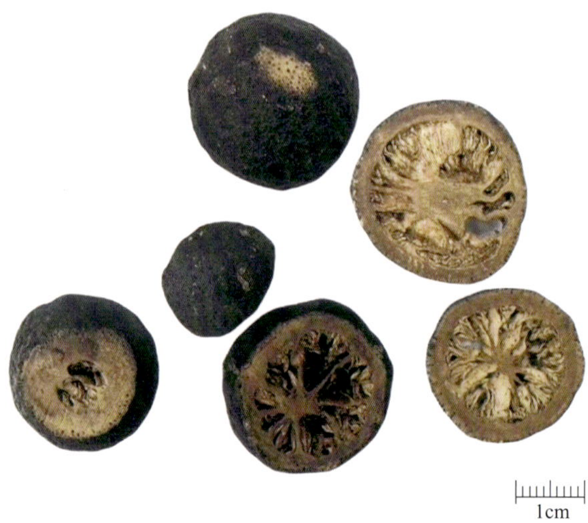

化橘红

【来源】本品为芸香科植物化州柚 *Citrus grandis* ‘Tomentosa’ 或柚 *Citrus grandis* (L.) Osbeck 的未成熟或近成熟的干燥外层果皮。前者习称“毛橘红”，后者习称“光七爪”“光五爪”。夏季果实未成熟时采收，置沸水中略烫后，将果皮割成 5 或 7 瓣，除去果瓤和部分中果皮，压制成形，干燥。

【饮片鉴别要点】本品呈丝状或块状，化州柚外表面黄绿色至黄褐色，密布茸毛，柚外表面黄棕色，无毛。有皱纹及小油室；内表面黄白色或淡黄棕色，有脉络纹。质脆，易折断，断面不整齐，外缘有 1 列不整齐的下凹的油室，内侧稍柔而有弹性。气芳香，味苦、微辛。

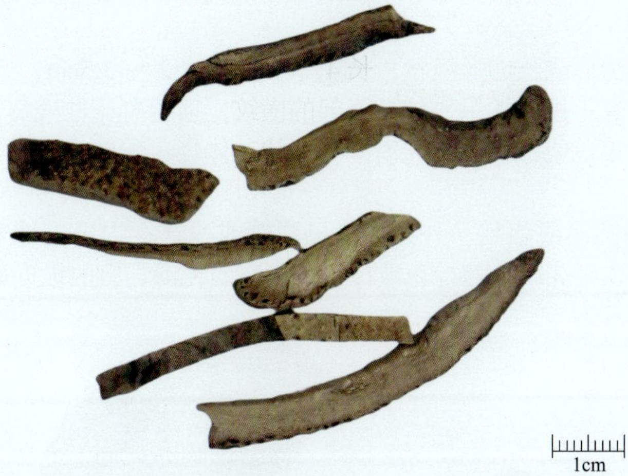

椿皮

【来源】本品为苦木科植物臭椿 *Ailanthus altissima* (Mill.) Swingle 的干燥根皮或干皮。全年均可剥取，晒干，或刮去粗皮晒干。

【药材鉴别要点】

根皮 呈不整齐的片状或卷片状，大小不一，厚 0.3 ～ 1cm。外表面灰黄色或黄褐色，粗糙，有多数纵向皮孔样突起和不规则纵、横裂纹，除去粗皮者显黄白色；内表面淡黄色，较平坦，密布梭形小孔或小点。质硬而脆，断面外层颗粒性，内层纤维性。气微，味苦。

干皮 呈不规则板片状，大小不一，厚 0.5 ～ 2cm。外表面灰黑色，极粗糙，有深裂。

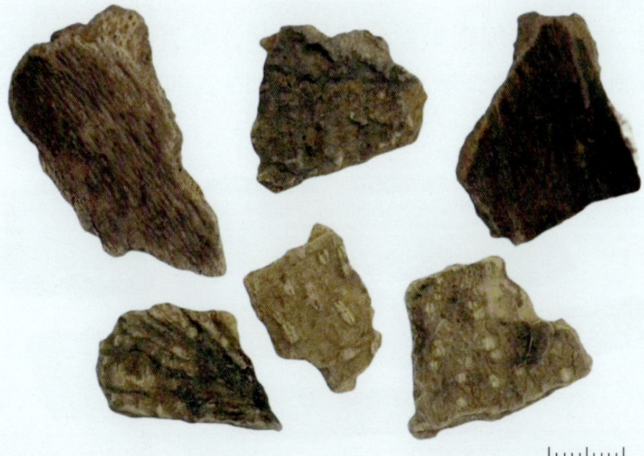

大腹皮

【来源】本品为棕榈科植物槟榔 *Areca catechu* L. 的干燥果皮。冬季至次春采收未成熟的果实，煮后干燥，纵剖两瓣，剥取果皮，习称"大腹皮"；春末至秋初采收成熟果实，煮后干燥，剥取果皮，打松，晒干，习称"大腹毛"。

【药材鉴别要点】

大腹皮　略呈椭圆形或长卵形瓢状，长 4 ～ 7cm，宽 2 ～ 3.5cm，厚 0.2 ～ 0.5cm。外果皮黄白色至灰黄色，具不规则的纵皱纹及隆起的横纹，顶端有花柱残痕，基部有果梗及残存萼片。内果皮凹陷，褐色或深棕色，光滑呈硬壳状。体轻，质硬，纵向撕裂后可见中果皮纤维。气微，味微涩。

大腹毛　略呈椭圆形或瓢状。外果皮多已脱落或残存。中果皮棕毛状，黄白色或淡棕色，疏松质柔。内果皮硬壳状，黄棕色或棕色，内表面光滑，有时纵向破裂。气微，味淡。

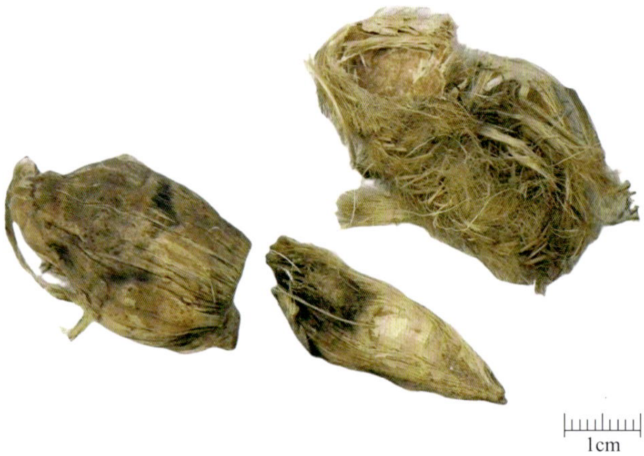

地枫皮

【来源】本品为木兰科植物地枫皮 *Illicium difengpi* K. I. B. et K. I. M. 的干燥树皮。春、秋二季剥取，晒干或低温干燥。

【饮片鉴别要点】本品呈不规则颗粒状或块片状，外表面灰棕色至深棕色，有的可见灰白色地衣斑，粗皮易剥离或脱落，脱落处棕红色。内表面棕色或棕红色，具明显的细纵皱纹。质松脆，易折断，断面颗粒状。气微香，味微涩。

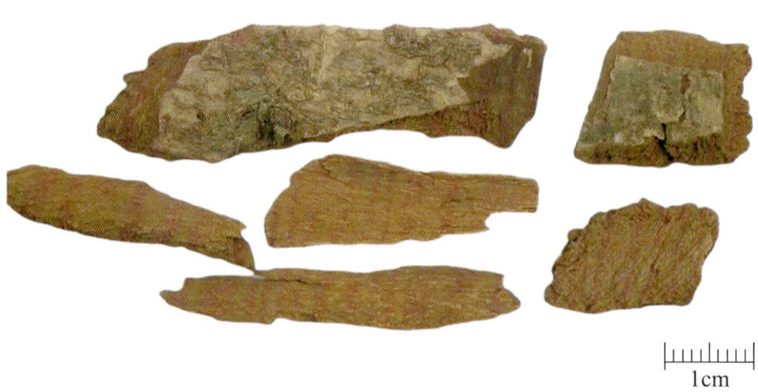

地骨皮

【来源】本品为茄科植物枸杞 *Lycium chinese* Mill. 或宁夏枸杞 *Lycium barbarum* L. 的干燥根皮。春初或秋后采挖根部，洗净，剥取根皮，晒干。

【药材（饮片）鉴别要点】本品呈筒状或槽状，长 3 ～ 10cm，宽 0.5 ～ 1.5cm，厚 0.1 ～ 0.3cm。①外表面灰黄色至棕黄色，粗糙，有不规则纵裂纹，易成鳞片状剥落。②内表面黄白色至灰黄色，较平坦，有细纵纹。体轻，质脆，易折断，断面不平坦，外层黄棕色，内层灰白色。气微，味微甘而后苦。

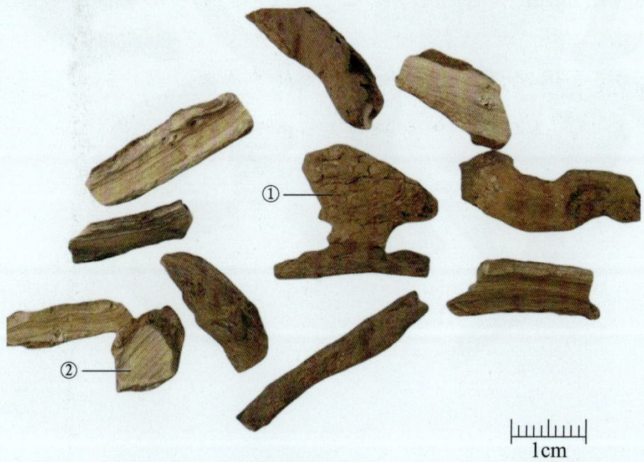

掺伪品 1 掺地上干皮。干皮相对根皮较平，外皮裂纹深，有的棕黑色。

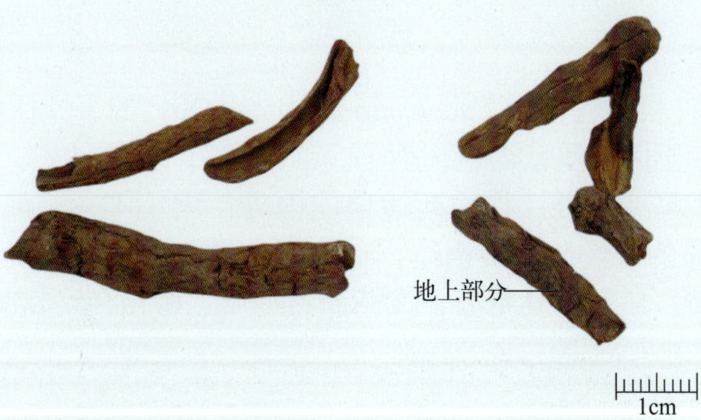

掺伪品 2 部分根未去木心。

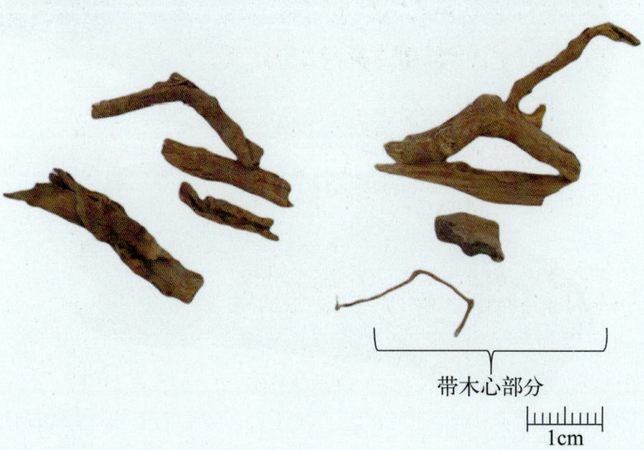

伪品—鹅绒藤　本品为萝藦科植物鹅绒藤 *Cynanchum chinese* R. Br. 的干燥根皮。本品呈卷筒状或槽状，长 0.5 ～ 4.5cm，直径 0.5 ～ 1cm，厚约 0.2cm。外表面浅棕黄色，粗糙或光滑，常有纵向和横向裂纹。内表面类白色或黄白色，多有小突起。质硬脆，断面可见 3 层，内外两层较薄，白色；中间层较厚，橙黄色。气微，味淡，嚼之有渣感。

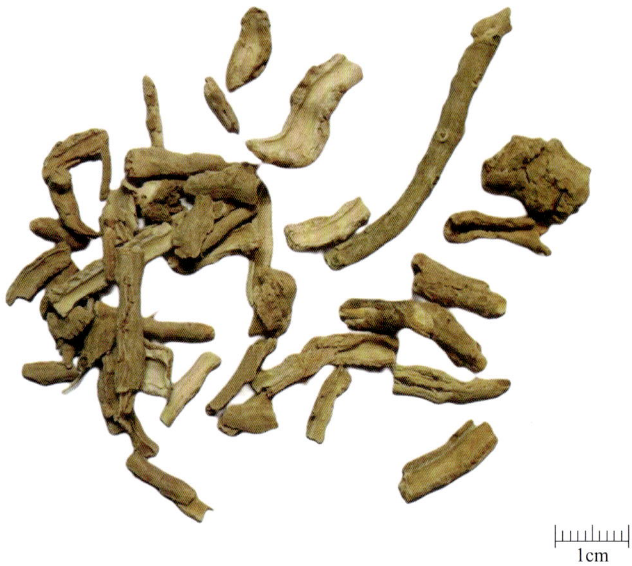

杜仲

【来源】本品为杜仲科植物杜仲 *Eucommia ulmoides* Oliv. 的干燥树皮。4 ～ 6 月剥取，刮去粗皮，堆置“发汗”至内皮呈紫褐色，晒干。

【药材鉴别要点】本品呈板片状或两边稍向内卷，大小不一，厚 3 ～ 7mm。外表面淡棕色或灰褐色，有明显的皱纹或纵裂槽纹，有的树皮较薄，未去粗皮，①可见明显的皮孔。②内表面暗紫色，光滑。质脆，易折断，③断面有细密、银白色、富弹性的橡胶丝相连。气微，味稍苦。

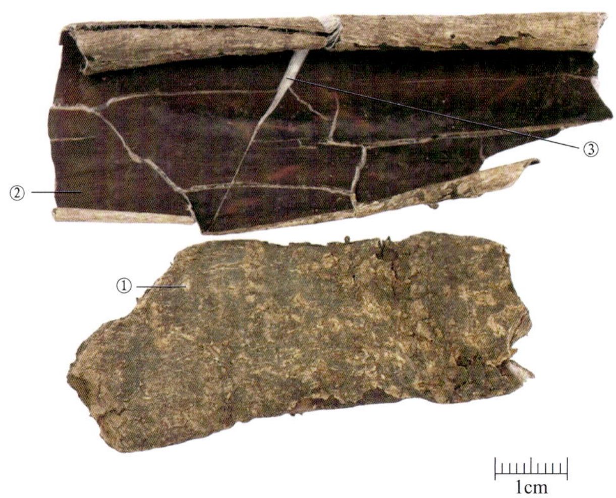

【饮片鉴别要点】本品呈小方块或丝状，其余特征与药材相同。

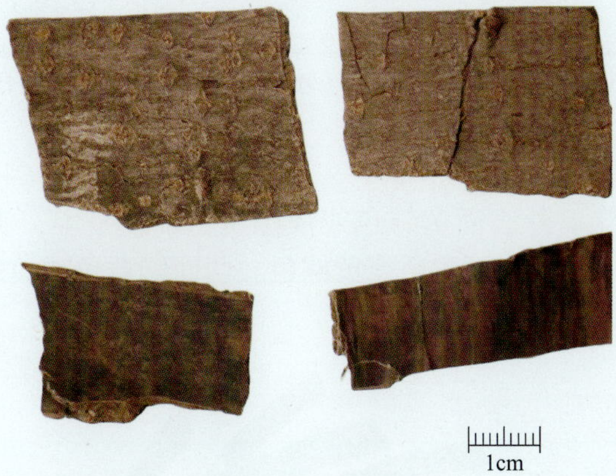

瓜蒌皮

【来源】本品为葫芦科植物栝楼 *Trichosanthes kirilowii* Maxim. 或双边栝楼 *Trichosanthes rosthornii* Harms 的干燥成熟果皮。秋季采摘成熟果实，剖开，除去果瓤及种子，阴干。

【药材鉴别要点】本品常切成 2 至数瓣，边缘向内卷曲，长 6 ～ 12cm。外表面橙红色或橙黄色，皱缩，有的有残存果梗；内表面黄白色。质较脆，易折断。具焦糖气，味淡、微酸。

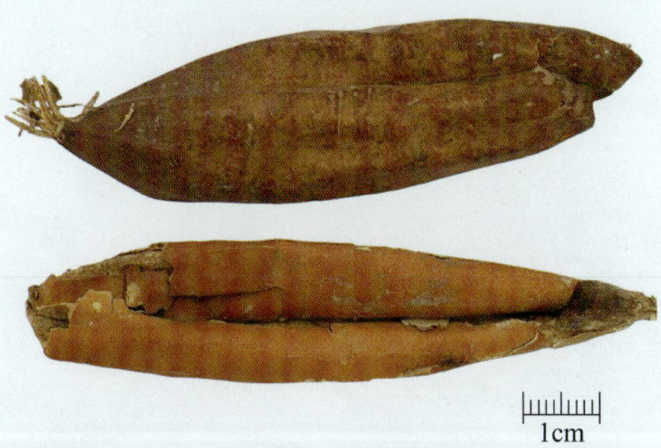

【饮片鉴别要点】本品呈丝条状，其余特征与药材相同。

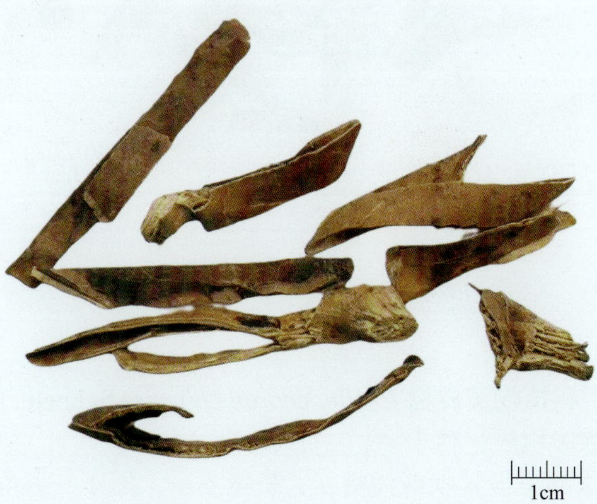

关黄柏

【来源】本品为芸香科植物黄檗 *Phellodendron amurense* Rupr. 的干燥树皮。剥取树皮，除去粗皮，晒干。

【饮片鉴别要点】

关黄柏　本品呈丝状。外表面黄绿色或淡棕黄色，较平坦，①纵向皮孔痕小而少见，②偶有灰白色的粗皮残留。内表面黄色或黄棕色。切面鲜黄色或黄绿色，有的呈片状分层。气微，味极苦。

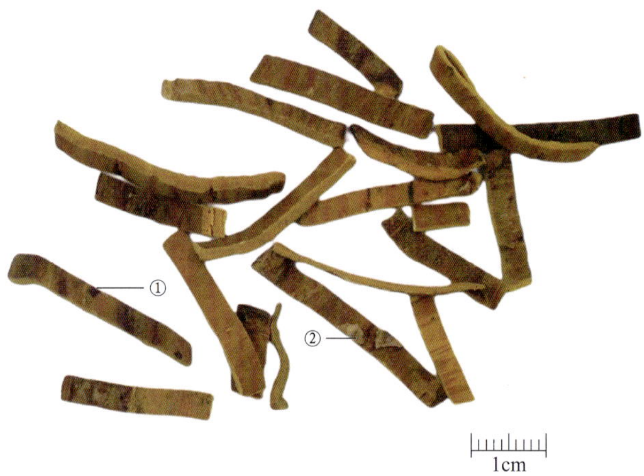

伪品　本品为提取过的关黄柏。切面灰黄色或浅黄色。气微，味淡或微苦。建议辅助薄层色谱或液相色谱作为佐证。

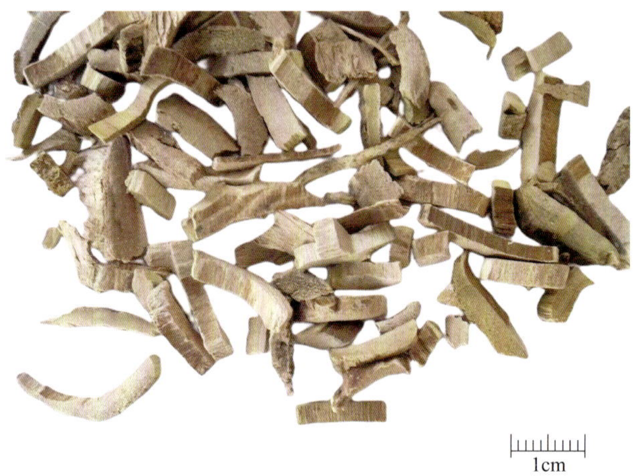

黄柏

【来源】本品为芸香科植物黄皮树 *Phellodendron chinense* Schneid. 的干燥树皮。习称“川黄柏”。剥取树皮后，除去粗皮，晒干。

【药材鉴别要点】本品呈板片状或浅槽状，长宽不一，厚 1 ～ 6mm。①外表面黄褐色或黄棕色，平坦或具纵沟纹，有的可见皮孔痕及残存的灰褐色粗皮；②内表面暗黄色或淡棕色，具细密的纵棱纹。体轻，质硬，断面纤维性，呈裂片状分层，深黄色。气微，味极苦，嚼之有黏性。

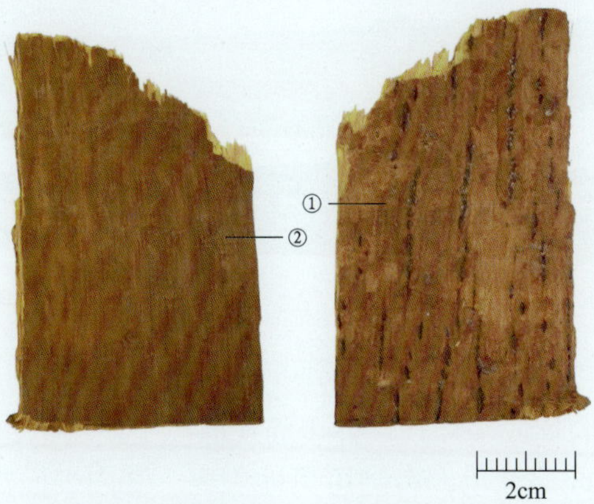

【饮片鉴别要点】本品呈丝条状，或卷曲。①外表面黄褐色或黄棕色，有的可见皮孔痕及残存的灰褐色粗皮；②内表面暗黄色或淡棕色，具纵棱纹。切面纤维性，呈裂片状分层，深黄色。味极苦。

附注：关黄柏残留的粗皮灰白色，黄柏残留的粗皮灰褐色，如果粗皮均已刮净则难以区别；一般关黄柏可见较少的纵向皮孔痕，黄柏的皮孔较小且数量相对较多；此外，关黄柏仅有的切面呈裂片状分层，而黄柏切面裂片状分层较多，必要时可通过薄层色谱进一步验证。

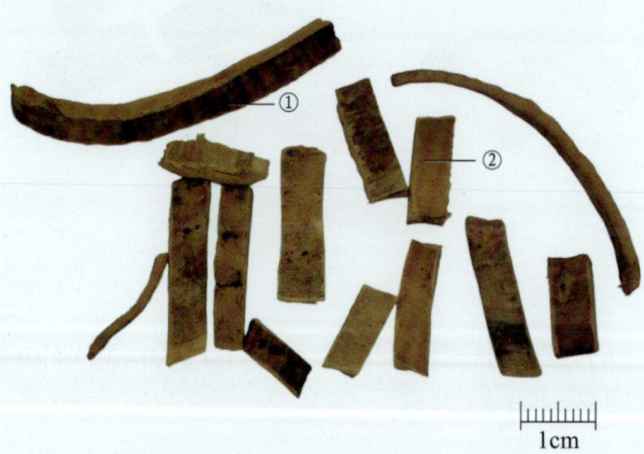

合欢皮

【来源】本品为豆科植物合欢 *Albizia julibrissin* Durazz. 的干燥树皮。夏、秋二季剥取，晒干。

【药材鉴别要点】本品呈卷曲筒状或半筒状，长 40 ～ 80cm，厚 0.1 ～ 0.3cm。外表面灰棕色至灰褐色，稍有纵皱纹，有的成浅裂纹，①密生明显的椭圆形横向皮孔，棕色或棕红色，偶有突起的横棱或较大的圆形枝痕，常附有地衣斑；②内表面淡黄棕色或黄白色，平滑，有细密纵纹。质硬而脆，易折断，断面呈纤维性片状，淡黄棕色或黄白色。气微香，味淡、微涩、稍刺舌，而后喉头有不适感。

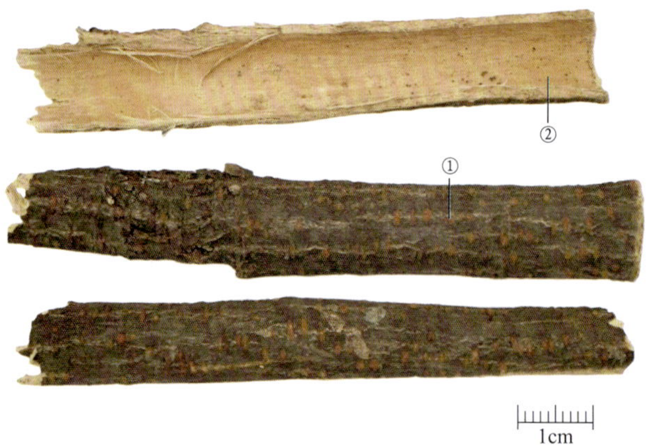

【饮片鉴别要点】

合欢皮 本品呈弯曲的丝或块片状。外表面灰棕色至灰褐色，稍有纵皱纹，①密生明显的椭圆形横向皮孔，棕色或棕红色，有的可见地衣斑。②内表面淡黄棕色或黄白色，平滑，具细密纵纹。切面呈纤维性片状，黄白色至淡黄棕色。气微香，味淡、微涩、稍刺舌，而后喉头有不适感。

附注：由于栽培的原因，外皮地衣斑少见。

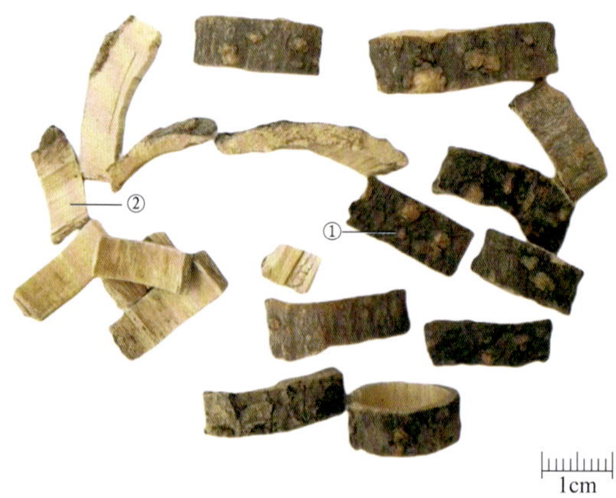

伪品一山合欢皮 为豆科植物山槐 *Albizia kalkora* (Roxb.) Prain 的干燥树皮。本品老树皮粗糙，栓皮厚，常呈纵向裂开，易剥落。皮孔在较薄的皮上较多，呈横长或点状。气味较合欢皮弱。

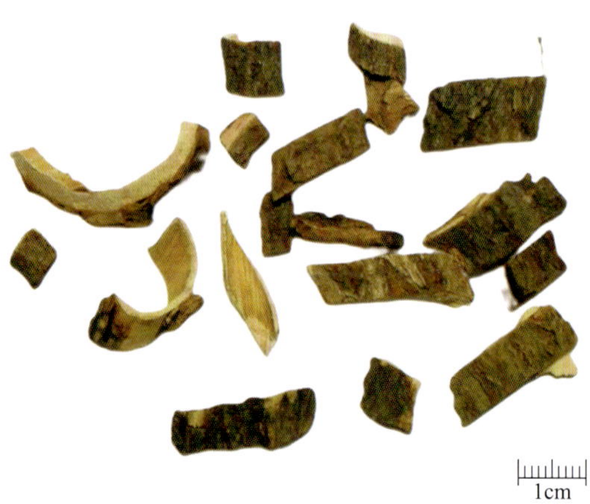

厚朴

【来源】本品为木兰科植物厚朴 *Magnolia officinalis* Rehd. et Wils. 或凹叶厚朴 *Magnolia officinalis* Rehd. et Wils. var. *biloba* Rehd. et Wils. 的干燥干皮、根皮及枝皮。4 ～ 6 月剥取，根皮和枝皮直接阴干；干皮置沸水中微煮后，堆置阴湿处，"发汗"至内表面变紫褐色或棕褐色时，蒸软，取出，卷成筒状，干燥。

【药材鉴别要点】

干皮　呈卷筒状或双卷筒状，长 30 ～ 35cm，厚 0.2 ～ 0.7cm，习称"筒朴"；近根部的干皮一端展开如喇叭口，长 13 ～ 25cm，厚 0.3 ～ 0.8cm，习称"靴筒朴"。外表面灰棕色或灰褐色，粗糙，有时呈鳞片状，较易剥落，①有明显椭圆形皮孔和纵皱纹，刮去粗皮者显黄棕色。②内表面紫棕色或深紫褐色，较平滑，具细密纵纹，划之显油痕。质坚硬，不易折断，断面颗粒性，外层灰棕色，内层紫褐色或棕色，有油性，有的可见多数小亮星。气香，味辛辣、微苦。

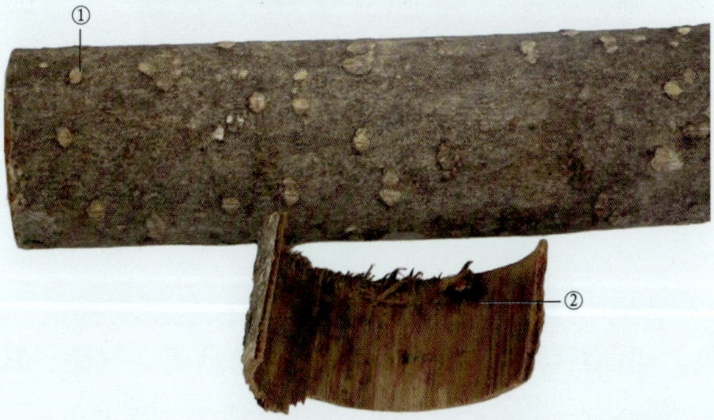

产于四川省成都市(厚朴-筒朴)　1cm

根皮（根朴）　呈单筒状或不规则块片；有的弯曲似鸡肠，习称"鸡肠朴"。质硬，较易折断，断面纤维性。

枝皮（枝朴）　呈单筒状，长 10 ～ 20cm，厚 0.1 ～ 0.2cm。质脆，易折断，断面纤维性。

【饮片鉴别要点】本品呈弯曲的丝条状或单、双卷筒状。外表面黄棕色、灰棕色至灰褐色，①有时可见椭圆形皮孔或纵皱纹。②内表面紫棕色至深紫褐色，较平滑，具细密纵纹，划之显油痕。切面颗粒性，有油性，有的可见小亮星。气香，味辛辣、微苦。

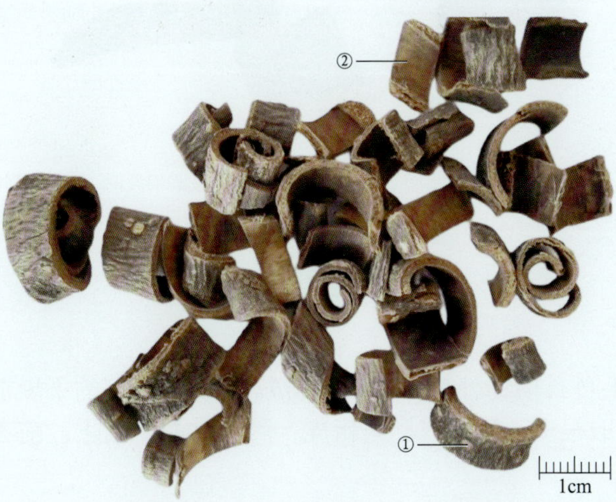

苦楝皮

【来源】本品为楝科植物川楝 *Melia toosendan* Sieb. et Zucc. 或楝 *Melia azedarach* L. 的干燥树皮和根皮。春、秋二季剥取，晒干，或除去粗皮，晒干。

【药材鉴别要点】本品呈不规则板片状、槽状或半卷筒状，长宽不一，厚 2 ～ 6mm。外表面灰棕色或灰褐色，粗糙，有交织的纵皱纹和点状灰棕色皮孔，除去粗皮者淡黄色；内表面类白色或淡黄色。质韧，不易折断，断面纤维性，呈层片状，易剥离。气微，味苦。

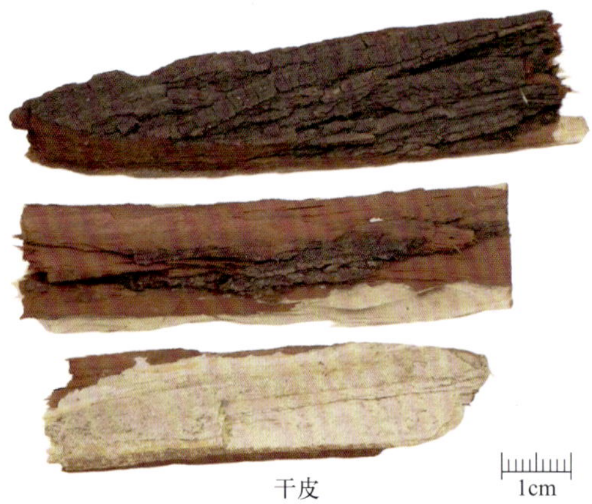

干皮

【饮片鉴别要点】本品呈不规则的丝状。外表面灰棕色至灰褐色，除去粗皮者呈淡黄色。内表面类白色至淡黄色。切面纤维性，略呈层片状，易剥离。气微，味苦。

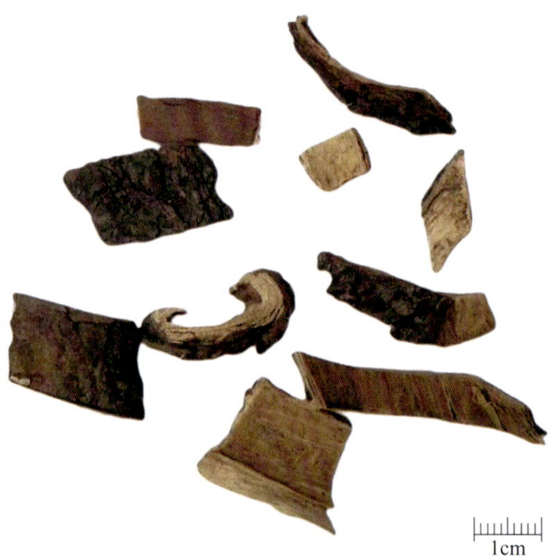

牡丹皮

【来源】本品为毛茛科植物牡丹 *Paeonia suffruticosa* Andr. 的干燥根皮。秋季采挖根部，除去细根和泥沙，剥取根皮，晒干或刮去粗皮，除去木心，晒干。前者习称“连丹皮”，后者习称“刮丹皮”。

【药材鉴别要点】

连丹皮 呈筒状或半筒状，有纵剖开的裂缝，略向内卷曲或张开，长 5 ～ 20cm，直径 0.5 ～ 1.2cm，厚 0.1 ～ 0.4cm。外表面灰褐色或黄褐色，有多数横长皮孔样突起和细根痕，栓皮脱落处粉红色；内表面淡灰黄色或浅棕色，有明显的细纵纹，常见发亮的结晶。质硬而脆，易折断，断面较平坦，淡粉红色，粉性。气芳香，味微苦而涩。

刮丹皮 外表面有刮刀削痕，外表面红棕色或淡灰黄色，有时可见灰褐色斑点状残存外皮。

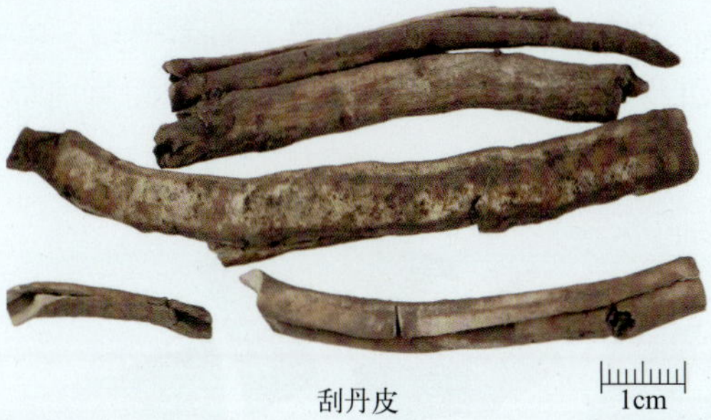

刮丹皮

【饮片鉴别要点】

牡丹皮 本品呈圆形或卷曲形的薄片。连丹皮外表面灰褐色或黄褐色，栓皮脱落处粉红色；刮丹皮外表面红棕色或淡灰黄色。内表面有时可见发亮的结晶。切面淡粉红色，粉性。气芳香，味微苦而涩。

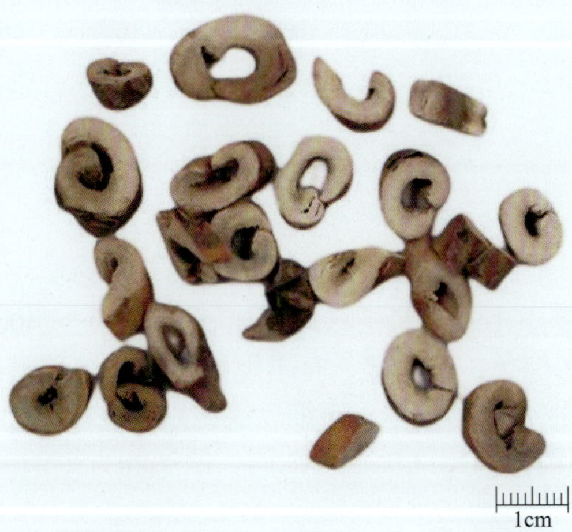

掺伪品 本品为牡丹皮掺有未除去木心的部分。

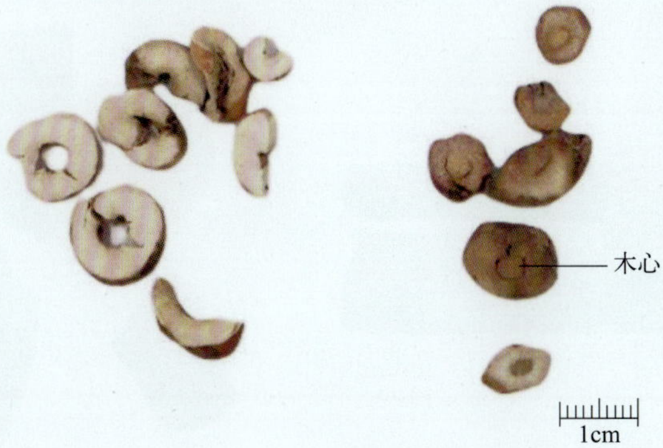

秦皮

【来源】本品为木犀科植物苦枥白蜡树 *Fraxinus rhynchophylla* Hance、白蜡树 *Fraxinus chinensis* Roxb.、尖叶白蜡树 *Fraxinus szaboana* Lingelsh. 或宿柱白蜡树 *Fraxinus stylosa* Lingelsh. 的干燥枝皮或干皮。春、秋二季剥取，晒干。

【饮片鉴别要点】本品为长短不一的丝条状。枝皮外表面灰白色、灰棕色至黑棕色或相间呈斑状，平坦或稍粗糙，并有灰白色圆点状皮孔及细斜皱纹，有的具分枝痕。干皮外表面灰棕色，具龟裂状沟纹及红棕色圆形或横长的皮孔。内表面黄白色或棕色，平滑。切面纤维性。质硬。气微，味苦。

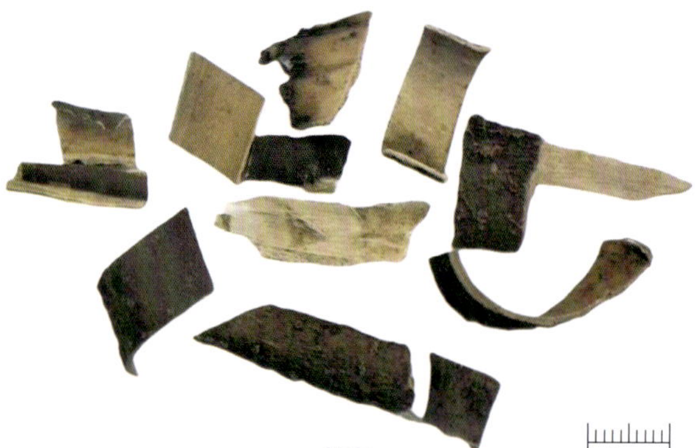

枝皮

肉桂

【来源】本品为樟科植物肉桂 *Cinnamomum cassia* Presl 的干燥树皮。多于秋季剥取，阴干。

【药材（饮片）鉴别要点】本品呈槽状或卷筒状，长 30 ～ 40cm，宽或直径 3 ～ 10cm，厚 0.2 ～ 0.8cm。外表面灰棕色，稍粗糙，有不规则的细皱纹和横向突起的皮孔，有的可见灰白色的斑纹；内表面红棕色，略平坦，有细纵纹，划之显油痕。质硬而脆，易折断，断面不平坦，外层棕色而较粗糙，内层红棕色而油润，两层间有 1 条黄棕色的线纹。气香浓烈，味甜、辣。

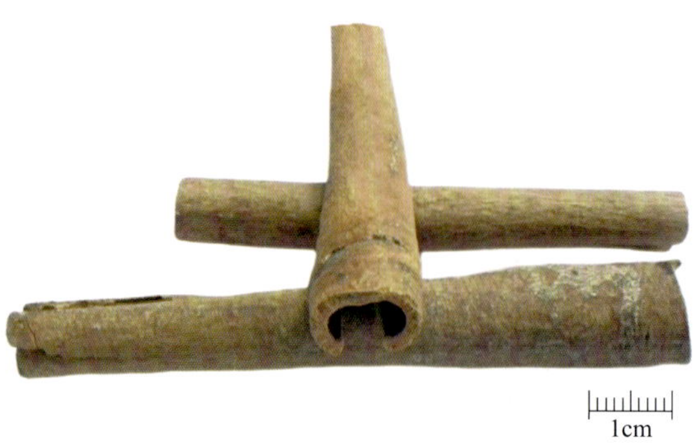

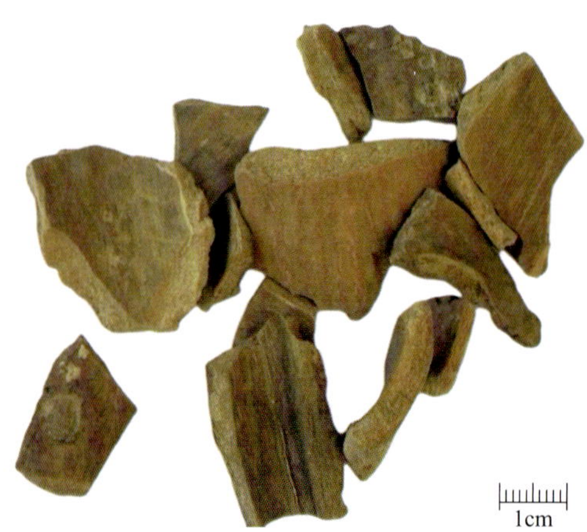

桑白皮

【来源】本品为桑科植物桑 *Morus alba* L. 的干燥根皮。秋末叶落时至次春发芽前采挖根部，刮去黄棕色粗皮，纵向剖开，剥取根皮，晒干。

【饮片鉴别要点】本品呈丝条状，外表面白色或淡黄白色，有的残留橙黄色或棕黄色鳞片状粗皮；内表面黄白色或灰黄色，有细纵纹。体轻，质韧，纤维性强。气微，味微甘。

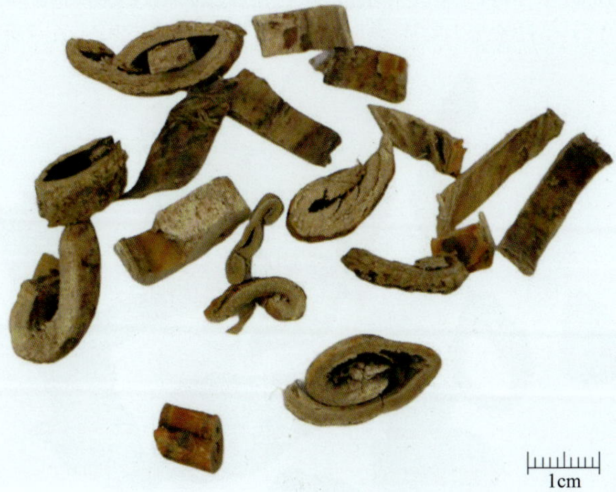

石榴皮

【来源】本品为石榴科植物石榴 *Punica granatum* L. 的干燥果皮。秋季果实成熟后收集果皮，晒干。

【饮片鉴别要点】本品呈不规则的长条状或不规则的块状。外表面红棕色、棕黄色或暗棕色，略有光泽，有多数疣状突起，有时可见筒状宿萼及果梗痕。内表面黄色或红棕色，有种子脱落后的小凹坑及隔瓤残迹。切面黄色或鲜黄色，略显颗粒状。气微，味苦涩。

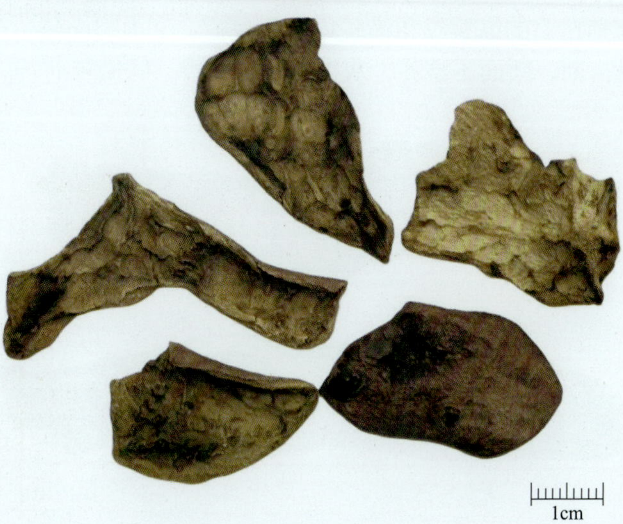

土荆皮

【来源】本品为松科植物金钱松 *Pseudolarix amabilis* (Nelson) Rehd. 的干燥根皮或近根树皮。夏季剥取，晒干。

【饮片鉴别要点】本品呈条片状或卷筒状。外表面灰黄色，有时可见灰白色横向皮孔样突起。内表面黄棕色至红棕色，具细纵纹。近根树皮粗皮较厚，外表面龟裂，内表面较粗糙。切面淡红棕色至红棕色，有时可见有细小白色结晶，可层层剥离。气微，味苦而涩。

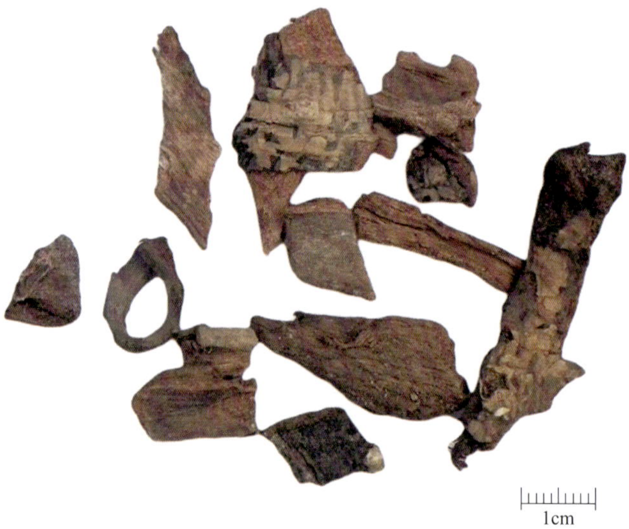

五加皮

【来源】本品为五加科植物细柱五加 *Acanthopanax gracilistylus* W. W. Smith 的干燥根皮。夏、秋二季采挖根部，洗净，剥取根皮，晒干。

【药材鉴别要点】本品呈不规则卷筒状，长 5 ～ 15cm，直径 0.4 ～ 1.4cm，厚约 0.2cm。外表面灰褐色，①有稍扭曲的纵皱纹和横长皮孔样斑痕；②内表面淡黄色或灰黄色，有细纵纹。体轻，质脆，易折断，断面不整齐，灰白色。气微香，味微辣而苦。

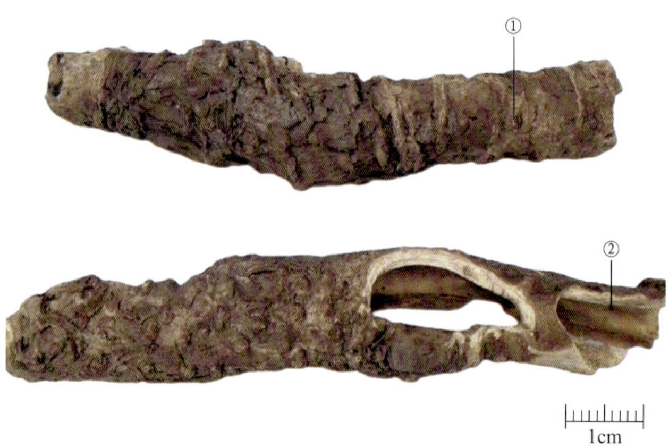

【饮片鉴别要点】本品呈不规则的厚片。外表面灰褐色，有稍扭曲的纵皱纹及横长皮孔样斑痕；内表面淡黄色或灰黄色，有细纵纹。切面不整齐，灰白色。气微香，味微辣而苦。

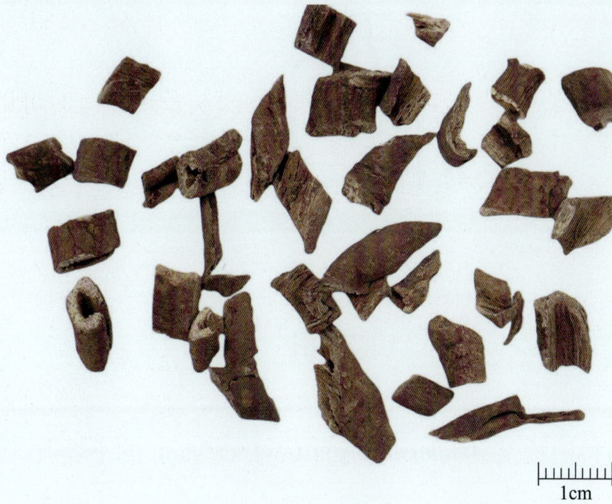

香加皮

【来源】本品为萝藦科植物杠柳 *Periploca sepium* Bge. 的干燥根皮。春、秋二季采挖，剥取根皮，晒干。

【药材鉴别要点】本品呈卷筒状或槽状，少数呈不规则的块片状，长 3 ～ 10cm，直径 1 ～ 2cm，厚 0.2 ～ 0.4cm。外表面灰棕色或黄棕色，栓皮松软常呈鳞片状，易剥落。内表面淡黄色或淡黄棕色，较平滑，有细纵纹。体轻，质脆，易折断，断面不整齐，黄白色。有特异香气，味苦。

附注：香加皮经常和五加皮混淆，香加皮香气特异，而五加皮气微香；此外显微鉴别香加皮含有草酸钙方晶，而五加皮含草酸钙簇晶。

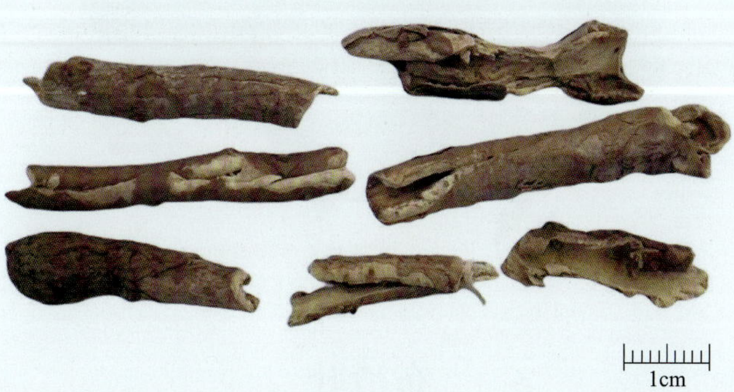

五、叶及花类

艾叶

【来源】本品为菊科植物艾 *Artemisia argyi* Lévl. et Vant. 的干燥叶。夏季花未开时采摘，除去杂质，晒干。

【药材（饮片）鉴别要点】本品多皱缩、破碎，有短柄。完整叶片展平后呈卵状椭圆形，不裂至羽状深裂，裂片卵形、卵状披针形或披针形，边缘有不规则的粗锯齿；上表面灰绿色或深黄绿色，有稀疏的柔毛和腺点；下表面密生灰白色绒毛。质柔软。气清香，味苦。

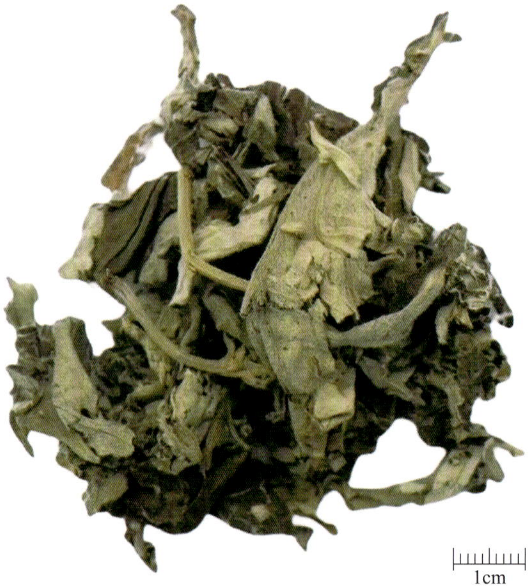

布渣叶

【来源】本品为椴树科植物破布叶 *Microcos paniculata* L. 的干燥叶。夏、秋二季采收，除去枝梗和杂质，阴干或晒干。

【药材（饮片）鉴别要点】本品多皱缩或破碎。完整叶展平后呈卵状长圆形或卵状矩圆形，长 8 ～ 18cm，宽 4 ～ 8cm。表面黄绿色、绿褐色或黄棕色。先端渐尖，基部钝圆，稍偏斜，边缘具细齿。基出脉3条，侧脉羽状，小脉网状。具短柄，叶脉及叶柄被柔毛。纸质，易破碎。气微，味淡，微酸涩。

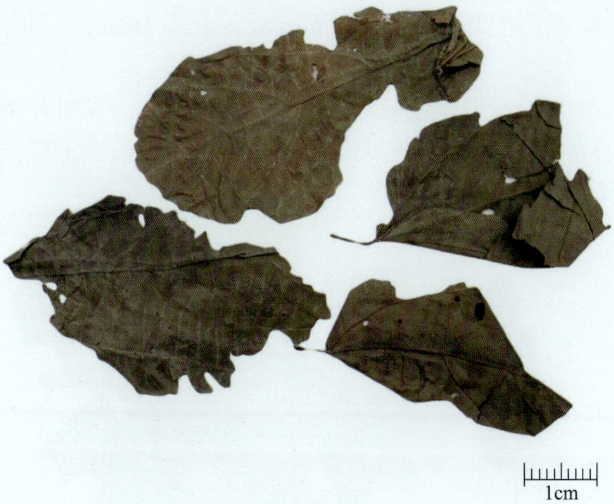

大青叶

【来源】本品为十字花科植物菘蓝 *Isatis indigotica* Fort. 的干燥叶。夏、秋二季分2～3次采收，除去杂质，晒干。

【药材（饮片）鉴别要点】本品多皱缩卷曲，有的破碎。完整叶片展平后呈长椭圆形至长圆状倒披针形，长5～20cm，宽2～6cm；上表面暗灰绿色，有的可见色较深稍突起的小点；先端钝，全缘或微波状，基部狭窄下延至叶柄呈翼状；叶柄长4～10cm，淡棕黄色。质脆。气微，味微酸、苦、涩。

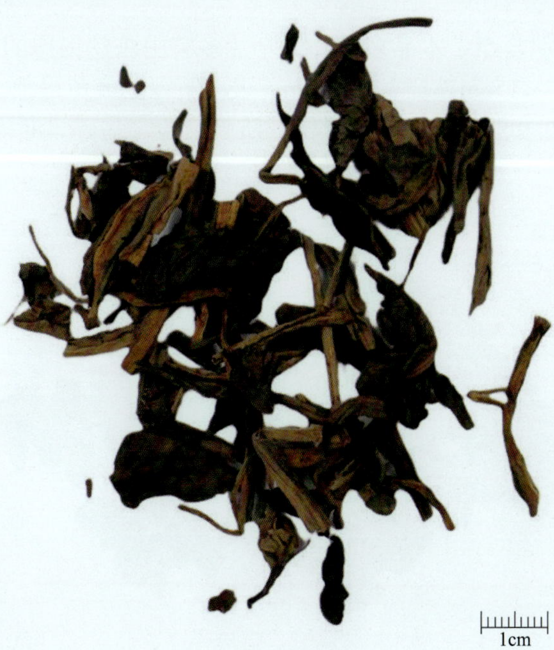

淡竹叶

【来源】本品为禾本科植物淡竹叶 *Lophatherum gracile* Brongn. 的干燥茎叶。夏季未抽花穗前采割，晒干。

【饮片鉴别要点】本品呈不规则的段、片，可见茎碎片、节和开裂的叶鞘。叶碎片浅绿色或黄绿色，有的皱缩卷曲，叶脉平行，具横行小脉，形成长方形的网格状，下表面尤为明显。体轻，质柔韧。气微，味淡。

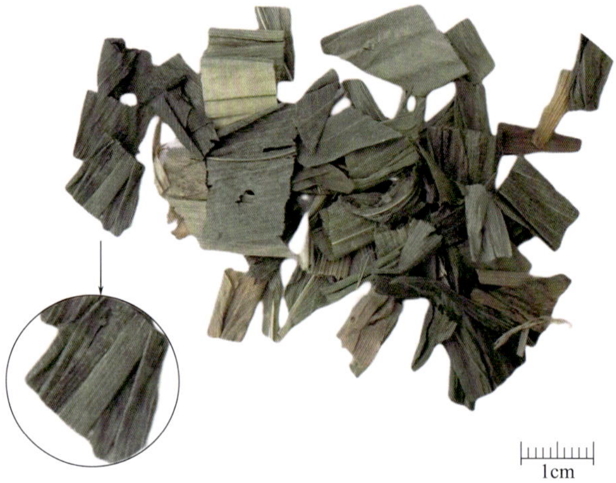

杜仲叶

【来源】本品为杜仲科植物杜仲 *Eucommia ulmoides* Oliv. 的干燥叶。夏、秋二季枝叶茂盛时采收，晒干或低温烘干。

【药材（饮片）鉴别要点】本品多破碎，叶片多有由胶丝相连的裂隙。完整叶片展平后呈椭圆形或卵形，长 7 ～ 15cm，宽 3.5 ～ 7cm。表面黄绿色或黄褐色，微有光泽，先端渐尖，基部圆形或广楔形，边缘有锯齿，具短叶柄。质脆，搓之易碎，断面可见少量胶丝。气微，味微苦。

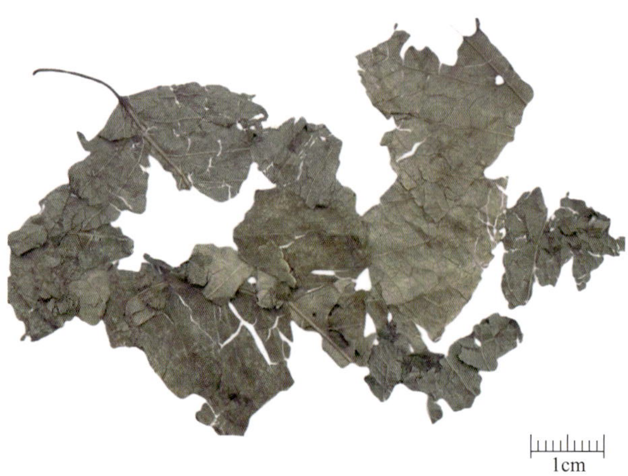

番泻叶

【来源】本品为豆科植物狭叶番泻 *Cassia angustifolia* Vahl 或尖叶番泻 *Cassia acutifolia* Delile 的干燥小叶。

【药材鉴别要点】

狭叶番泻　呈长卵形或卵状披针形，长 1.5 ～ 5cm，宽 0.4 ～ 2cm，叶端急尖，叶基稍不对称，全缘。上表面黄绿色，下表面浅黄绿色，无毛或近无毛，叶脉稍隆起。革质。气微弱而特异，味微苦，稍有黏性。

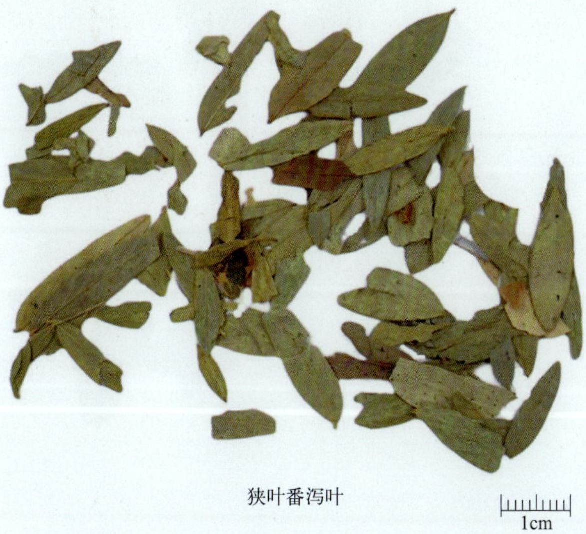

狭叶番泻叶

尖叶番泻　呈披针形或长卵形，略卷曲，叶端短尖或微突，叶基不对称，两面均有细短毛茸。

【饮片鉴别要点】性状同药材。

枸骨叶

【来源】本品为冬青科植物枸骨 *Ilex cornuta* Lindl. ex Paxt. 的干燥叶。秋季采收，除去杂质，晒干。

【药材（饮片）鉴别要点】本品呈类长方形或矩圆状长方形，偶有长卵圆形，长 3 ～ 8cm，宽 1.5 ～ 4cm。先端具 3 枚较大的硬刺齿，顶端 1 枚常反曲，基部平截或宽楔形，两侧有时各具刺齿 1 ～ 3 枚，边缘稍反卷；长卵圆形叶常无刺齿。上表面黄绿色或绿褐色，有光泽，下表面灰黄色或灰绿色。叶脉羽状，叶柄较短。革质，硬而厚。气微，味微苦。

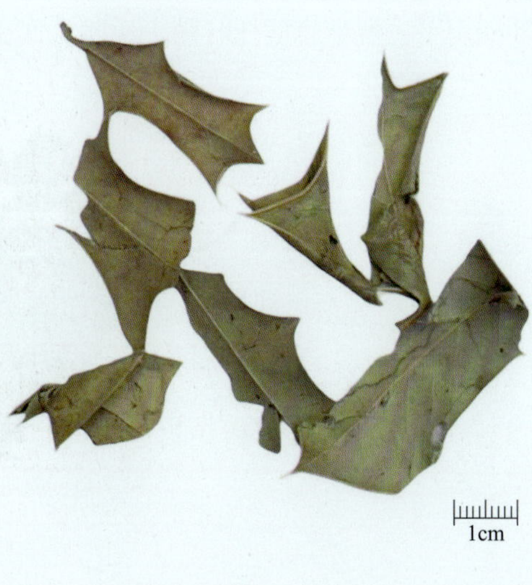

荷叶

【来源】本品为睡莲科植物莲 *Nelumbo nucifera* Gaertn. 的干燥叶。夏、秋二季采收，晒至七八成干时，除去叶柄，折成半圆形或折扇形，干燥。

【饮片鉴别要点】本品呈不规则的丝状。①上表面深绿色或黄绿色，较粗糙；下表面淡灰棕色，较光滑，②叶脉明显突起。质脆，易破碎。稍有清香气，味微苦。

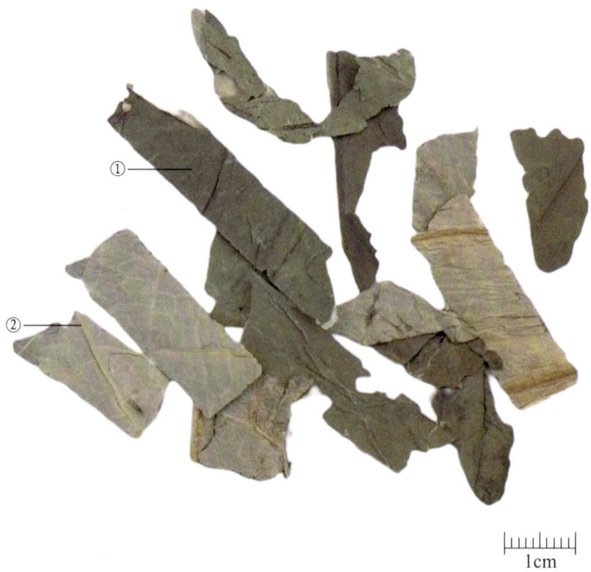

蓼大青叶

【来源】本品为蓼科植物蓼蓝 *Polygonum tinctorium* Ait. 的干燥叶。夏、秋二季枝叶茂盛时采收两次，除去茎枝和杂质，干燥。

【药材（饮片）鉴别要点】本品多皱缩、破碎，完整者展平后呈椭圆形，长 3 ～ 8cm，宽 2 ～ 5cm。蓝绿色或黑蓝色，先端钝，基部渐狭，全缘。叶脉浅黄棕色，于下表面略突起。叶柄扁平，偶带膜质托叶鞘。质脆。气微，味微涩而稍苦。

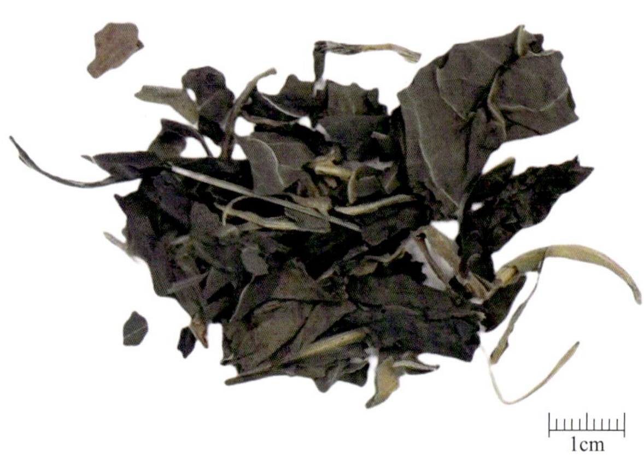

龙脷叶

【来源】本品为大戟科植物龙脷叶 *Sauropus spatulifolius* Beille 的干燥叶。夏、秋二季采收，晒干。

【药材（饮片）鉴别要点】本品呈团状或长条状皱缩，展平后呈长卵形、卵状披针形或倒卵状披针形，表面黄褐色、黄绿色或绿褐色，长 5 ～ 9cm，宽 2.5 ～ 3.5cm。先端圆钝稍内凹而有小尖刺，基部楔形或稍圆，全缘或稍皱缩成波状。下表面中脉腹背突出，基部偶见柔毛，侧脉羽状，5 ～ 6 对，于近外缘处合成边脉；叶柄短。气微，味淡、微甘。

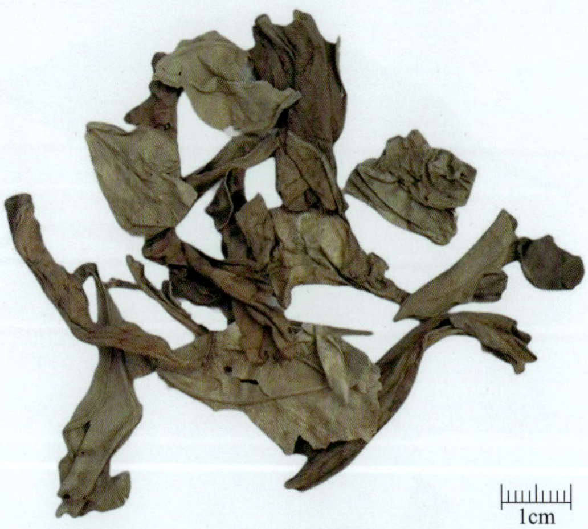

牡荆叶

【来源】本品为马鞭草科植物牡荆 *Vitex negundo* L. var. *cannabifolia* (Sieb. et Zucc.) Hand. -Mazz. 的新鲜叶。夏、秋二季叶茂盛时采收，除去茎枝。

【药材（饮片）鉴别要点】本品为掌状复叶，小叶 5 片或 3 片，披针形或椭圆状披针形，中间小叶长 5 ～ 10cm，宽 2 ～ 4cm，两侧小叶依次渐小，先端渐尖，基部楔形，边缘具粗锯齿；上表面绿色，下表面淡绿色，两面沿叶脉有短茸毛，嫩叶下表面毛较密；总叶柄长 2 ～ 6cm，有一浅沟槽，密被灰白色茸毛。气芳香，味辛微苦。

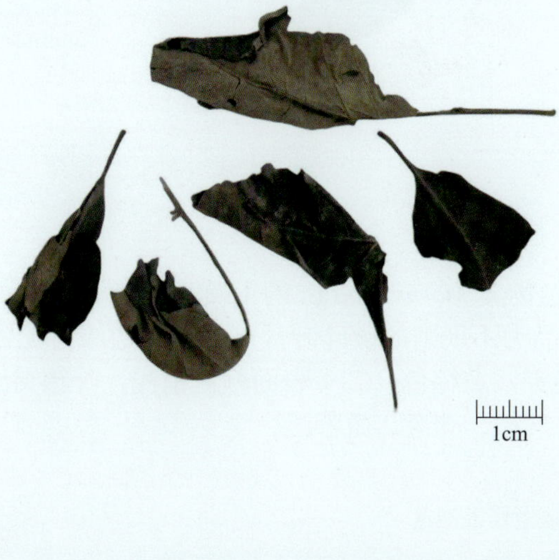

枇杷叶

【来源】本品为蔷薇科植物枇杷 *Eriobotrya japonica* (Thunb.) Lindl. 的干燥叶。全年均可采收，晒至七八成干时，扎成小把，再晒干。

【药材鉴别要点】本品呈长圆形或倒卵形，长 12 ～ 30cm，宽 4 ～ 9cm。先端尖，基部楔形，边缘有疏锯齿，近基部全缘。上表面灰绿色、黄棕色或红棕色，较光滑；下表面密被黄色绒毛，主脉于下表面显著突起，侧脉羽状；叶柄极短，被棕黄色绒毛。革质而脆，易折断。气微，味微苦。

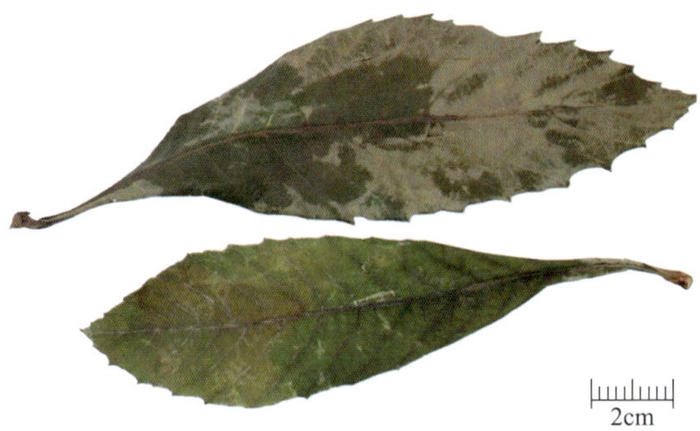

【饮片鉴别要点】本品呈丝条状，其余特征同药材。

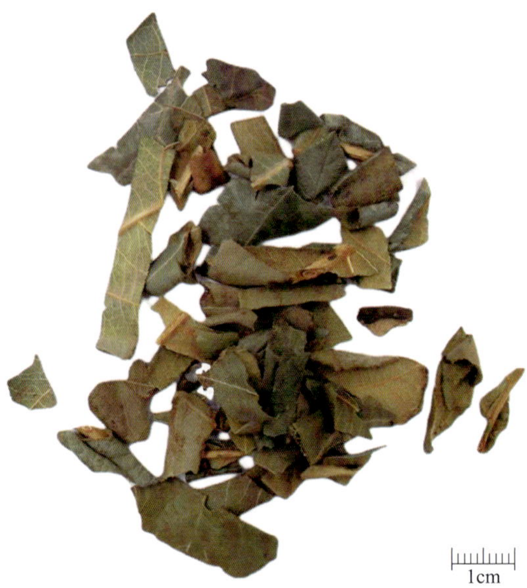

桑叶

【来源】本品为桑科植物桑 *Morus alba* L. 的干燥叶。初霜后采收，除去杂质，晒干。

【饮片鉴别要点】本品为不规则的破碎叶片。①叶片边缘可见锯齿或钝锯齿，有的有不规则分裂。上表面黄绿色或浅黄棕色；②下表面颜色稍浅，叶脉突出，小脉网状，脉上被疏毛，脉基具簇毛。质脆。气微，味淡、微苦涩。

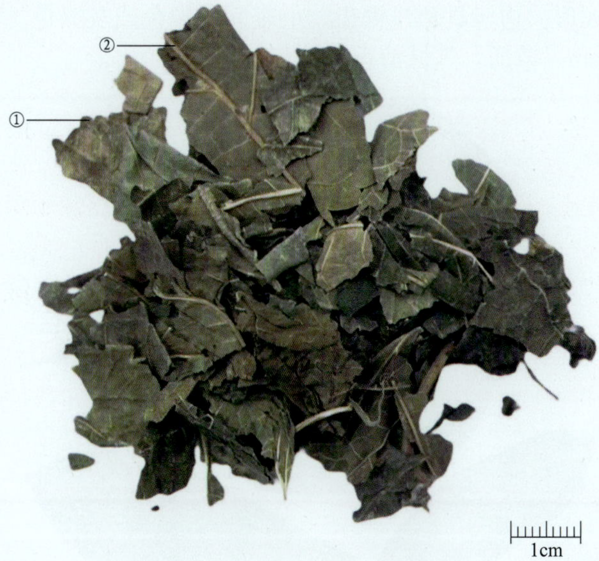

山香圆叶

【来源】本品为省沽油科植物山香圆 *Turpinia arguta* Seem. 的干燥叶。夏、秋二季叶茂盛时采收，除去杂质，晒干。

【饮片鉴别要点】本品呈不规则的丝条状。边缘具疏锯齿，锯齿的顶端具有腺点。上表面绿褐色，具光泽；下表面淡黄绿色，较粗糙，主脉淡黄色至浅褐色，于下表面突起。近革质而脆。气芳香，味苦。

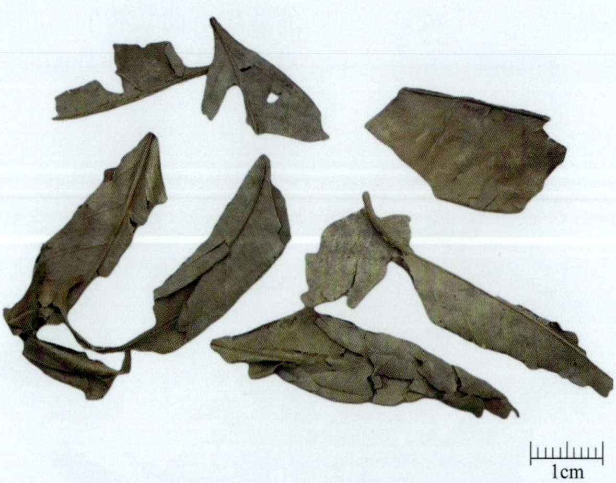

四季青

【来源】本品为冬青科植物冬青 *Ilex chinensis* Sims 的干燥叶。秋、冬二季采收，晒干。

【药材（饮片）鉴别要点】本品呈椭圆形或狭长椭圆形，长 6 ～ 12cm，宽 2 ～ 4cm。先端急尖或渐尖，基部楔形，边缘具疏浅锯齿。上表面棕褐色或灰绿色，有光泽；下表面色较浅；叶柄长 0.5 ～ 1.8cm。革质。气微清香，味苦、涩。

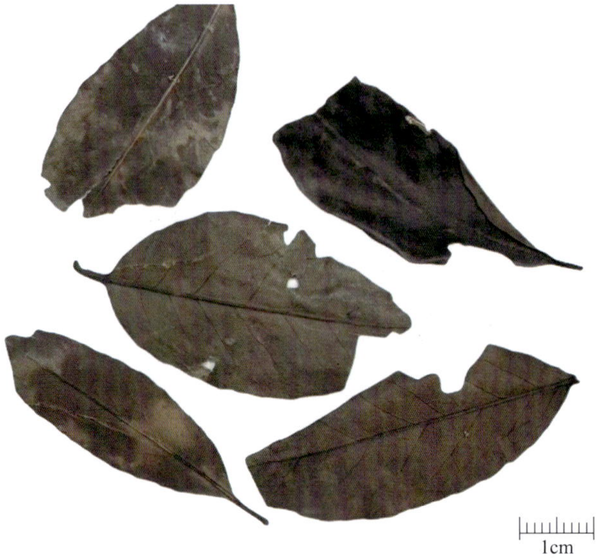

银杏叶

【来源】本品为银杏科植物银杏 *Ginkgo biloba* L. 的干燥叶。秋季叶尚绿时采收，及时干燥。

【药材（饮片）鉴别要点】本品多皱折或破碎，完整者呈扇形，长 3 ～ 12cm，宽 5 ～ 15cm。黄绿色或浅棕黄色，上缘呈不规则的波状弯曲，有的中间凹入，深者可达叶长的 4/5。具二叉状平行叶脉，细而密，光滑无毛，易纵向撕裂。叶基楔形，叶柄长 2 ～ 8cm。体轻。气微，味微苦。

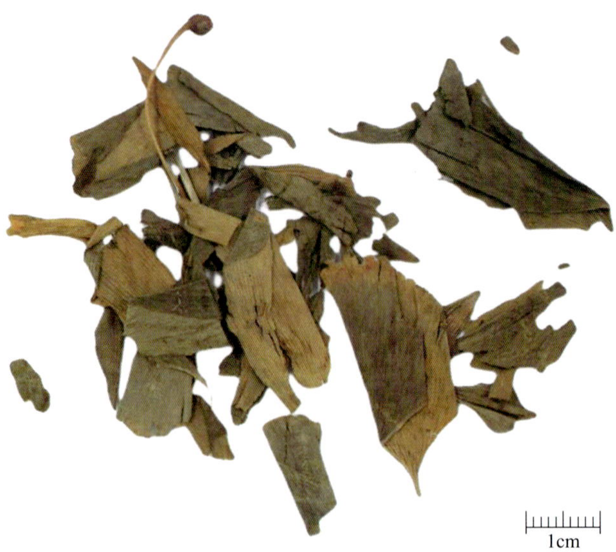

巫山淫羊藿

【来源】本品为小檗科植物巫山淫羊藿 *Epimedium wushanense* T. S. Ying 的干燥叶。夏、秋季茎叶茂盛时采收，除去杂质，晒干或阴干。

【饮片鉴别要点】本品呈丝条状，小叶片完整者可见先端渐尖或长渐尖，边缘具刺齿，侧生小叶基部的裂片偏斜，内边裂片小，圆形，外边裂片大，三角形，渐尖。下表面被绵毛或秃净。近革质。气微，味微苦。

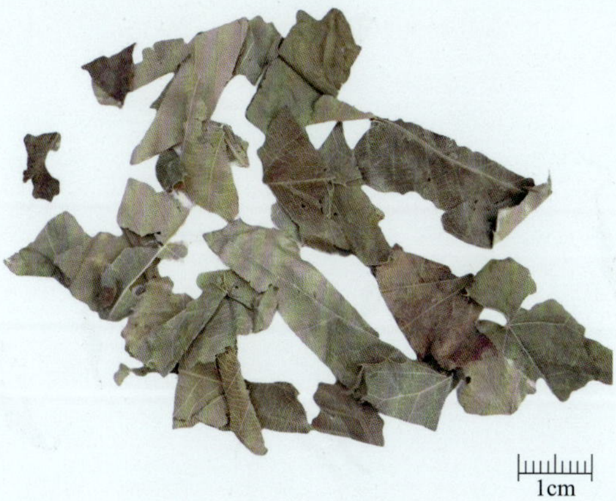

紫苏叶

【来源】本品为唇形科植物紫苏 *Perilla frutescens* (L.) Britt. 的干燥叶（或带嫩枝）。夏季枝叶茂盛时采收，除去杂质，晒干。

【药材（饮片）鉴别要点】本品为皱缩卷曲的叶或为不规则的碎段。叶完整者展平后呈卵圆形。边缘具圆锯齿。两面紫色或上表面绿色，下表面紫色，疏生灰白色毛。叶柄紫色或紫绿色。带嫩枝者，枝的直径 2 ～ 5mm，紫绿色，切面中部有髓。气清香，味微辛。

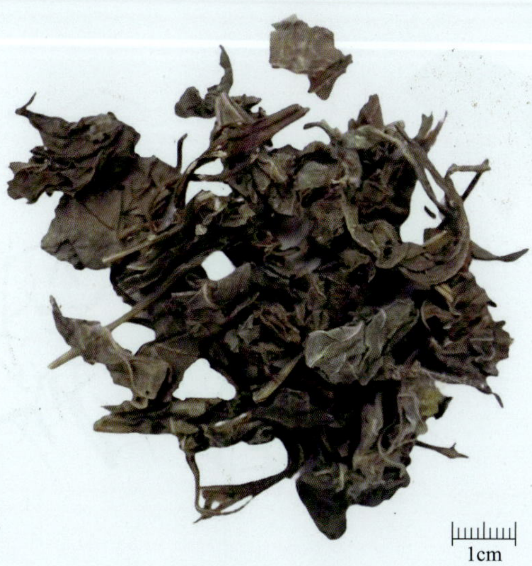

红花

【来源】本品为菊科植物红花 *Carthamus tinctorius* L. 的干燥花。夏季花由黄变红时采摘，阴干或晒干。

【药材（饮片）鉴别要点】本品为不带子房的管状花，长 1 ～ 2cm。表面红黄色或红色。花冠筒细长，先端 5 裂，裂片呈狭条形，长 5 ～ 8mm；雄蕊 5，花药聚合成筒状，黄白色；花柱长圆柱形，顶端微分叉。质柔软。气微香，味微苦。

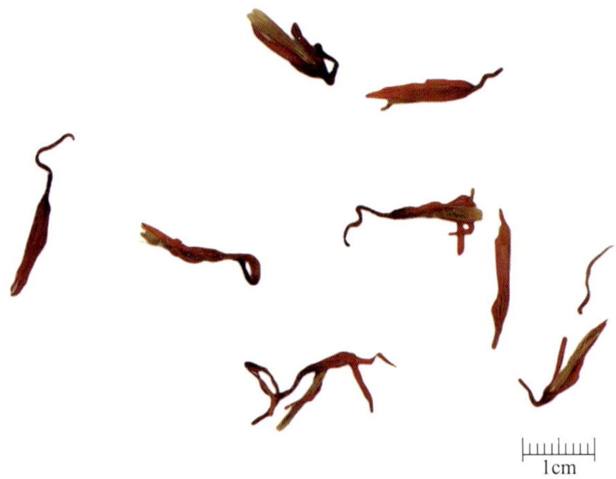

西红花

【来源】本品为鸢尾科植物番红花 *Crocus sativus* L. 的干燥柱头。

【药材（饮片）鉴别要点】本品呈线形，多破碎，完整者可见单独或三枚柱头连于一枚花柱上，长约 3cm。暗红色，上部较宽而略扁平，顶端边缘显不整齐的齿状，内侧有一短裂隙，下端有时残留一小段黄色花柱。体轻，质松软，无油润光泽，干燥后质脆易断。气特异，微有刺激性，味微苦。

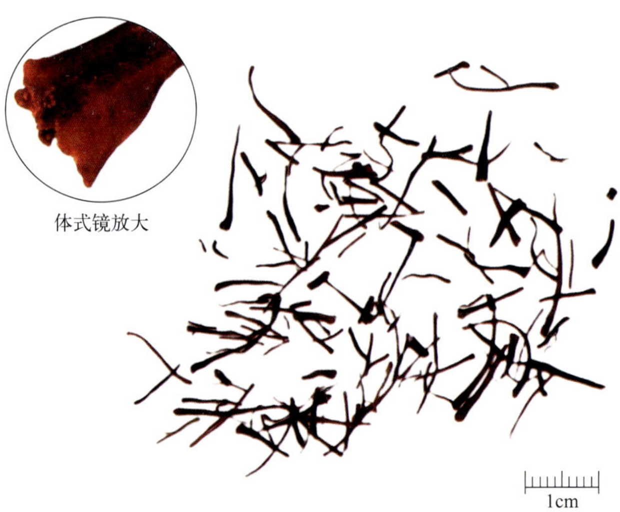

厚朴花

【来源】本品为木兰科植物厚朴 *Magnolia officinalis* Rehd. et Wils. 或凹叶厚朴 *Magnolia officinalis* Rehd. et Wils. var. *biloba* Rehd. et Wils. 的干燥花蕾。春季花未开放时采摘，稍蒸后，晒干或低温干燥。

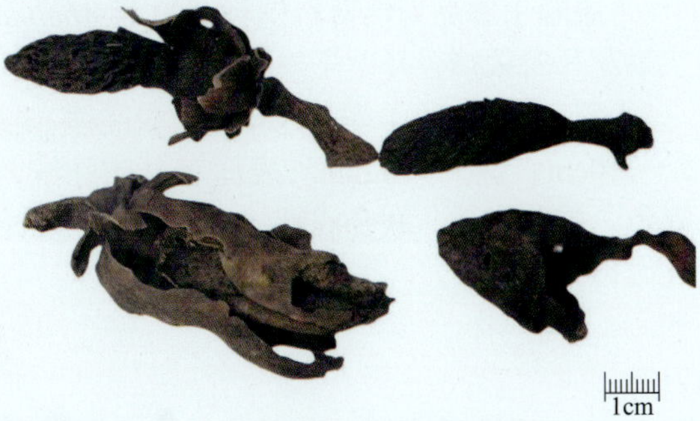

【药材（饮片）鉴别要点】本品呈长圆锥形，长 4 ～ 7cm，基部直径 1.5 ～ 2.5cm。红棕色至棕褐色。花被多为 12 片，肉质，外层的呈长方倒卵形，内层的呈匙形。雄蕊多数，花药条形，淡黄棕色，花丝宽而短。心皮多数，分离，螺旋状排列于圆锥形的花托上。花梗长 0.5 ～ 2cm，具稀疏的灰黄色绒毛，偶无毛。质脆，易破碎。气香，味淡。

槐花

【来源】本品为豆科植物槐 *Sophora japonica* L. 的干燥花及花蕾。夏季花开放或花蕾形成时采收，及时干燥，除去枝、梗及杂质。前者习称"槐花"，后者习称"槐米"。

【药材鉴别要点】

槐花　皱缩而卷曲，花瓣多散落。完整者花萼钟状，黄绿色，先端 5 浅裂；花瓣 5，黄色或黄白色，1 片较大，近圆形，先端微凹，其余 4 片长圆形。雄蕊 10，其中 9 个基部连合，花丝细长。雌蕊圆柱形，弯曲。体轻。气微，味微苦。

槐米　呈卵形或椭圆形，长 2 ～ 6mm，直径约 2mm。①花萼下部有数条纵纹。②萼的上方为黄白色未开放的花瓣。花梗细小。体轻，手捻即碎。气微，味微苦涩。

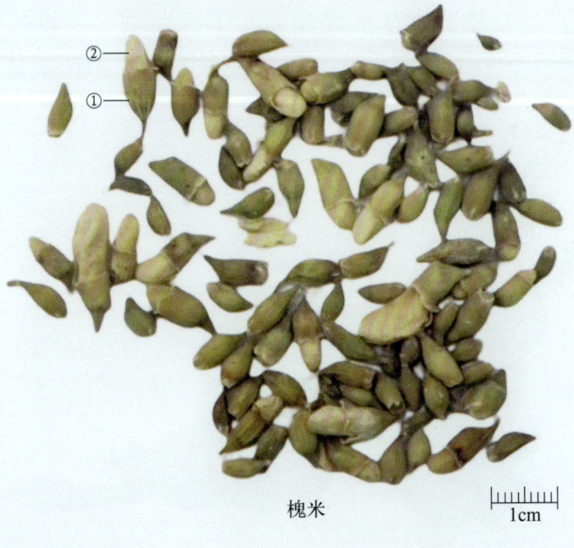

槐米

【饮片鉴别要点】性状同药材。

黄蜀葵花

【来源】本品为锦葵科植物黄蜀葵 *Abelmoschus manihot* (L.) Medic. 的干燥花冠。夏、秋二季花开时采摘，及时干燥。

【药材（饮片）鉴别要点】本品多皱缩破碎，完整的花瓣呈三角状阔倒卵形，长 7～10cm，宽 7～12cm。表面有纵向脉纹，呈放射状，淡棕色，边缘浅波状；内面基部紫褐色。雄蕊多数，联合成管状，长1.5～2.5cm，花药近无柄。柱头紫黑色，匙状盘形，5裂。气微香，味甘淡。

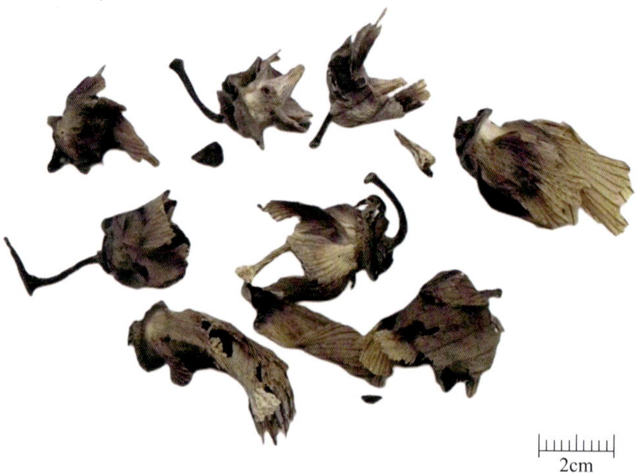

鸡冠花

【来源】本品为苋科植物鸡冠花 *Celosia cristata* L. 的干燥花序。秋季花盛开时采收，晒干。

【药材（饮片）鉴别要点】本品为穗状花序，多扁平而肥厚，呈鸡冠状，长 8～25cm，宽 5～20cm，上缘宽，具皱褶，密生线状鳞片，下端渐窄，常残留扁平的茎。表面红色、紫红色或黄白色。中部以下密生多数小花，每花宿存的苞片和花被片均呈膜质。果实盖裂，种子扁圆肾形，黑色，有光泽。体轻，质柔韧。气微，味淡。

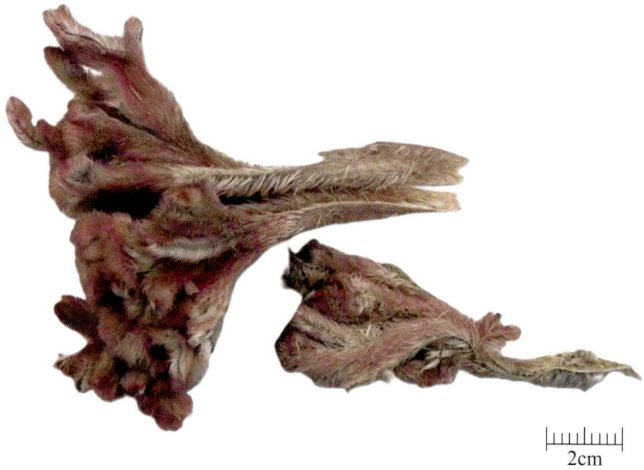

金银花

【来源】本品为忍冬科植物忍冬 *Lonicera japonica* Thunb. 的干燥花蕾或带初开的花。夏初花开放前采收，干燥。

【药材（饮片）鉴别要点】本品呈棒状，上粗下细，略弯曲，长 2 ～ 3cm，上部直径约 3mm，下部直径约 1.5mm。表面黄白色或绿白色（贮久色渐深），密被短柔毛。偶见叶状苞片。花萼绿色，先端 5 裂，裂片有毛，长约 2mm。开放者花冠筒状，先端二唇形；雄蕊 5，附于筒壁，黄色；雌蕊 1，子房无毛。气清香，味淡、微苦。

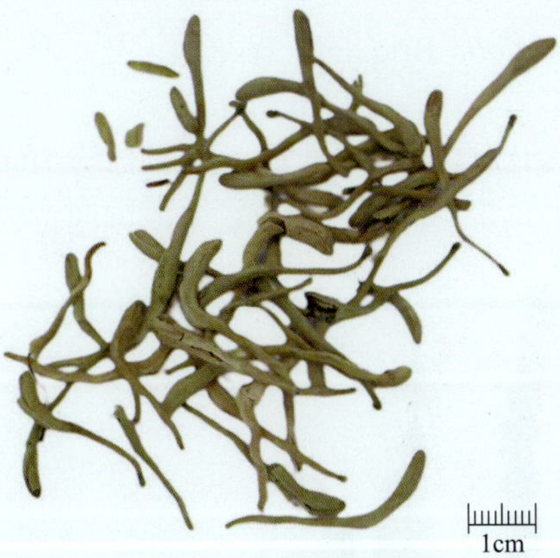

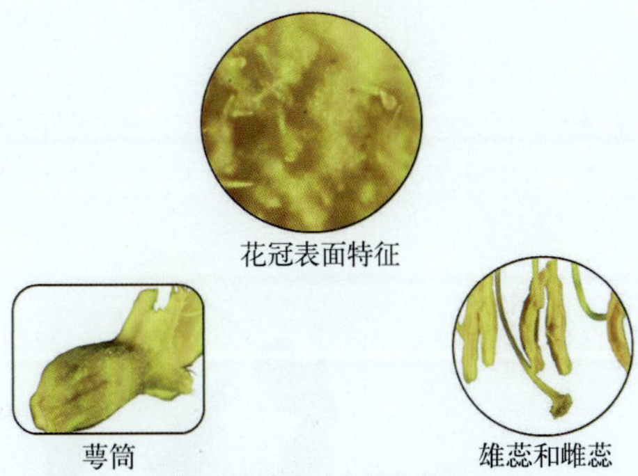

体式镜放大后各部位特征

山银花

【来源】本品为忍冬科植物灰毡毛忍冬 *Lonicera macranthoides* Hand. -Mazz. 、红腺忍冬 *Lonicera hypoglauca* Miq.、华南忍冬 *Lonicera confusa* DC. 或黄褐毛忍冬 *Lonicera fulvotomentosa* Hsu et S. C. Cheng 的干燥花蕾或带初开的花。夏初花开放前采收，干燥。

【药材鉴别要点】

灰毡毛忍冬　呈棒状而稍弯曲，长 3 ～ 4.5cm，上部直径约 2mm，下部直径约 1mm。表面黄色或黄绿色，柔毛稀少。总花梗集结成簇，开放者花冠裂片不及全长之半。质稍硬，手捏之稍有弹性。气清香，味微苦甘。

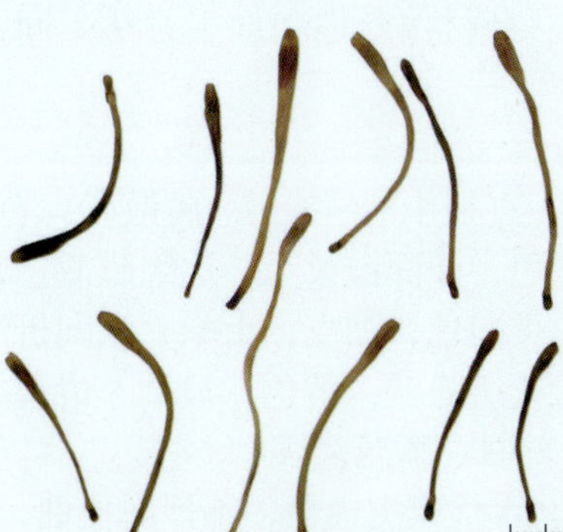

灰毡毛忍冬

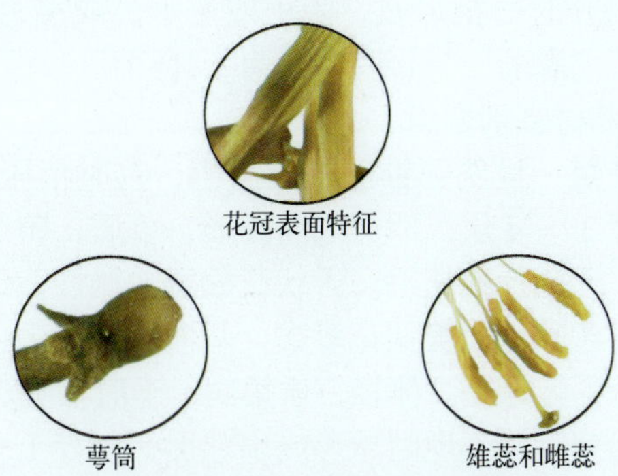

体式镜放大后各部位特征(灰毡毛忍冬)

红腺忍冬　长 2.5 ～ 4.5cm，直径 0.8 ～ 2mm。表面黄白至黄棕色，无毛或疏被毛，萼筒无毛，先端 5 裂，裂片长三角形，被毛，开放者花冠下唇反转，花柱无毛。

华南忍冬　长 1.6 ～ 3.5cm，直径 0.5 ～ 2mm。萼筒和花冠密被灰白色毛。

黄褐毛忍冬　长 1 ～ 3.4cm，直径 1.5 ～ 2mm。花冠表面淡黄棕色或黄棕色，密被黄色茸毛。

【饮片鉴别要点】性状同药材。

荆芥穗

【来源】本品为唇形科植物荆芥 *Schizonepeta tenuifolia* Briq. 的干燥花穗。夏、秋二季花开到顶、穗绿时采摘，除去杂质，晒干。

【药材（饮片）鉴别要点】本品穗状轮伞花序呈圆柱形，长 3 ～ 15cm，直径约 7mm。花冠多脱落，宿萼黄绿色，钟形，质脆易碎，内有棕黑色小坚果。气芳香，味微涩而辛凉。

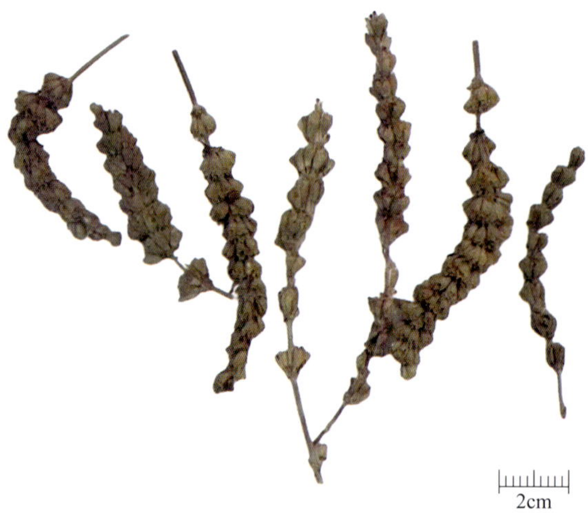

菊花

【来源】本品为菊科植物菊 *Chrysanthemum morifolium* Ramat. 的干燥头状花序。9 ～ 11 月花盛开时分批采收，阴干或焙干，或熏、蒸后晒干。药材按产地和加工方法不同，分为“亳菊”“滁菊”“贡菊”“杭菊”“怀菊”。

【药材鉴别要点】

亳菊　呈倒圆锥形或圆筒形，有时稍压扁呈扇形，直径 1.5 ～ 3cm，离散。总苞碟状；总苞片 3 ～ 4 层，卵形或椭圆形，草质，黄绿色或褐绿色，外面被柔毛，边缘膜质。花托半球形，无托片或托毛。舌状花数层，雌性，位于外围，类白色，劲直，上举，纵向折缩，散生金黄色腺点；管状花多数，两性，位于中央，为舌状花所隐藏，黄色，顶端 5 齿裂。瘦果不发育，无冠毛。体轻，质柔润，干时松脆。气清香，味甘、微苦。

滁菊　呈不规则球形或扁球形，直径 1.5 ～ 2.5cm。舌状花类白色，不规则扭曲，内卷，边缘皱缩，有时可见淡褐色腺点；管状花大多隐藏。

贡菊 呈扁球形或不规则球形，直径 1.5 ～ 2.5cm。舌状花白色或类白色，斜升，上部反折，边缘稍内卷而皱缩，通常无腺点；管状花少，外露。

杭菊 呈碟形或扁球形，直径 2.5 ～ 4cm，常数个相连成片。舌状花类白色或黄色，平展或微折叠，彼此粘连，通常无腺点；管状花多数，外露。

怀菊 呈不规则球形或扁球形，直径 1.5 ～ 2.5cm。多数为舌状花，舌状花类白色或黄色，不规则扭曲，内卷，边缘皱缩，有时可见腺点；管状花大多隐藏。

【饮片鉴别要点】性状同药材。

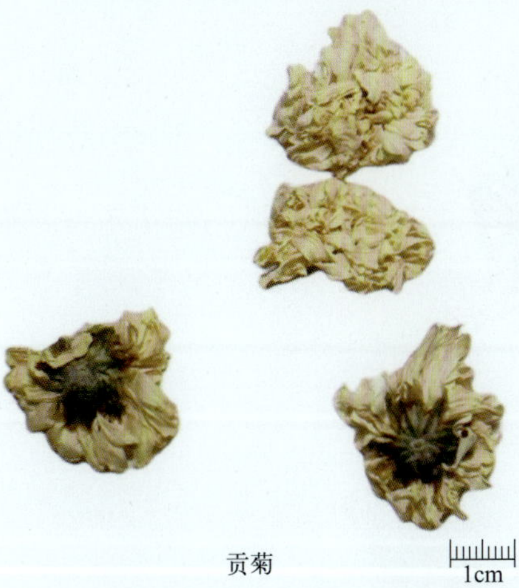

贡菊

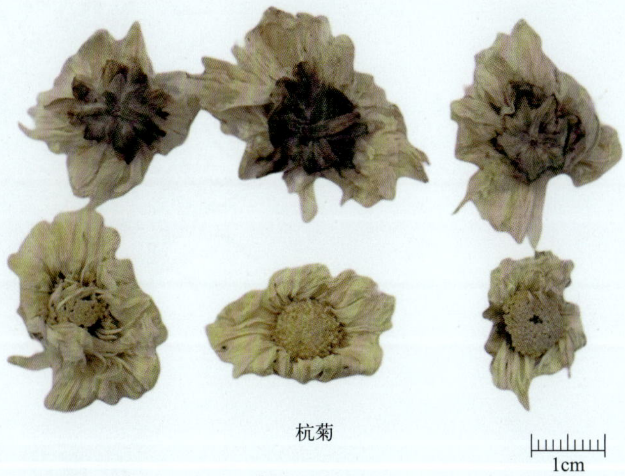

杭菊

款冬花

【来源】本品为菊科植物款冬 *Tussilago farfara* L. 的干燥未开放头状花序。12 月或地冻前当花尚未出土时采挖，除去花序梗和泥沙，阴干或烘干。

【药材（饮片）鉴别要点】本品呈长圆棒状。单生或 2 ～ 3 个基部连生，长 1 ～ 2.5cm，直径 0.5 ～ 1cm。上端较粗，下端渐细或带有短梗，外面被有多数鱼鳞状总苞片。总苞片数层，略呈三角形，外表面紫红色或淡红色，内表面及边缘有白色绵毛。花序基部苞叶近广卵形。除去总苞片，可见极细小的舌状花及管状花，具冠毛。体轻，质软韧，折断后，有白色橡胶丝样绵毛外露。气香，味微苦而辛。

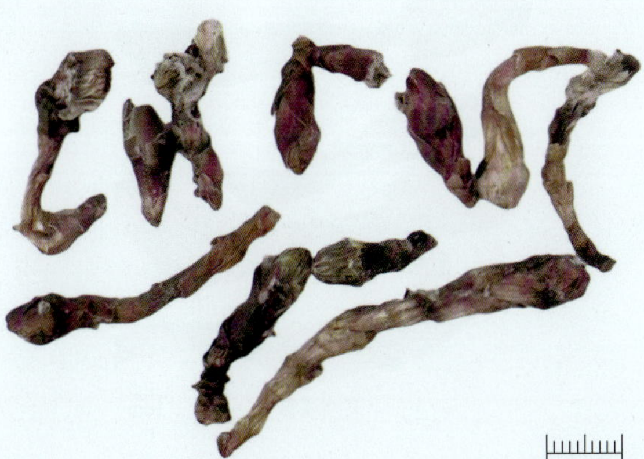

莲须

【来源】本品为睡莲科植物莲 *Nelumbo nucifera* Gaertn. 的干燥雄蕊。夏季花开时选晴天采收，盖纸晒干或阴干。

【药材(饮片)鉴别要点】本品呈线形。花药扭转，纵裂，长 1.2 ～ 1.5cm，直径约 0.1cm，淡黄色或棕黄色。花丝纤细，稍弯曲，长 1.5 ～ 1.8cm，淡紫色。气微香，味涩。

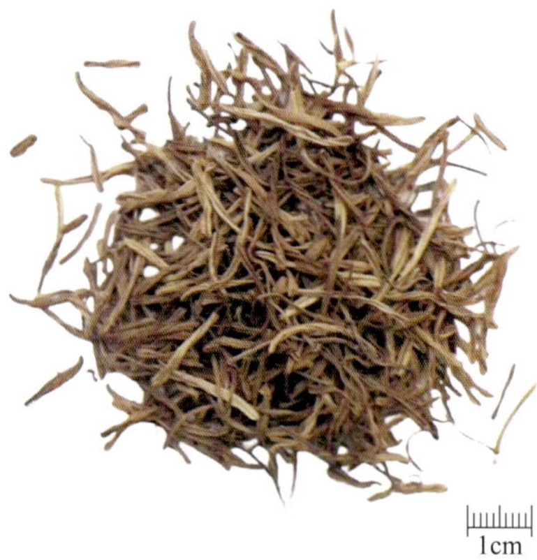

凌霄花

【来源】本品为紫葳科植物凌霄 *Campsis grandiflora* (Thunb.) K. Schum. 或美洲凌霄 *Campsis radicans* (L.) Seem. 的干燥花。夏、秋二季花盛开时采摘，干燥。

【药材鉴别要点】

凌霄　多皱缩卷曲，黄褐色或棕褐色，完整花朵长 4 ～ 5cm。萼筒钟状，长 2 ～ 2.5cm，裂片 5，裂至中部，萼筒基部至萼齿尖有 5 条纵棱。花冠先端 5 裂，裂片半圆形，下部联合呈漏斗状，表面可见细脉纹，内表面较明显。雄蕊 4，着生在花冠上，2 长 2 短，花药个字形，花柱 1，柱头扁平。气清香，味微苦、酸。

美洲凌霄　完整花朵长 6 ～ 7cm。萼筒长 1.5 ～ 2cm，硬革质，先端 5 齿裂，裂片短三角状，长约为萼筒的 1/3，萼筒外无明显的纵棱；花冠内表面具明显的深棕色脉纹。

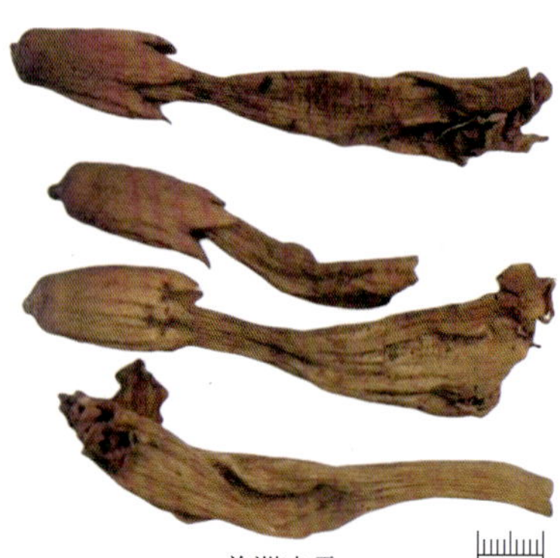

美洲凌霄

【饮片鉴别要点】性状同药材。

玫瑰花

【来源】本品为蔷薇科植物玫瑰 *Rosa rugosa* Thunb. 的干燥花蕾。春末夏初花将开放时分批采摘，及时低温干燥。

【药材（饮片）鉴别要点】本品略呈半球形或不规则团状，直径 0.7 ～ 1.5cm。残留花梗上被细柔毛，①花托半球形，与花萼基部合生；②萼片 5，披针形，黄绿色或棕绿色，被有细柔毛；花瓣多皱缩，展平后宽卵形，呈覆瓦状排列，紫红色，有的黄棕色；雄蕊多数，黄褐色；花柱多数，柱头在花托口集成头状，略突出，短于雄蕊。体轻，质脆。气芳香浓郁，味微苦涩。

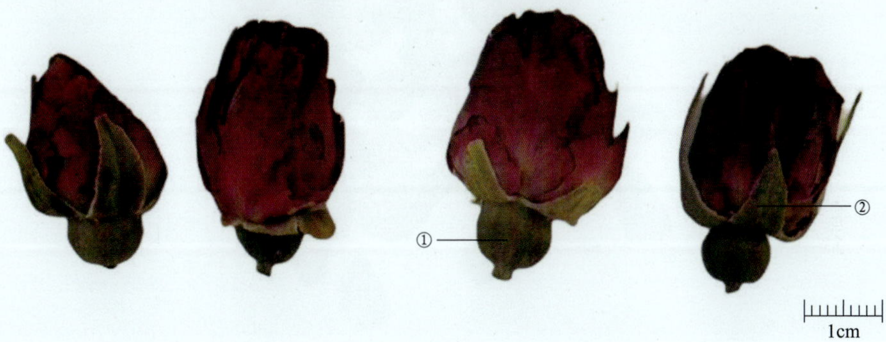

月季花

【来源】本品为蔷薇科植物月季 *Rosa chinensis* Jacq. 的干燥花。全年均可采收，花微开时采摘，阴干或低温干燥。

【药材（饮片）鉴别要点】本品呈类球形，直径 1.5 ～ 2.5cm。①花托长圆形，②萼片 5，暗绿色，先端尾尖；花瓣呈覆瓦状排列，有的散落，长圆形，紫红色或淡紫红色；雄蕊多数，黄色。体轻，质脆。气清香，味淡、微苦。

附注：玫瑰花和月季花容易混淆，主要区别点是花托的形状，玫瑰花花托半球形，月季花花托长圆形。

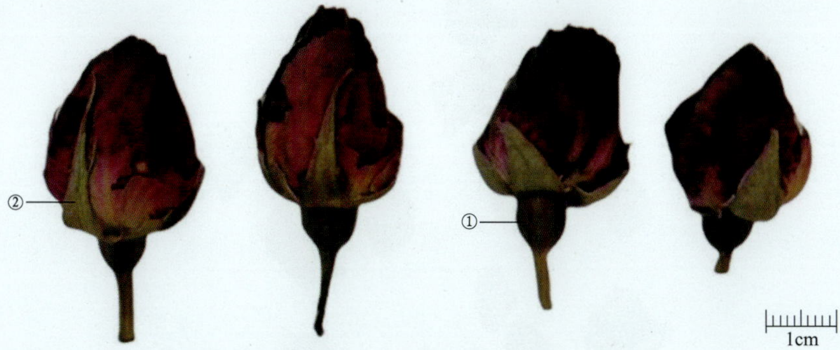

梅花

【来源】本品为蔷薇科植物梅 *Prunus mume* (Sieb.) Sieb. et Zucc. 的干燥花蕾。初春花未开放时采摘，及时低温干燥。

【药材（饮片）鉴别要点】本品呈类球形，直径 3 ～ 6mm，有短梗。苞片数层，鳞片状，棕褐色。花萼 5，灰绿色或棕红色。花瓣 5 或多数，黄白色或淡粉红色。雄蕊多数；雌蕊 1，子房密被细柔毛。质轻。气清香，味微苦、涩。

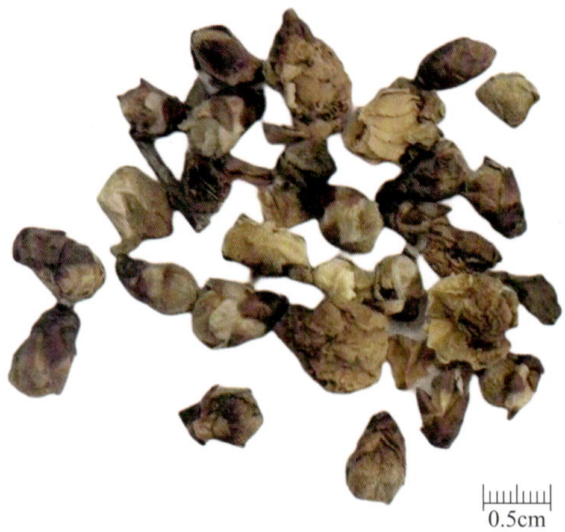

密蒙花

【来源】本品为马钱科植物密蒙花 *Buddleja officinalis* Maxim. 的干燥花蕾和花序。春季花未开放时采收，除去杂质，干燥。

【药材（饮片）鉴别要点】本品多为花蕾密聚的花序小分枝，呈不规则圆锥状，长 1.5 ～ 3cm。表面灰黄色或棕黄色，密被茸毛。花蕾呈短棒状，上端略大，长 0.3 ～ 1cm，直径 0.1 ～ 0.2cm；花萼钟状，先端 4 齿裂；花冠筒状，与萼等长或稍长，先端 4 裂，裂片卵形；雄蕊 4，着生在花冠管中部。质柔软。气微香，味微苦、辛。

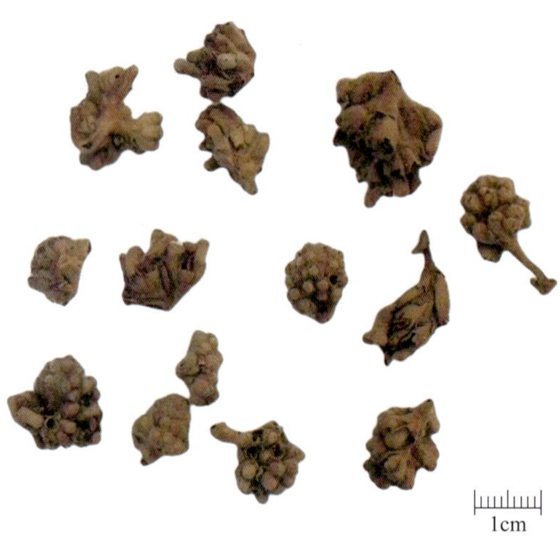

木棉花

【来源】本品为木棉科植物木棉 *Gossampinus malabarica* (DC.) Merr. 的干燥花。春季花盛开时采收，除去杂质，晒干。

【药材（饮片）鉴别要点】本品常皱缩成团。花萼杯状，厚革质，长 2 ～ 4cm，直径 1.5 ～ 3cm，顶端 3 或 5 裂，裂片钝圆形，反曲；外表面棕褐色，有纵皱纹，内表面被棕黄色短绒毛。花瓣 5 片，椭圆状倒卵形或披针状椭圆形，长 3 ～ 8cm，宽 1.5 ～ 3.5cm；外表面浅棕黄色或浅棕褐色，密被星状毛，内表面紫棕色，有疏毛。雄蕊多数，基部合生呈筒状，最外轮集生成 5 束，柱头 5 裂。气微，味淡、微甘、涩。

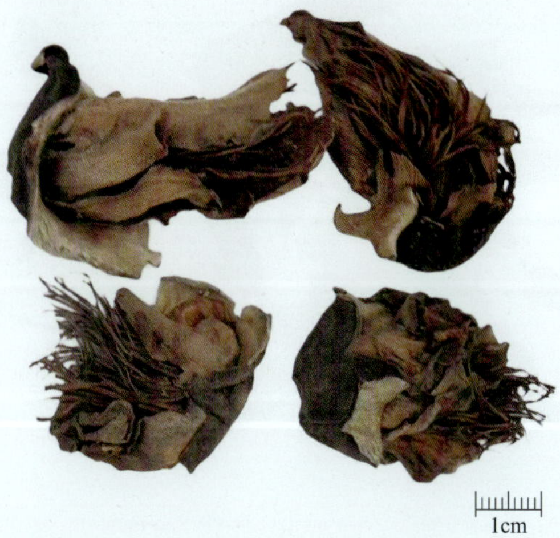

蒲黄

【来源】本品为香蒲科植物水烛香蒲 *Typha angustifolia* L.、东方香蒲 *Typha orientalis* Presl 或同属植物的干燥花粉。夏季采收蒲棒上部的黄色雄花序，晒干后碾轧，筛取花粉。

【药材（饮片）鉴别要点】本品为黄色粉末。体轻，放水中则漂浮水面。手捻有滑腻感，易附着手指上。气微，味淡。

附注：水试应在短时间完成，随着时间延长部分花粉会吸水下沉。

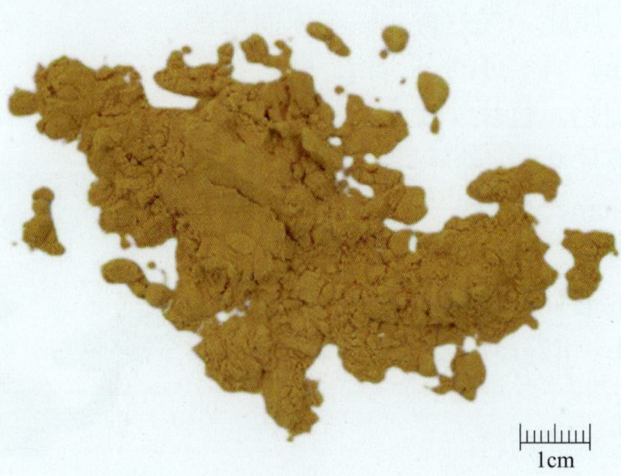

夏枯草

【来源】本品为唇形科植物夏枯草 *Prunella vulgaris* L. 的干燥果穗。夏季果穗呈棕红色时采收，除去杂质，晒干。

【药材（饮片）鉴别要点】本品呈圆柱形，略扁，长 1.5 ～ 8cm，直径 0.8 ～ 1.5cm；淡棕色至棕红色。全穗由数轮至 10 数轮宿萼与苞片组成，每轮有对生苞片 2 片，呈扇形，先端尖尾状，脉纹明显，外表面有白毛。每一苞片内有花 3 朵，花冠多已脱落，宿萼二唇形，内有小坚果 4 枚，卵圆形，棕色，尖端有白色突起。体轻。气微，味淡。

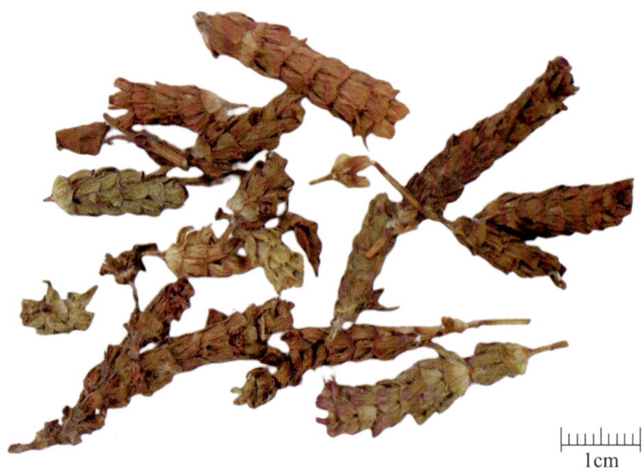

辛夷

【来源】本品为木兰科植物望春花 *Magnolia biondii* Pamp.、玉兰 *Magnolia denudata* Desr. 或武当玉兰 *Magnolia sprengeri* Pamp. 的干燥花蕾。冬末春初花未开放时采收，除去枝梗，阴干。

【药材鉴别要点】

望春花　呈长卵形，似毛笔头，长 1.2 ～ 2.5cm，直径 0. 8 ～ 1.5cm。基部常具短梗，长约 5mm，梗上有类白色点状皮孔。苞片 2 ～ 3 层，每层 2 片，两层苞片间有小鳞芽，苞片外表面密被灰白色或灰绿色茸毛，内表面类棕色，无毛。花被片 9，棕色，外轮花被片 3，条形，约为内两轮长的 1/4，呈萼片状，内两轮花被片 6，每轮 3，轮状排列。雄蕊和雌蕊多数，螺旋状排列。体轻，质脆。气芳香，味辛凉而稍苦。

玉兰　长 1.5 ～ 3cm，直径 1 ～ 1.5cm，基部枝梗较粗壮，皮孔浅棕色。苞片外表面密被灰白色或灰绿色茸毛。花被片 9，内外轮同型。

武当玉兰　长 2 ～ 4cm，直径 1 ～ 2cm。基部枝梗粗壮，皮孔红棕色。苞片外表面密被淡黄色或淡黄绿色茸毛，有的最外层苞片茸毛已脱落而呈黑褐色。花被片 10 ～ 12(15)，内外轮无显著差异。

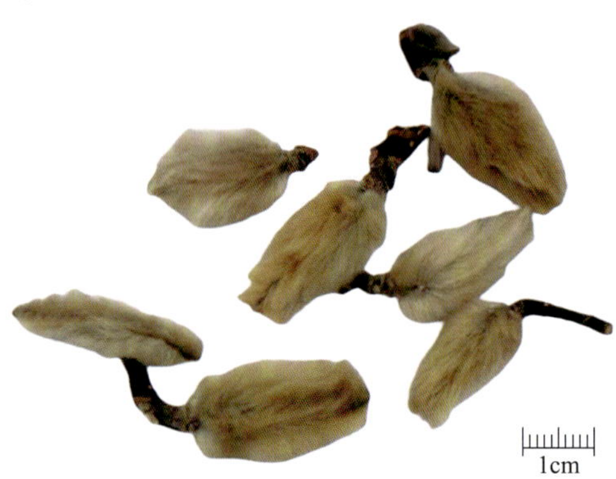

【饮片鉴别要点】性状同药材。

旋覆花

【来源】本品为菊科植物旋覆花 *Inula japonica* Thunb. 或欧亚旋覆花 *Inula britannica* L. 的干燥头状花序。夏、秋二季花开放时采收，除去杂质，阴干或晒干。

【药材（饮片）鉴别要点】本品呈扁球形或类球形，直径 1 ～ 2cm。总苞由多数苞片组成，呈覆瓦状排列，苞片披针形或条形，灰黄色，长 4 ～ 11mm ；总苞基部有时残留花梗，苞片及花梗表面被白色茸毛，①舌状花 1 列，黄色，长约 1cm，多卷曲，常脱落，先端 3 齿裂；②管状花多数，棕黄色，长约 5mm，先端 5 齿裂；③子房顶端有多数白色冠毛，长 5 ～ 6mm。有的可见椭圆形小瘦果。体轻，易散碎。气微，味微苦。

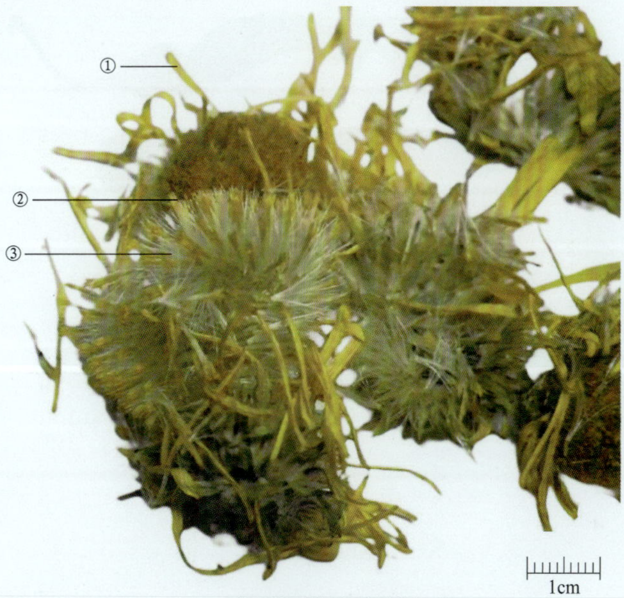

欧亚旋覆花(产于黑龙江省)

伪品一湖北旋覆花　为菊科植物湖北旋覆花 *Inula hupehensis* (Y. Ling) Y. Ling 的干燥头状花序。该品种与正品主要区别点是冠毛 4 ～ 6 条，相对管状花稍短。

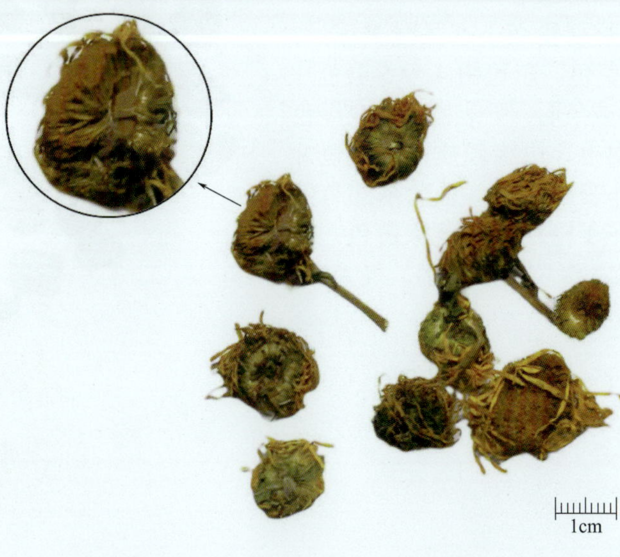

洋金花

【来源】本品为茄科植物白花曼陀罗 *Datura metel* L. 的干燥花。4 ～ 11 月花初开时采收，晒干或低温干燥。

【药材（饮片）鉴别要点】本品多皱缩成条状，完整者长 9 ～ 15cm。①花萼呈筒状，长为花冠的 2/5，灰绿色或灰黄色，先端 5 裂，基部具纵脉纹 5 条，表面微有茸毛；②花冠呈喇叭状，淡黄色或黄棕色，先端 5 浅裂，裂片有短尖，短尖下有明显的纵脉纹 3 条，两裂片之间微凹；雄蕊 5，花丝贴生于花冠筒内，长为花冠的 3/4；雌蕊 1，柱头棒状。烘干品质柔韧，气特异；晒干品质脆，气微，味微苦。

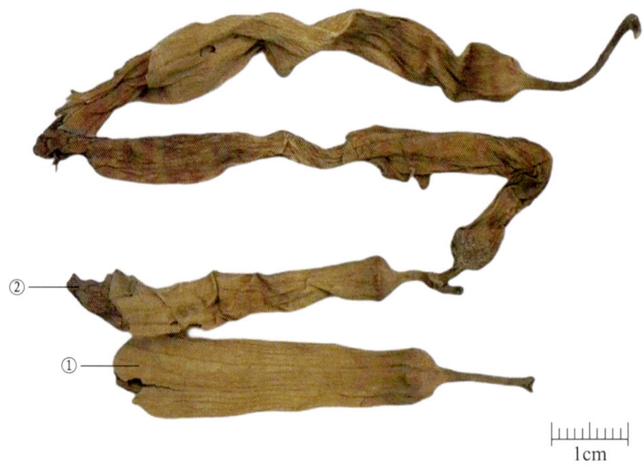

野菊花

【来源】本品为菊科植物野菊 *Chrysanthemum indicum* L. 的干燥头状花序。秋、冬二季花初开放时采摘，晒干，或蒸后晒干。

【药材（饮片）鉴别要点】本品呈类球形，直径 0.3 ～ 1cm，棕黄色。总苞由 4 ～ 5 层苞片组成，外层苞片卵形或条形，外表面中部灰绿色或浅棕色，通常被白毛，边缘膜质；内层苞片长椭圆形，膜质，外表面无毛。总苞基部有的残留总花梗。舌状花 1 轮，黄色至棕黄色，皱缩卷曲；管状花多数，深黄色。体轻。气芳香，味苦。

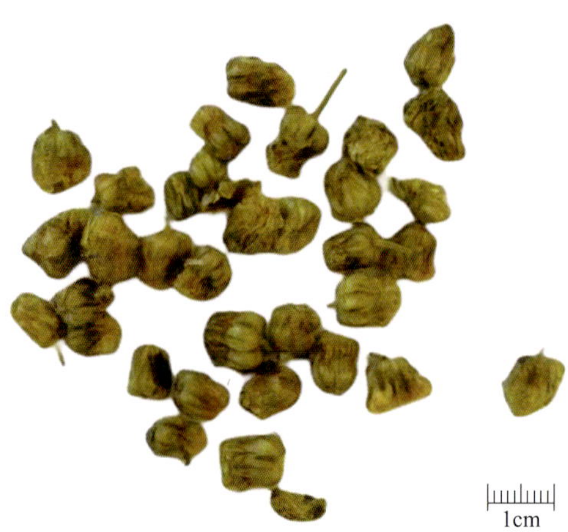

六、全草类

北刘寄奴

【来源】本品为玄参科植物阴行草 *Siphonostegia chinensis* Benth. 的干燥全草。秋季采收，除去杂质，晒干。

【饮片鉴别要点】本品呈不规则的段。茎呈圆柱形，有棱，表面棕褐色或黑棕色，被短毛。切面黄白色，中空或有白色髓。花萼长筒状，黄棕色至黑棕色，有明显 10 条纵棱，先端 5 裂。蒴果狭卵状椭圆形，较萼稍短，棕黑色，种子细小。

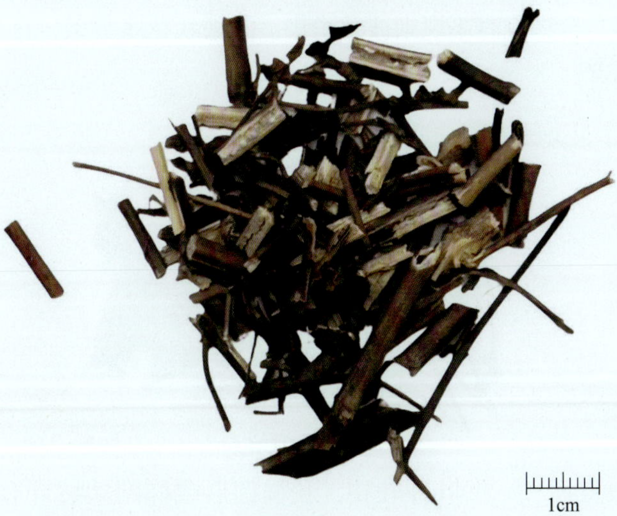

萹蓄

【来源】本品为蓼科植物萹蓄 *Polygonum aviculare* L. 的干燥地上部分。夏季叶茂盛时采收，除去根和杂质，晒干。

【饮片鉴别要点】本品呈不规则的段。茎呈圆柱形而略扁，直径 0.2 ～ 0.3cm。表面灰绿色或棕红色，有细密微突起的纵纹；节部稍膨大，有浅棕色膜质的托叶鞘；质硬，易折断，断面髓部白色。叶互生，近无柄或具短柄，叶片多脱落或皱缩、破碎，完整者展平后呈披针形，全缘，两面均呈棕绿色或灰绿色。气微，味微苦。

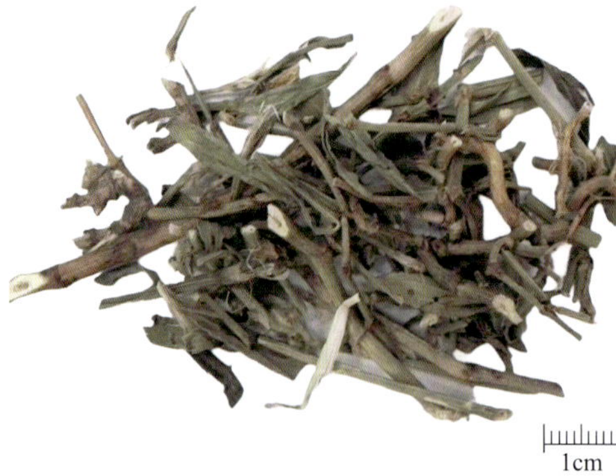

车前草

【来源】本品为车前科植物车前 *Plantago asiatica* L. 或平车前 *Plantago depressa* Willd. 的干燥全草。夏季采挖，除去泥沙，晒干。

【药材鉴别要点】

车前　①根丛生，须状。叶基生，具长柄；②叶片皱缩，展平后呈卵状椭圆形或宽卵形，长 6 ～ 13cm，宽 2.5 ～ 8cm；表面灰绿色或污绿色，具明显弧形脉 5 ～ 7 条；先端钝或短尖，基部宽楔形，全缘或有不规则波状浅齿。③穗状花序数条，花茎长。蒴果盖裂，萼宿存。气微香，味微苦。

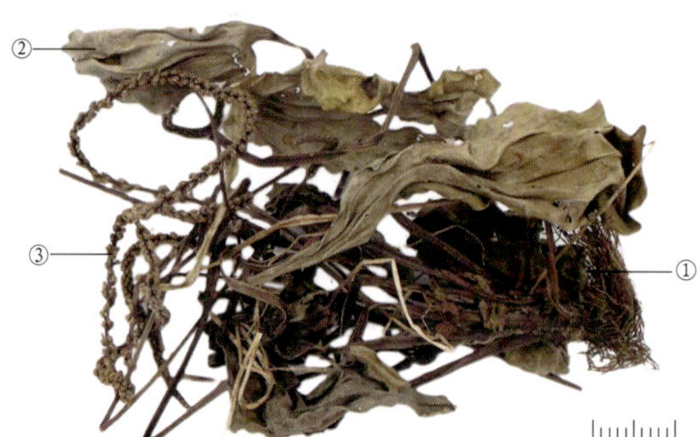

车前（黑龙江省野生品）

平车前　①主根直而长。②叶片较狭，长椭圆形或椭圆状披针形，长 5 ～ 14cm，宽 2 ～ 3cm。

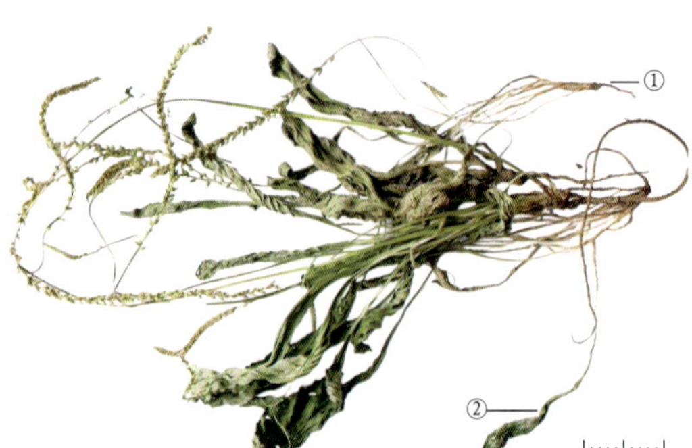

平车前（黑龙江省野生品）

【饮片鉴别要点】本品为不规则的段。根须状或直而长，叶片皱缩，多破碎，表面灰绿色或污绿色，脉明显。可见穗状花序。气微，味微苦。

穿心莲

【来源】本品为爵床科植物穿心莲 *Andrographis paniculata* (Burm. f.) Nees 的干燥地上部分。秋初茎叶茂盛时采割，晒干。

【饮片鉴别要点】本品呈不规则的段。茎方柱形，节稍膨大。切面不平坦，具类白色髓。叶片多皱缩或破碎，完整者展平后呈披针形或卵状披针形，先端渐尖，基部楔形下延，全缘或波状；上表面绿色，下表面灰绿色，两面光滑。气微，味极苦。

附注：药用穿心莲色绿，味苦；食用穿心莲为番杏科植物心叶日中花。

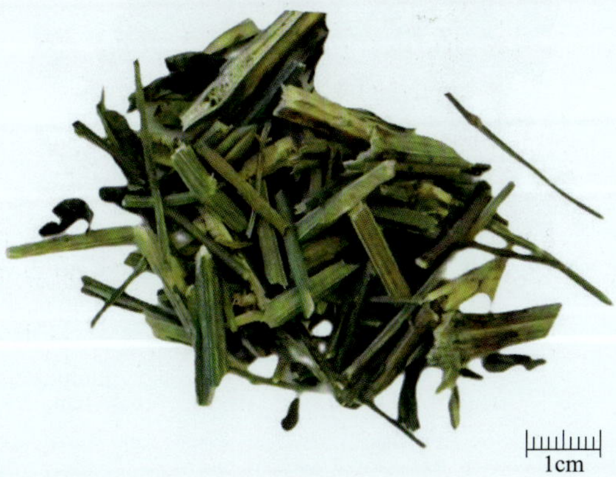

垂盆草

【来源】本品为景天科植物垂盆草 *Sedum sarmentosum* Bunge 的干燥全草。夏、秋二季采收，除去杂质，干燥。

【饮片鉴别要点】本品为不规则的段。部分节上可见纤细的不定根。3 叶轮生，叶片倒披针形至矩圆形，绿色，肉质，先端近急尖，基部急狭，有距。气微，味微苦。

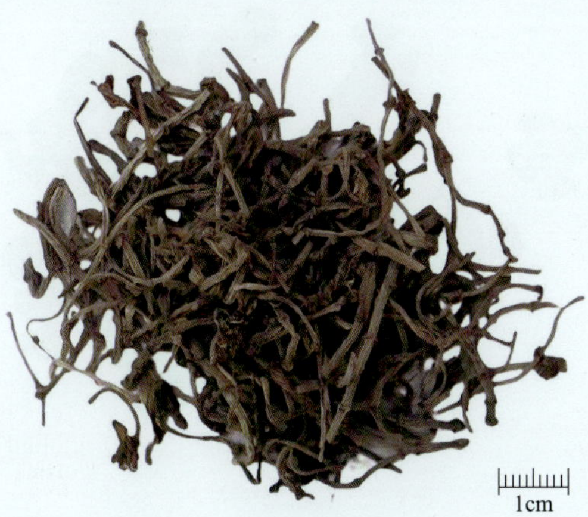

翻白草

【来源】本品为蔷薇科植物翻白草 *Potentilla discolor* Bge. 的干燥全草。夏、秋二季开花前采挖，除去泥沙和杂质，干燥。

【饮片鉴别要点】本品为不规则的段。根呈圆柱形，表面黄棕色或暗褐色；切面灰白色或黄白色，质硬而脆。叶多皱缩卷曲，上表面暗绿色或灰绿色，下表面密被白色绒毛，边缘有粗锯齿。气微，味甘、微涩。

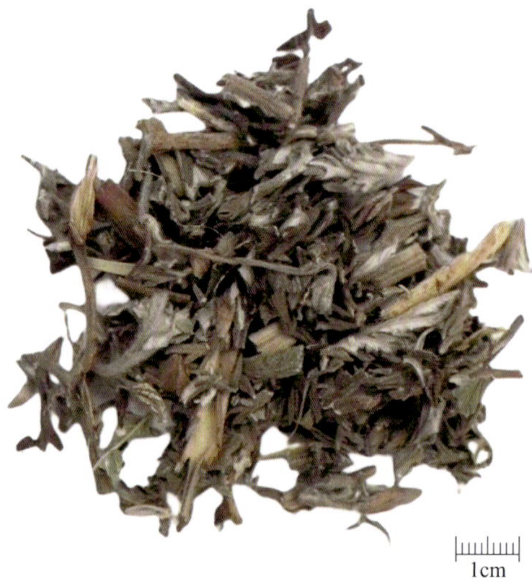

浮萍

【来源】本品为浮萍科植物紫萍 *Spirodela polyrrhiza* (L.) Schleid. 的干燥全草。6 ～ 9 月采收，洗净，除去杂质，晒干。

【药材（饮片）鉴别要点】本品为扁平叶状体，呈卵形或卵圆形，长径 2 ～ 5mm。上表面淡绿色至灰绿色，偏侧有 1 小凹陷，边缘整齐或微卷曲。下表面紫绿色至紫棕色，着生数条须根。体轻，手捻易碎。气微，味淡。

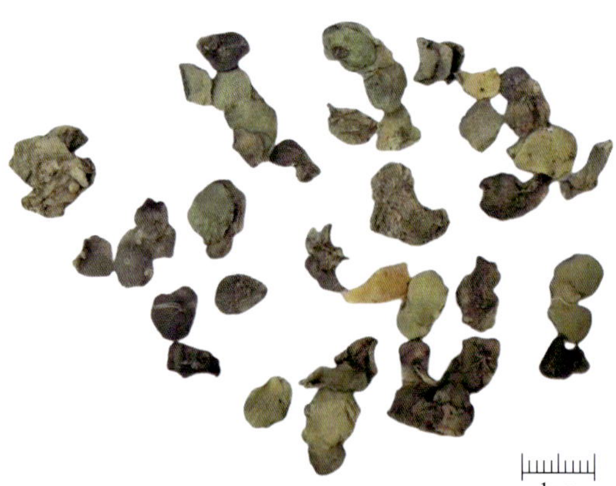

杠板归

【来源】本品为蓼科植物杠板归 *Polygonum perfoliatum* L. 的干燥地上部分。夏季开花时采割，晒干。

【饮片鉴别要点】本品茎略呈方柱形的段，有棱角，多分枝，直径可达 0.2cm；表面紫红色或紫棕色，棱角上有倒生钩刺，节略膨大，节间长 2 ～ 6cm，断面纤维性，黄白色，有髓或中空。叶互生，有长柄，盾状着生；叶片多皱缩，完整者展平后呈近等边三角形，灰绿色至红棕色，下表面叶脉和叶柄均有倒生钩刺；托叶鞘包于茎节上或脱落。短穗状花序顶生或生于上部叶腋，苞片圆形，花小，多萎缩或脱落。气微，茎味淡，叶味酸。

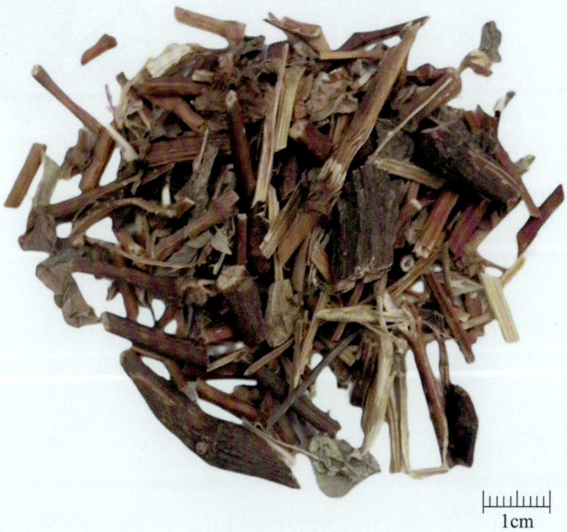

瓜子金

【来源】本品为远志科植物瓜子金 *Polygala japonica* Houtt. 的干燥全草。春末花开时采挖，除去泥沙，晒干。

【饮片鉴别要点】本品为不规则的段，根、茎、叶混合，花、果偶见。根切段呈圆柱形，直径可达 4mm，表面黄褐色，有纵皱纹；质硬，切面黄白色。茎灰绿色或绿棕色，密被柔毛或渐脱落；表面具多条纵条棱。叶互生，完整者呈卵形或卵状披针形，长 1 ～ 3cm，宽 0.5 ～ 1cm ；侧脉明显，先端短尖，基部圆形或楔形，全缘，灰绿色或有少数黄棕色；叶柄短，有柔毛。可见总状花序腋生，最上的花序低于茎的顶端；花蝶形。蒴果圆而扁，直径约 5mm，边缘具膜质宽翅，无毛，萼片宿存。偶见种子扁卵形，褐色，密被柔毛。气微，味微辛苦。

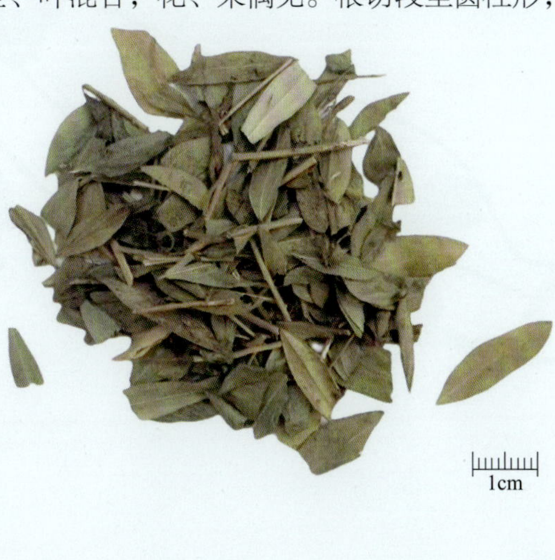

广东紫珠

【来源】本品为马鞭草科植物广东紫珠 *Callicarpa kwangtungensis* Chun 的干燥茎枝和叶。夏、秋二季采收，切成 10 ～ 20cm 的段，干燥。

【药材（饮片）鉴别要点】本品茎呈圆柱形，分枝少，长 10 ～ 20cm，直径 0.2 ～ 1.5cm；表面灰绿色或灰褐色，有的具灰白色花斑，有细纵皱纹及多数长椭圆形稍突起的黄白色皮孔；嫩枝可见对生的类三角形叶柄痕，腋芽明显。质硬，切面皮部呈纤维状，中部具较大类白色髓。叶片多已脱落或皱缩、破碎，完整者呈狭椭圆状披针形，顶端渐尖，基部楔形，边缘具锯齿，下表面有黄色腺点；叶柄长 0.5 ～ 1.2cm。气微，味微苦涩。

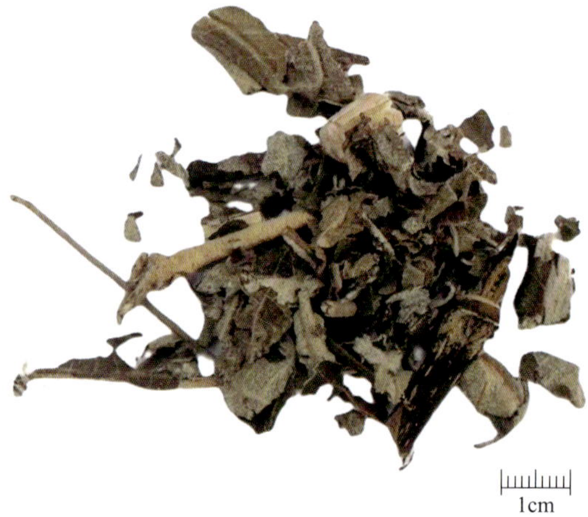

广金钱草

【来源】本品为豆科植物广金钱草 *Desmodium styracifolium* (Osb.) Merr. 的干燥地上部分。夏、秋二季采割，除去杂质，晒干。

【药材鉴别要点】①本品茎呈圆柱形，长可达 1m；密被黄色伸展的短柔毛；质稍脆，断面中部有髓。叶互生，小叶 1 或 3，圆形或矩圆形，直径 2 ～ 4cm；先端微凹，基部心形或钝圆，全缘；上表面黄绿色或灰绿色，无毛，②下表面具灰白色紧贴的茸毛，侧脉羽状；叶柄长 1 ～ 2cm，托叶 1 对，披针形，长约 0.8cm。气微香，味微甘。

【饮片鉴别要点】本品呈不规则形的段，其余特征同药材。

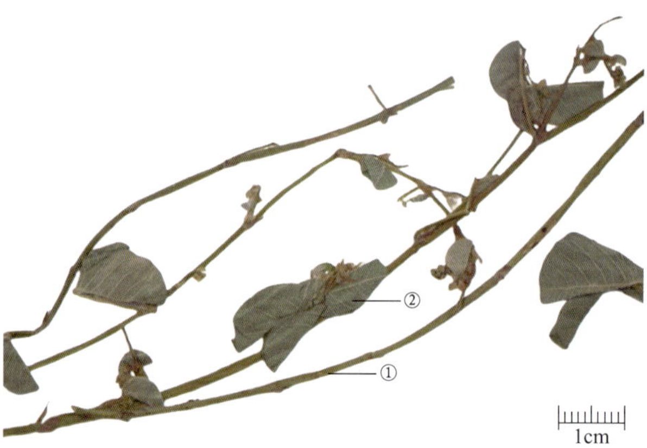

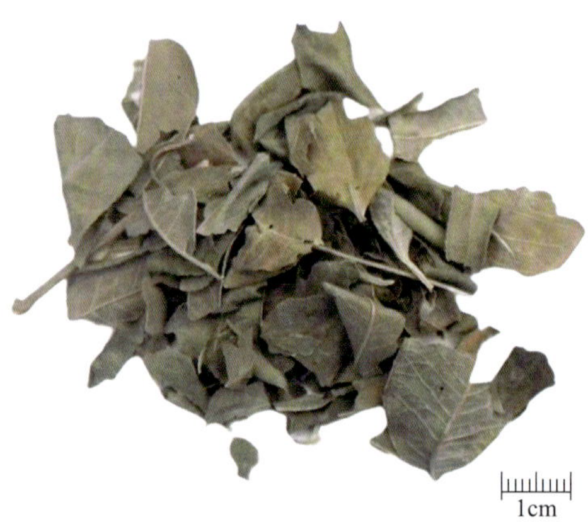

金钱草

【来源】本品为报春花科植物过路黄 *Lysimachia christinae* Hance 的干燥全草。夏、秋二季采收，除去杂质，晒干。

【药材鉴别要点】本品常缠结成团，无毛或被疏柔毛。茎扭曲，表面棕色或暗棕红色，有纵纹，下部茎节上有时具须根，断面实心。叶对生，多皱缩，展平后呈宽卵形或心形，长 1 ～ 4cm，宽 1 ～ 5cm，基部微凹，全缘；上表面灰绿色或棕褐色，下表面色较浅，主脉明显突起，用水浸后，对光透视可见黑色或褐色条纹；叶柄长 1 ～ 4cm。有的带花，花黄色，单生叶腋，具长梗。蒴果球形。气微，味淡。

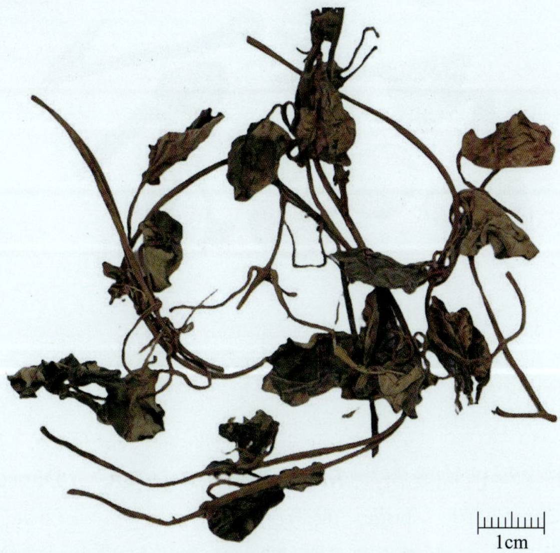

【饮片鉴别要点】本品为不规则的段，其余特征同药材。

附注：广金钱草与金钱草容易混淆，广金钱草茎叶毛绒明显，而金钱草下表面主脉明显，对光透视可见黑色或褐色的条纹。

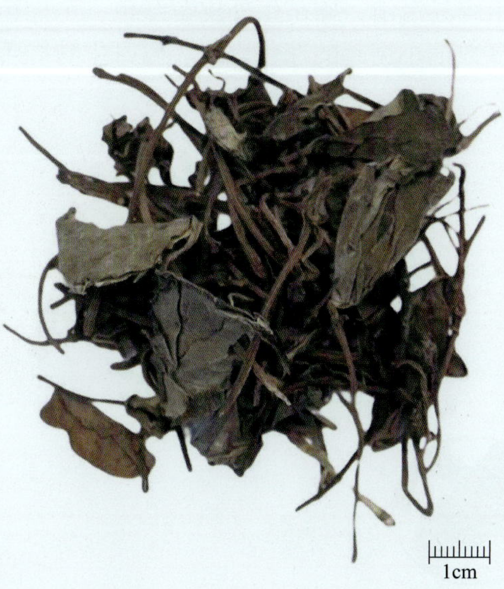

槲寄生

【来源】本品为桑寄生科植物槲寄生 *Viscum coloratum* (Komar.) Nakai 的干燥带叶茎枝。冬季至次春采割，除去粗茎，切段，干燥，或蒸后干燥。

【饮片鉴别要点】本品呈不规则的厚片。茎外皮黄绿色、黄棕色或棕褐色。切面皮部黄色，木部浅黄色，有放射状纹理，髓部常偏向一边。叶片黄绿色或黄棕色，全缘，有细皱纹；革质。气微，味微苦，嚼之有黏性。

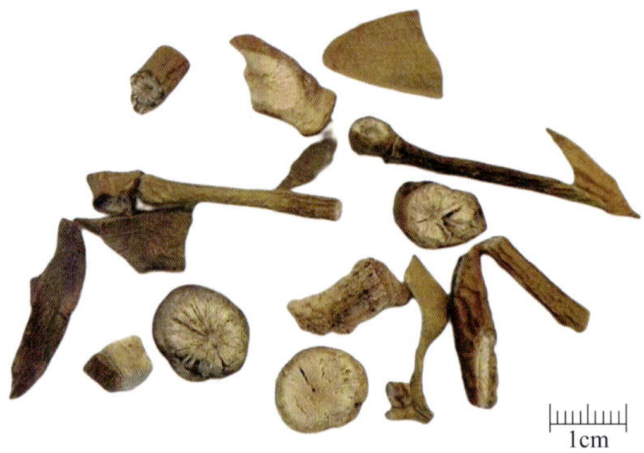

桑寄生

【来源】本品为桑寄生科植物桑寄生 *Taxillus chinensis* (DC.) Danser 的干燥带叶茎枝。冬季至次春采割，除去粗茎，切段，干燥，或蒸后干燥。

【饮片鉴别要点】本品为厚片或不规则短段。外表皮红褐色或灰褐色，具细纵纹，并有多数细小突起的棕色皮孔，嫩枝有的可见棕褐色茸毛。切面皮部红棕色，木部色较浅。叶多卷曲或破碎，完整者展平后呈卵形或椭圆形，表面黄褐色，幼叶被细茸毛，先端钝圆，基部圆形或宽楔形，全缘；革质。气微，味涩。

附注：槲寄生与桑寄生容易混淆，槲寄生外皮黄绿色、黄棕色；桑寄生外表皮红褐色或灰褐色，具细纵纹，并有多数细小突起的棕色皮孔。槲寄生味微苦，嚼之有黏性；桑寄生气微，味涩。

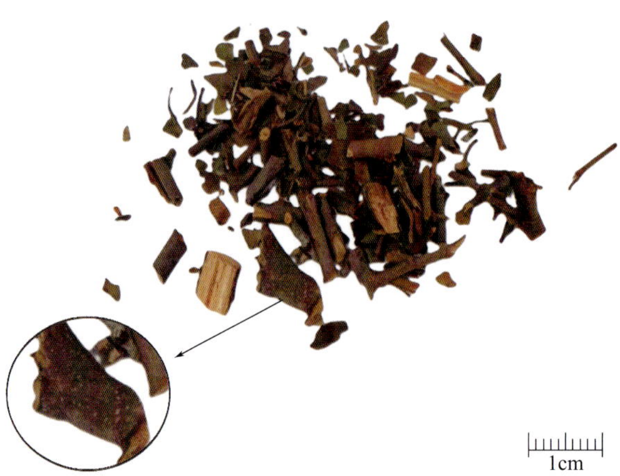

鸡骨草

【来源】本品为豆科植物广州相思子 *Abrus cantoniensis* Hance 的干燥全株。全年均可采挖，除去泥沙，干燥。

【药材鉴别要点】本品根多呈圆锥形，上粗下细，有分枝，长短不一，直径 0.5 ～ 1.5cm；表面灰棕色，粗糙，有细纵纹，支根极细，有的断落或留有残基；质硬。茎丛生，长 50 ～ 100cm，直径约 0.2cm；灰棕色至紫褐色，小枝纤细，疏被短柔毛。叶多脱落，小叶矩圆形，长 0.8 ～ 1.2cm；先端平截，有小突尖，下表面被伏毛。气微香，味微苦。

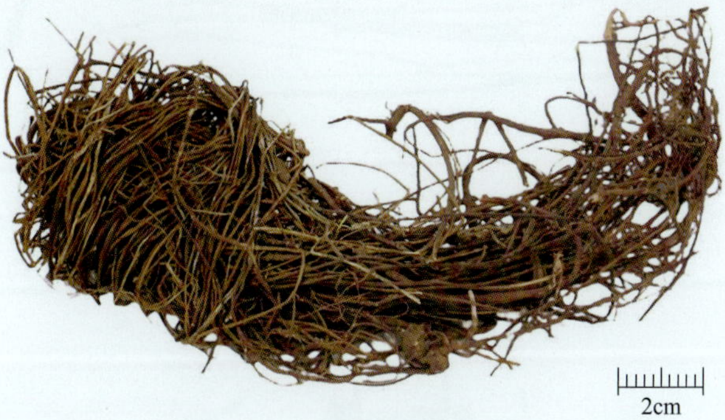

【饮片鉴别要点】本品为不规则的段，根多呈圆柱形，直径 0.2 ～ 1.5cm，表面灰棕色至紫褐色，粗糙，有细纵纹；茎表面灰棕色、红棕色或紫褐色，疏被短柔毛，切面淡黄色。小叶多脱落，矩圆形，先端平截，有小突尖，下表面被伏毛。气微香，味微苦。

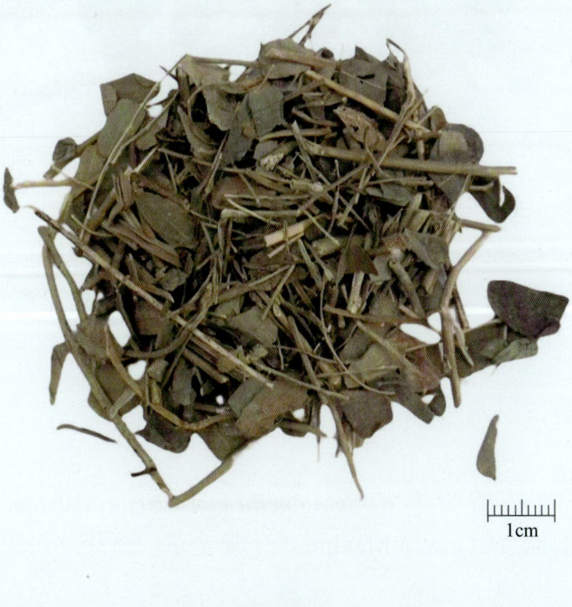

荆芥

【来源】本品为唇形科植物荆芥 *Schizonepeta tenuifolia* Briq. 的干燥地上部分。夏、秋二季花开到顶、穗绿时采割，除去杂质，晒干。

【药材鉴别要点】①本品茎呈方柱形，上部有分枝，长 50 ～ 80cm，直径 0.2 ～ 0.4cm；表面淡黄绿色或淡紫红色，被短柔毛；体轻，质脆，断面类白色。叶对生，多已脱落，叶片3～5羽状分裂，裂片细长。②穗状轮伞花序顶生，长2～9cm，直径约0.7cm。花冠多脱落，宿萼钟状，先端5齿裂，淡棕色或黄绿色，被短柔毛；小坚果棕黑色。气芳香，味微涩而辛凉。

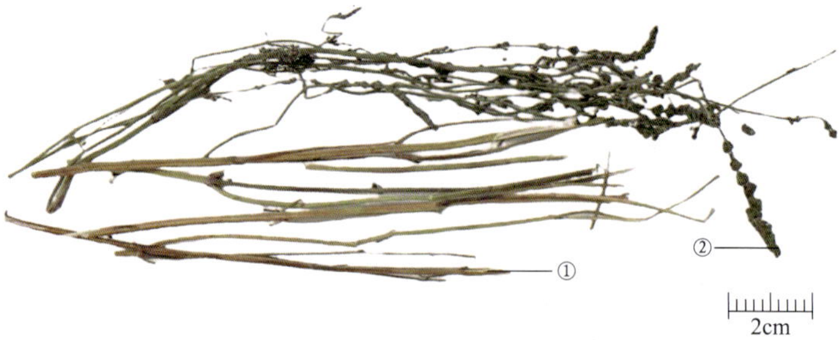

【饮片鉴别要点】本品呈不规则的段。茎呈方柱形，表面淡黄绿色或淡紫红色，被短柔毛。切面类白色。叶多已脱落。穗状轮伞花序。气芳香，味微涩而辛凉。

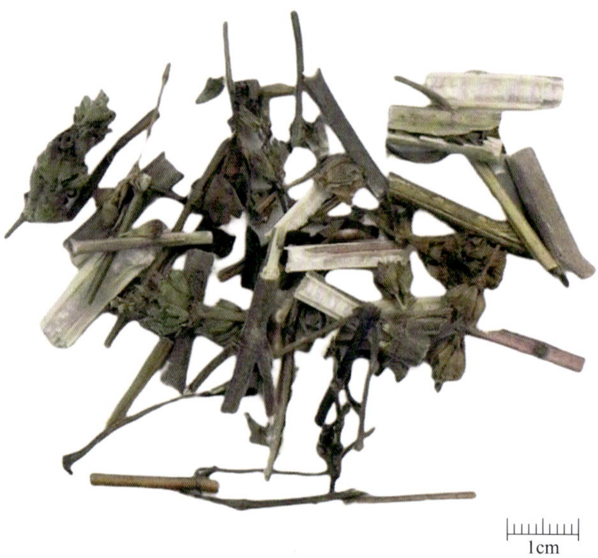

卷柏

【来源】本品卷柏科植物卷柏 *Selaginella tamariscina* (Beauv.) Spring 或垫状卷柏 *Selaginella pulvinata* (Hook. et Grev.) Maxim. 的干燥全草。全年均可采收，除去须根和泥沙，晒干。

【药材鉴别要点】

卷柏　卷缩似拳状，长 3 ～ 10cm。枝丛生，扁而有分枝，绿色或棕黄色，向内卷曲，枝上密生鳞片状小叶，叶先端具长芒。中叶（腹叶）两行，卵状矩圆形，斜向上排列，叶缘膜质，有不整齐的细锯齿；背叶（侧叶）背面的膜质边缘常呈棕黑色。基部残留棕色至棕褐色须根，散生或聚生成短干状。质脆，易折断。气微，味淡。

垫状卷柏 须根多散生。中叶（腹叶）两行，卵状披针形，直向上排列。叶片左右两侧不等，内缘较平直，外缘常因内折而加厚，呈全缘状。

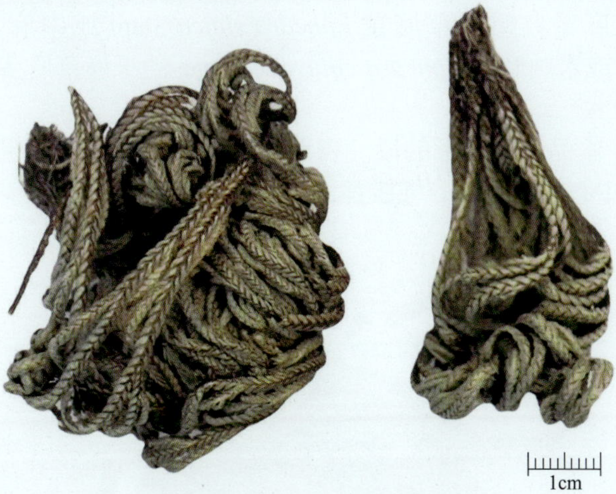

【饮片鉴别要点】饮片为卷缩的段状，其余特征同药材。

昆布

【来源】本品为海带科植物海带 *Laminaria japonica* Aresch. 或翅藻科植物昆布 *Ecklonia kurome* Okam. 的干燥叶状体。夏、秋二季采捞，晒干。

【药材鉴别要点】

海带 卷曲折叠成团状，或缠结成把。全体呈黑褐色或绿褐色，表面附有白霜。用水浸软则膨胀成扁平长带状，长 50 ～ 150cm，宽 10 ～ 40cm，中部较厚，边缘较薄而呈波状。类革质，残存柄部扁圆柱状。气腥，味咸。

昆布 卷曲皱缩成不规则团状。全体呈黑色，较薄。用水浸软则膨胀呈扁平的叶状，长宽约为 16 ～ 26cm，厚约 1.6mm；两侧呈羽状深裂，裂片呈长舌状，边缘有小齿或全缘。质柔滑。

【饮片鉴别要点】饮片为宽丝状，其余同药材。

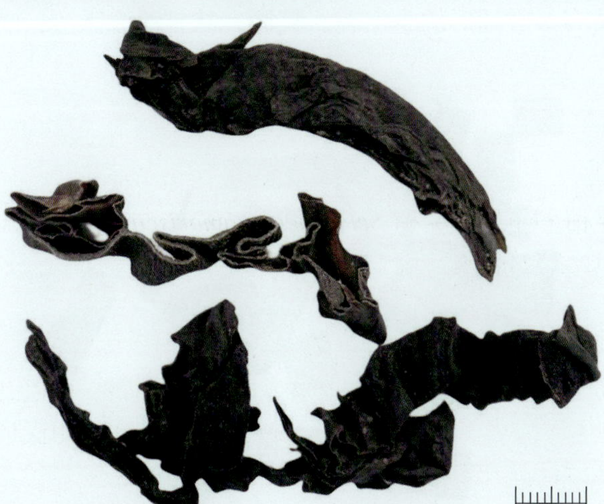

麻黄

【来源】本品为麻黄科植物草麻黄 *Ephedra sinica* Stapf 或中麻黄 *Ephedra intermedia* *Schrenk* et C. A. Mey. 或木贼麻黄 *Ephedra equisetina* Bge. 的干燥草质茎。秋季采割绿色的草质茎，晒干。

【饮片鉴别要点】本品呈圆柱形的段。表面淡黄绿色至黄绿色，粗糙，有细纵脊线，节上有细小鳞叶。切面中心显红黄色。气微香，味涩、微苦。

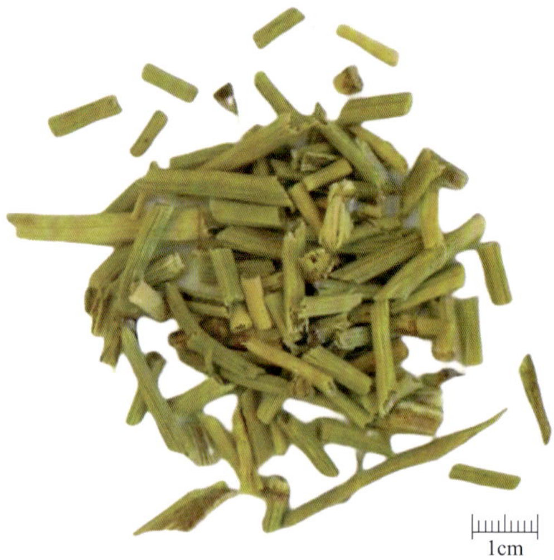

木贼

【来源】本品为木贼科植物木贼 *Equisetum hyemale* L. 的干燥地上部分。夏、秋二季采割，除去杂质，晒干或阴干。

【饮片鉴别要点】本品呈管状的段。表面灰绿色或黄绿色，有 18 ～ 30 条纵棱，棱上有多数细小光亮的疣状突起；节明显，节上着生筒状鳞叶，叶鞘基部和鞘齿黑棕色，中部淡棕黄色。切面中空，周边有多数圆形的小空腔。气微，味甘淡、微涩，嚼之有沙粒感。

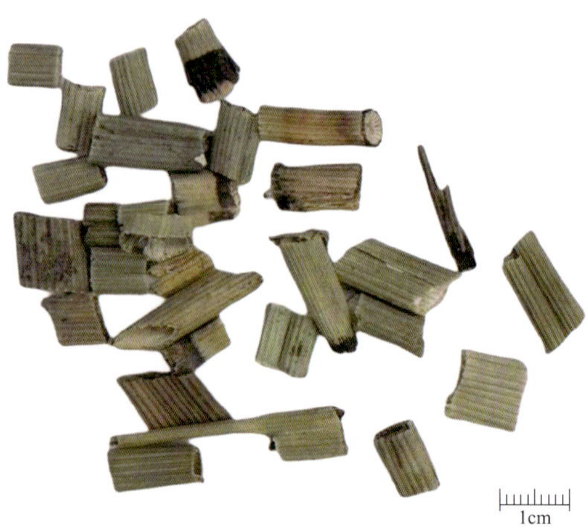

蒲公英

【来源】本品为菊科植物蒲公英 *Taraxacum mongolicum* Hand.-Mazz.、碱地蒲公英 *Taraxacum borealisinense* Kitam. 或同属数种植物的干燥全草。春至秋季花初开时采挖，除去杂质，洗净，晒干。

【饮片鉴别要点】本品为不规则的段。①根表面棕褐色，抽皱；根头部有棕褐色或黄白色的茸毛，有的已脱落。叶多皱缩破碎，绿褐色或暗灰绿色，完整者展平后呈倒披针形，先端尖或钝，边缘浅裂或羽状分裂，基部渐狭，下延呈柄状。②头状花序，总苞片多层，花冠黄褐色或淡黄白色。有时可见具白色冠毛的长椭圆形瘦果。气微，味微苦。

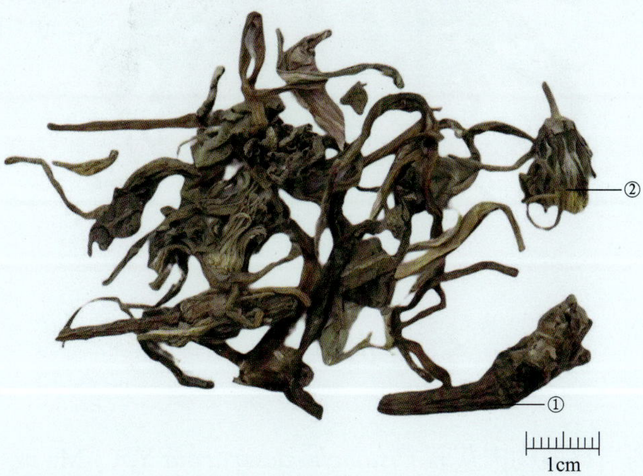

瞿麦

【来源】本品为石竹科植物瞿麦 *Dianthus superbus* L. 或石竹 *Dianthus chinensis* L. 的干燥地上部分。夏、秋二季花果期采割，除去杂质，干燥。

【药材鉴别要点】

瞿麦 茎圆柱形，上部有分枝，长 30 ～ 60cm；表面淡绿色或黄绿色，光滑无毛，节明显，略膨大，断面中空。叶对生，多皱缩，展平叶片呈条形至条状披针形。枝端具花及果实，花萼筒状，长 2.7 ～ 3.7cm；苞片 4 ～ 6，宽卵形，长约为萼筒的 1/4；花瓣棕紫色或棕黄色，卷曲，先端深裂成丝状。蒴果长筒形，与宿萼等长。种子细小，多数。气微，味淡。

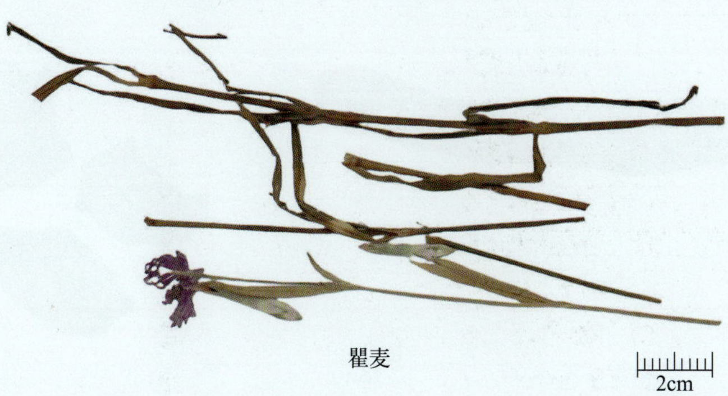

瞿麦

石竹　萼筒长 1.4 ～ 1.8cm，苞片长约为萼筒的 1/2；花瓣先端浅齿裂。

【饮片鉴别要点】本品呈不规则段。茎圆柱形，表面淡绿色或黄绿色，①节明显，略膨大。切面中空。叶多破碎。②花萼筒状，苞片 4 ～ 6。蒴果长筒形，与宿萼等长。种子细小，多数。气微，味淡。

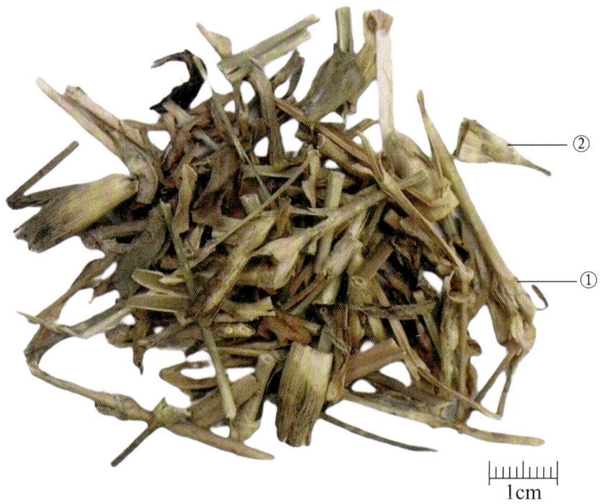

肉苁蓉

【来源】本品为列当科植物肉苁蓉 *Cistanche deserticola* Y. C. Ma 或管花肉苁蓉 *Cistanche tubulosa* (Schenk) Wight 的干燥带鳞叶的肉质茎。春季苗刚出土时或秋季冻土之前采挖，除去茎尖。切段，晒干。

【药材鉴别要点】

肉苁蓉　呈扁圆柱形，稍弯曲，长 3 ～ 15cm，直径 2 ～ 8cm。表面棕褐色或灰棕色，①密被覆瓦状排列的肉质鳞叶，通常鳞叶先端已断。体重，质硬，微有柔性，不易折断，断面棕褐色，②有淡棕色点状维管束，排列成波状环纹。气微，味甜、微苦。

管花肉苁蓉　呈类纺锤形、扁纺锤形或扁柱形，稍弯曲，长 5 ～ 25cm，直径 2.5 ～ 9cm。表面棕褐色至黑褐色。断面颗粒状，灰棕色至灰褐色，散生点状维管束。

【饮片鉴别要点】

肉苁蓉　本品呈不规则形的厚片。表面棕褐色或灰棕色。有的可见肉质鳞叶。切面有淡棕色或棕黄色点状维管束，排列成波状环纹。气微，味甜、微苦。

管花肉苁蓉片　本品切面散生点状维管束。

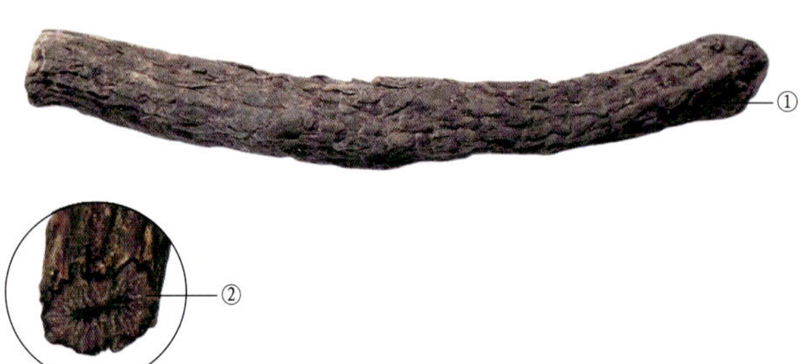

肉苁蓉

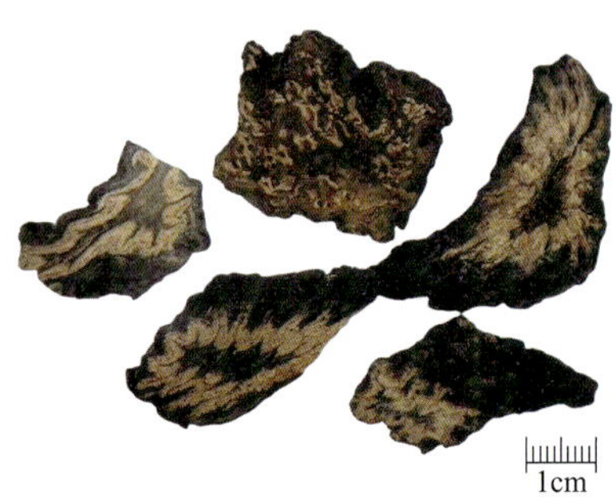

锁阳

【来源】本品为锁阳科植物锁阳 *Cynomorium songaricum* Rupr. 的干燥肉质茎。春季采挖，除去花序，切段，晒干。

【饮片鉴别要点】本品为不规则形或类圆形的片。外表皮棕色或棕褐色，粗糙，具明显纵沟及不规则凹陷。切面浅棕色或棕褐色，散在黄色三角状维管束。气微，味甘而涩。

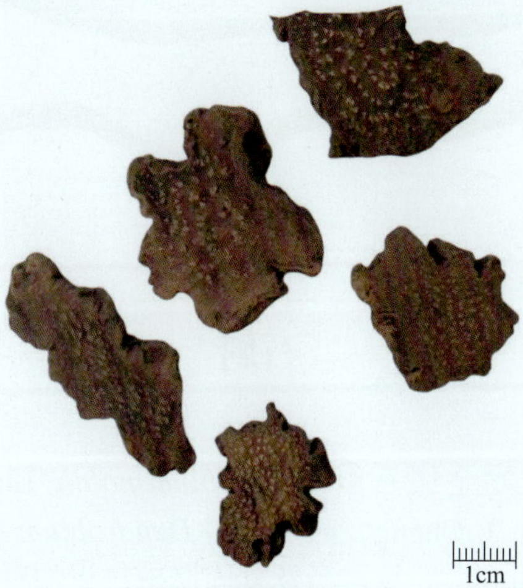

铁皮石斛

【来源】本品为兰科植物铁皮石斛 *Dendrobium officinale* Kimura et Migo 的干燥茎。11 月至翌年 3 月采收，除去杂质，剪去部分须根，边加热边扭成螺旋形或弹簧状，烘干；或切成段，干燥或低温烘干，前者习称“铁皮枫斗”（耳环石斛）；后者习称“铁皮石斛”。

【药材鉴别要点】

铁皮枫斗　本品呈螺旋形或弹簧状，通常为 2 ～ 6 个旋纹，茎拉直后长 3.5 ～ 8cm，直径 0.2 ～ 0.4cm。表面黄绿色或略带金黄色，有细纵皱纹，节明显，节上有时可见残留的灰白色叶鞘；一端可见茎基部留下的短须根。质坚实，易折断，断面平坦，灰白色至灰绿色，略角质状。气微，味淡，嚼之有黏性。

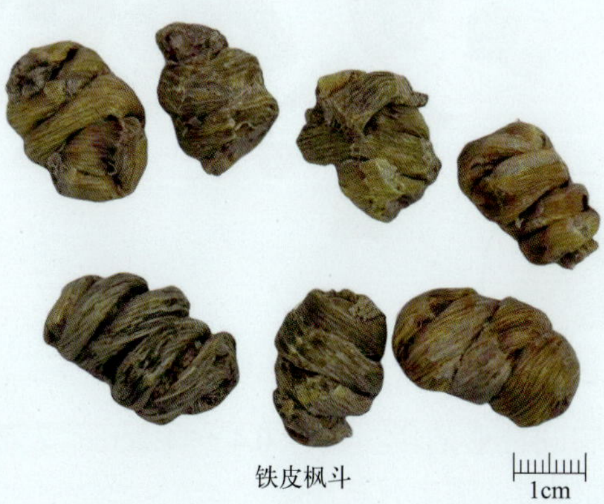

铁皮枫斗

铁皮石斛　本品呈圆柱形的段，长短不等。

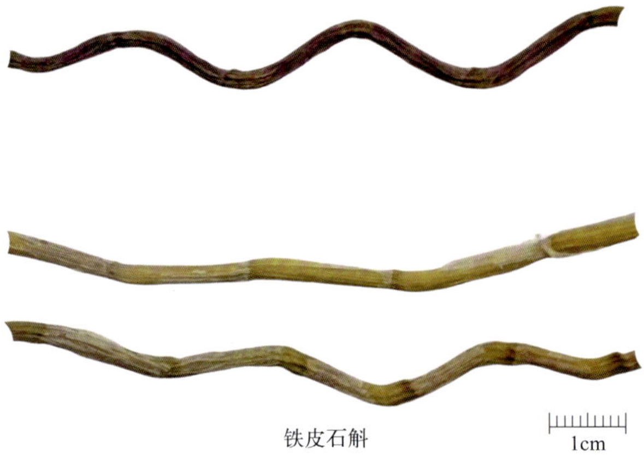

铁皮石斛

石斛

【来源】本品为兰科植物金钗石斛 *Dendrobium nobile* Lindl.、霍山石斛 *Dendrobium huoshanense* C. Z. Tang et S. J. Cheng、鼓槌石斛 *Dendrobium chrysotoxum* Lindl. 或流苏石斛 *Dendrobium fimbriatum* Hook. 的栽培品及其同属植物近似种的新鲜或干燥茎。全年均可采收，鲜用者除去根和泥沙；干用者采收后，除去杂质，用开水略烫或烘软，再边搓边烘晒，至叶鞘搓净，干燥。霍山石斛 11 月至翌年 3 月采收，除去叶、根须及泥沙等杂质，洗净，鲜用，或加热除去叶鞘制成干条；或边加热边扭成螺旋状或弹簧状，干燥，称霍山石斛枫斗。

【饮片鉴别要点】

石斛　本品呈扁圆柱形或圆柱形的段。表面金黄色、绿黄色或棕黄色，有光泽，有深纵沟或纵棱，有的可见棕褐色的节。切面黄白色至黄褐色，有多数散在的筋脉点。气微，味淡或微苦，嚼之有黏性。

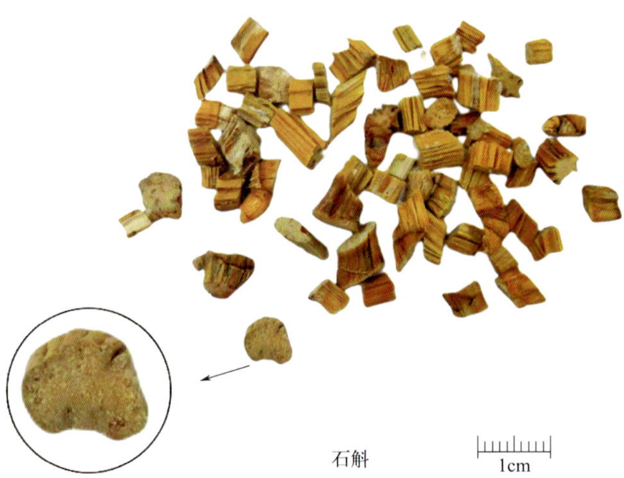

石斛

鲜石斛　呈圆柱形或扁圆柱形的段。直径 0.4 ～ 1.2cm。表面黄绿色，光滑或有纵纹，肉质多汁。气微，味微苦而回甜，嚼之有黏性。

石吊兰

【来源】本品为苦苣苔科植物吊石苣苔 *Lysionotus pauciflorus* Maxim. 的干燥地上部分。夏、秋二季叶茂盛时采割，除去杂质，晒干。

【饮片鉴别要点】本品呈不规则段状。茎圆柱形，表面淡棕色或灰褐色，有纵皱纹，节常膨大，常有不定根；切面黄白色或黄棕色，中心有的有空隙。叶多破碎、卷缩，完整者披针形，边缘上部有齿，常反卷，两面灰绿色至灰棕色，主脉下面凸出。气微，味苦。

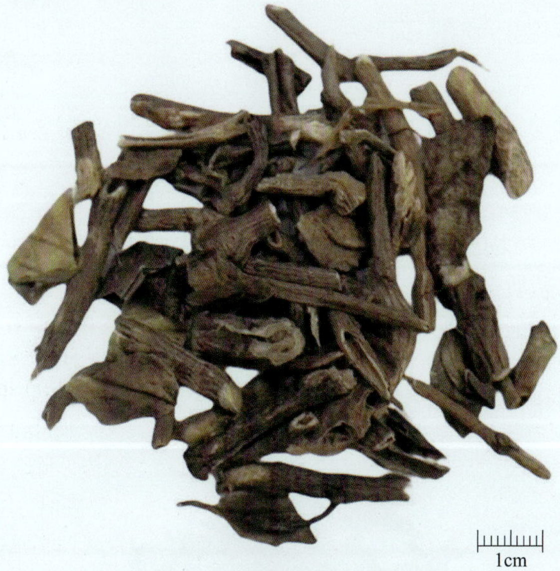

仙鹤草

【来源】本品为蔷薇科植物龙芽草 *Agrimonia pilosa* Ledeb. 的干燥地上部分。夏、秋二季茎叶茂盛时采割，除去杂质，干燥。

【药材鉴别要点】本品长可达1m，全体被白色柔毛。①茎下部圆柱形，直径4～6mm，红棕色，②上部方柱形，四面略凹陷，绿褐色，有纵沟和棱线，有节；体轻，质硬，易折断，断面中空。单数羽状复叶互生，暗绿色，皱缩卷曲；质脆，易碎；叶片有大小2种，相间生于叶轴上，顶端小叶较大，完整小叶片展平后呈卵形或长椭圆形，先端尖，基部楔形，边缘有锯齿；托叶2，抱茎，斜卵形。总状花序细长，花萼下部呈圆锥状，萼筒上部有钩刺，先端5裂，花瓣黄色。气微，味微苦。

【饮片鉴别要点】本品为不规则的段，茎多数方柱形，有纵沟和棱线，有节。切面中空。叶多破碎，暗绿色，边缘有锯齿；托叶抱茎。花萼下部呈圆锥状，花瓣黄色。有时可见黄色花或带钩刺的果实。气微，味微苦。

掺伪品　本品为仙鹤草掺有龙牙草的根。

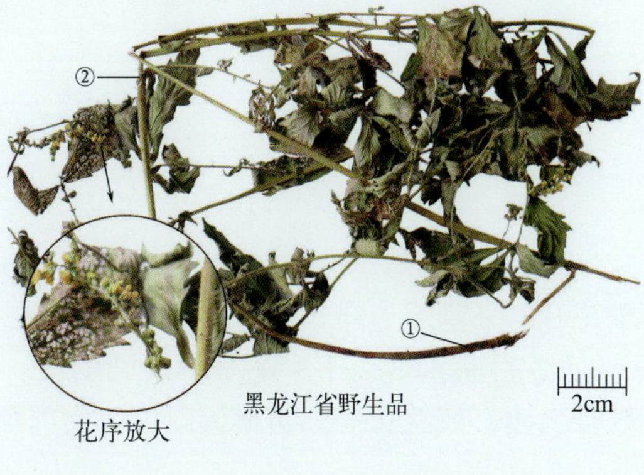

黑龙江省野生品

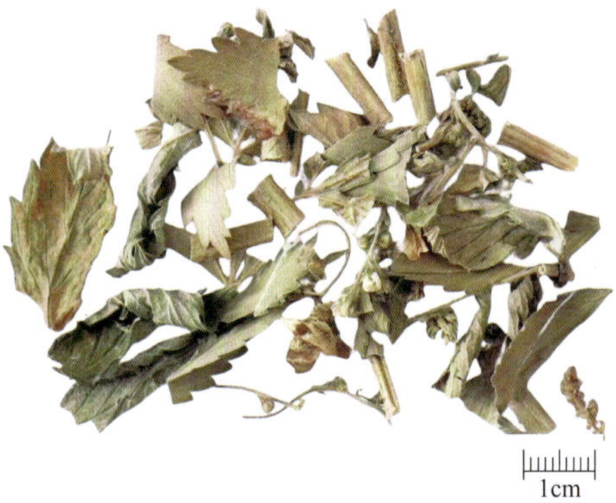

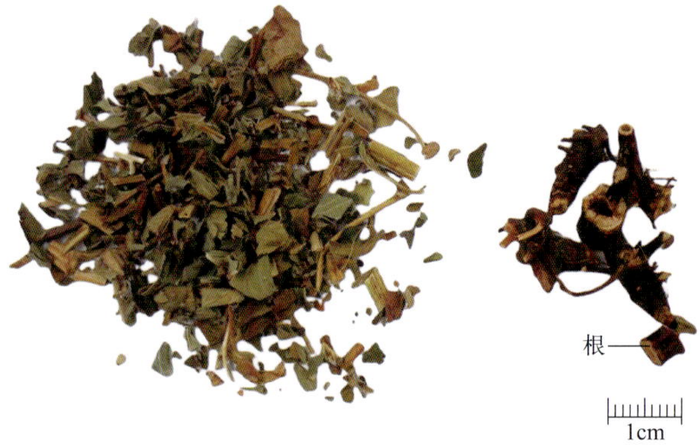

小蓟

【来源】本品为菊科植物刺儿菜 *Cirsium setosum* (Willd.) MB. 的干燥地上部分。夏、秋二季花开时采割，除去杂质，晒干。

【饮片鉴别要点】本品呈不规则的段。茎呈圆柱形，直径 0.2 ～ 0.5cm。表面灰绿色或带紫色，具纵棱和白色柔毛。切面中空。叶片多皱缩或破碎，叶齿尖具针刺；两面均具白色柔毛。头状花序，总苞钟状；花紫红色。气微，味微苦。

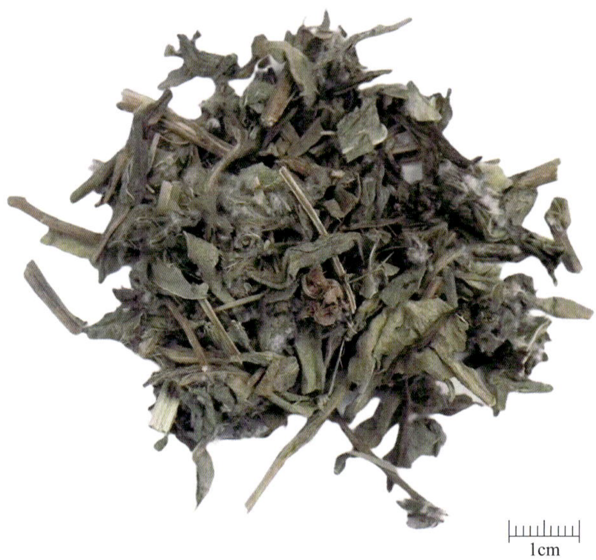

大蓟

【来源】本品为菊科植物蓟 *Cirsium japonicum* Fisch. ex DC. 的干燥地上部分。夏、秋二季花开时采割地上部分，除去杂质，晒干。

【饮片鉴别要点】本品呈不规则的段。茎短圆柱形，直径可达 1.2cm；表面绿褐色，有数条纵棱，被丝状毛；切面灰白色，髓部疏松或中空。叶皱缩，多破碎，边缘具不等长的针刺；两面均具灰白色丝状毛。头状花序多破碎。气微，味淡。

附注：大蓟茎比小蓟粗，叶边缘的刺也比小蓟长；大蓟味淡，小蓟味苦。

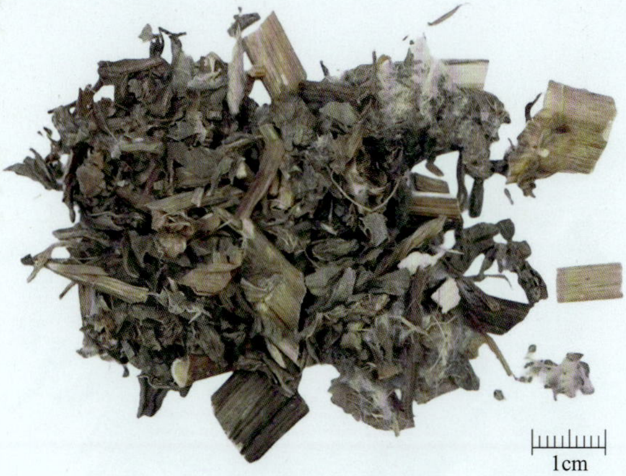

鸭跖草

【来源】本品为鸭跖草科植物鸭跖草 *Commelina communis* L. 的干燥地上部分。夏、秋二季采收，晒干。

【饮片鉴别要点】本品呈不规则的段。茎有纵棱，节稍膨大。切面中心有髓。叶互生，多皱缩、破碎，完整叶片展平后呈卵状披针形或披针形，全缘，基部下延成膜质叶鞘，抱茎，叶脉平行。总苞佛焰苞状，心形。气微，味淡。

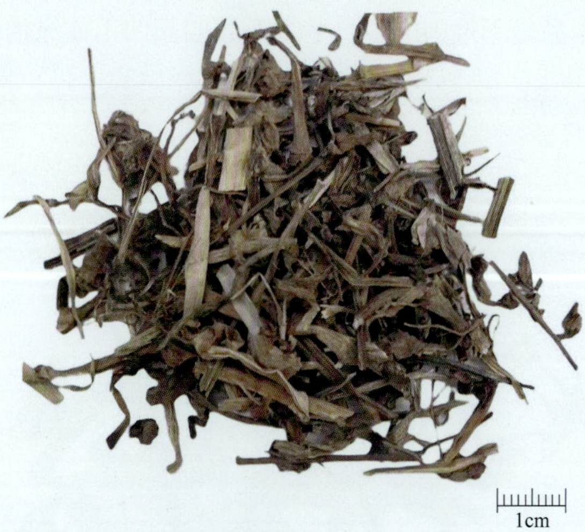

野马追

【来源】本品为菊科植物轮叶泽兰 *Eupatorium lindleyanum* DC. 的干燥地上部分。秋季花初开时采割，晒干。

【饮片鉴别要点】本品为不规则的短段。茎圆柱形，直径 0.2 ～ 0.5cm，表面黄绿色或紫褐色，有纵棱，密被灰白色茸毛；质硬，易折断，断面纤维性，髓部白色。叶皱缩，多破碎，表面黄绿色至绿褐色，两面被毛，有腺点。可见头状花序。气微，叶味苦、涩。

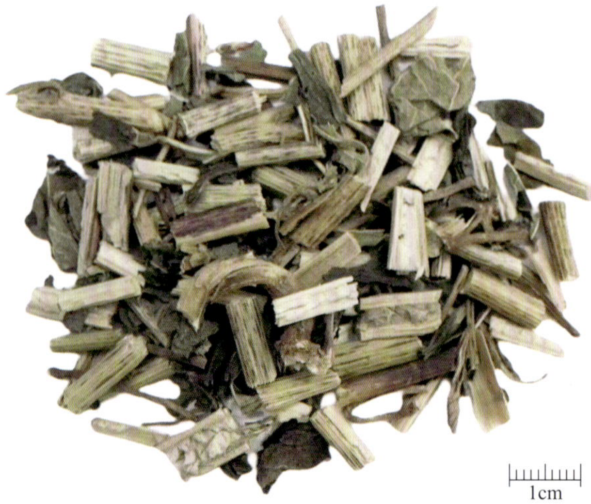

益母草

【来源】本品为唇形科植物益母草 *Leonurus japonicus* Houtt. 的新鲜或干燥地上部分。鲜品春季幼苗期至初夏花前期采割；干品夏季茎叶茂盛、花未开或初开时采割，晒干，或切段晒干。

【饮片鉴别要点】本品呈不规则的段。茎方形，四面凹下成纵沟，灰绿色或黄绿色。切面中部有白髓。叶片灰绿色，多皱缩、破碎。轮伞花序腋生，花紫色或黄棕色，花萼筒状，花冠二唇形。气微，味微苦。

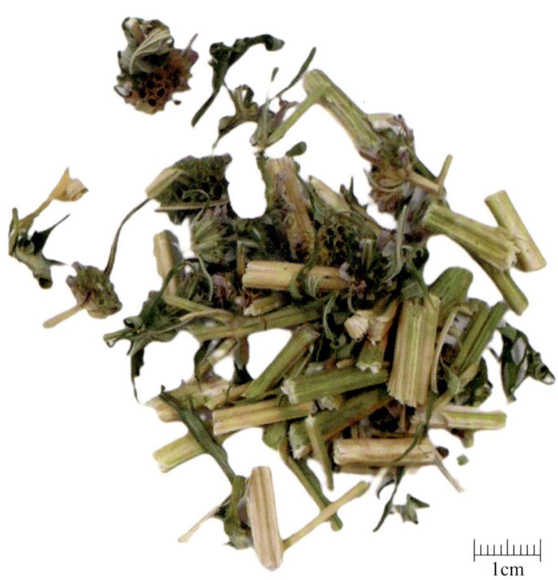

干益母草

茵陈

【来源】本品为菊科植物滨蒿 *Artemisia scoparia* Waldst. et Kit. 或茵陈蒿 *Artemisia capillaris* Thunb. 的干燥地上部分。春季幼苗高 6 ～ 10cm 时采收或秋季花蕾长成至花初开时采割，除去杂质和老茎，晒干。春季采收的习称“绵茵陈”，秋季采割的称“花茵陈”。

【药材鉴别要点】

绵茵陈　多卷曲成团状，灰白色或灰绿色，全体密被白色茸毛，绵软如绒。茎细小，长 1.5 ～ 2.5cm，直径 0.1 ～ 0.2cm，除去表面白色茸毛后可见明显纵纹；质脆，易折断。叶具柄；展平后叶片呈一至三回羽状分裂，叶片长 1 ～ 3cm，宽约 1cm；小裂片卵形或稍呈倒披针形、条形，先端锐尖。气清香，味微苦。

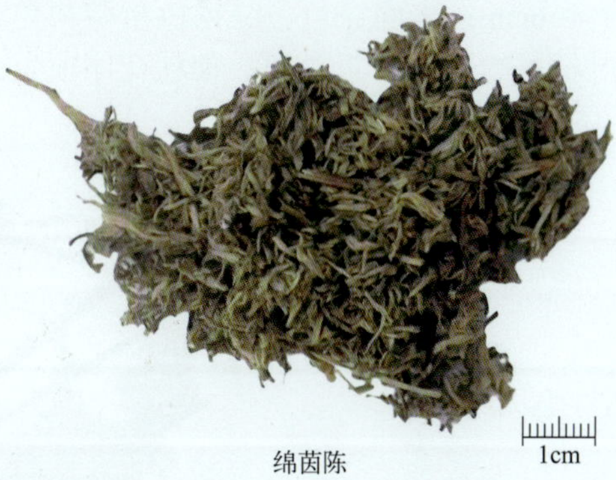

绵茵陈

花茵陈　茎呈圆柱形，多分枝，长 30 ～ 100cm，直径 2 ～ 8mm；表面淡紫色或紫色，有纵条纹，被短柔毛；体轻，质脆，断面类白色。叶密集，或多脱落；下部叶二至三回羽状深裂，裂片条形或细条形，两面密被白色柔毛；茎生叶一至二回羽状全裂，基部抱茎，裂片细丝状。头状花序卵形，多数集成圆锥状，长 1.2 ～ 1.5mm，直径 1 ～ 1.2mm，有短梗；总苞片 3 ～ 4 层，卵形，苞片 3 裂；外层雌花 6 ～ 10 个，可多达 15 个，内层两性花 2 ～ 10 个。瘦果长圆形，黄棕色。气芳香，味微苦。

附注：目前市场上花茵陈少见，但有研究报道花茵陈有效成分含量较高。

【饮片鉴别要点】多破碎，其余同药材。

鱼腥草

【来源】本品为三白草科植物蕺菜 *Houttuynia cordata* Thunb. 的新鲜全草或干燥地上部分。鲜品全年均可采割；干品夏季茎叶茂盛花穗多时采割，除去杂质，晒干。

【饮片鉴别要点】本品为不规则的段。茎呈扁圆柱形，表面淡红棕色至黄棕色，有纵棱。叶片多破碎，黄棕色至暗棕色。穗状花序黄棕色。搓碎具鱼腥气，味涩。

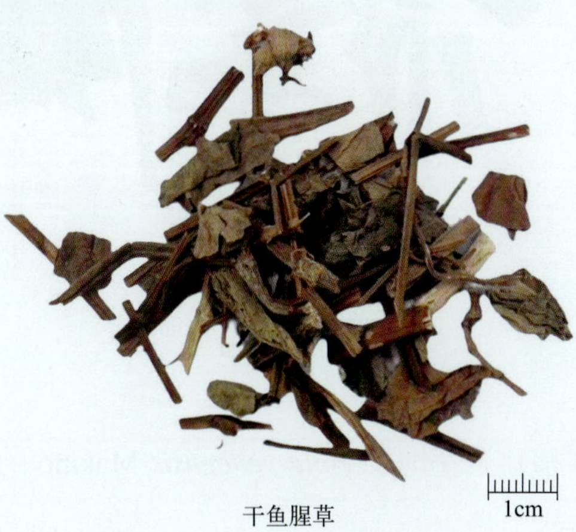

干鱼腥草

肿节风

【来源】本品为金粟兰科植物草珊瑚 *Sarcandra glabra* (Thunb.) Nakai 的干燥全草。夏、秋二季采收，除去杂质，晒干。

【药材鉴别要点】本品长 50 ～ 120cm。①根茎较粗大，密生细根，②茎圆柱形，多分枝，直径 0.3 ～ 1.3cm；表面暗绿色至暗褐色，有明显细纵纹，散有纵向皮孔，节膨大；质脆，易折断，断面有髓或中空。叶对生，叶片卵状披针形至卵状椭圆形，长 5 ～ 15cm，宽 3 ～ 6cm；表面绿色、绿褐色至棕褐色或棕红色，光滑；边缘有粗锯齿，齿尖腺体黑褐色；叶柄长约 1cm；近革质。穗状花序顶生，常分枝。气微香，味微辛。

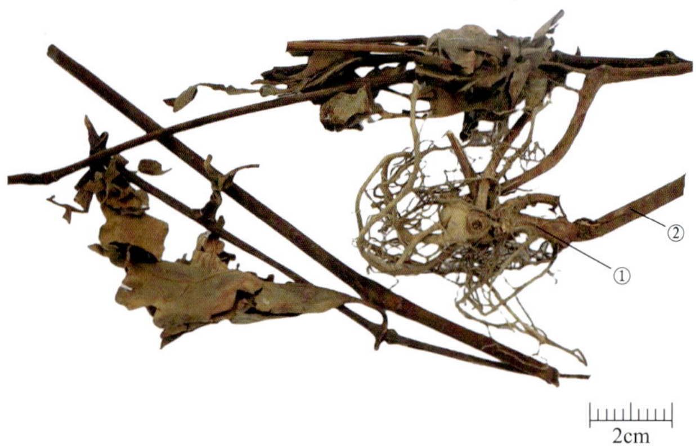

【饮片鉴别要点】本品呈不规则的段。根茎密生细根。茎圆柱形，下部茎木质，表面暗绿色至暗褐色，细纵纹明显，可见纵向皮孔，节膨大。切面有髓或中空。叶多破碎，表面绿色、绿褐色至棕褐色或棕红色，光滑；边缘有粗锐锯齿，齿尖腺体黑褐色，叶革质，顶端渐尖，基部尖或楔形。气微香，味微辛。

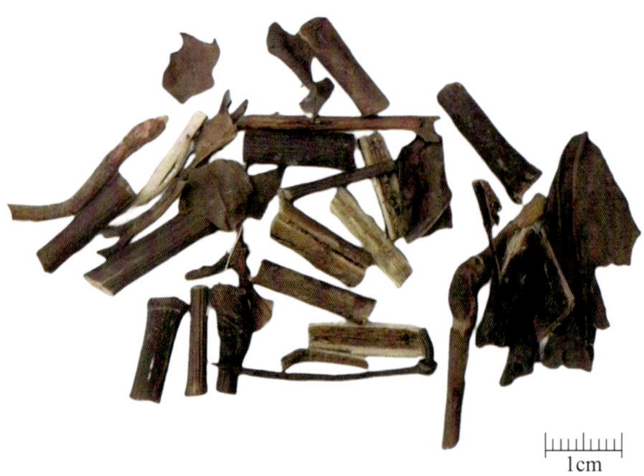

紫花地丁

【来源】本品为堇菜科植物紫花地丁 *Viola yedoensis* Makino 的干燥全草。春、秋二季采收，除去杂质，晒干。

【药材鉴别要点】本品多皱缩成团。主根长圆锥形，直径 1 ～ 3mm；淡黄棕色，有细纵皱纹。叶基生，灰绿色，展平后叶片呈披针形或卵状披针形，长 1.5 ～ 6cm，宽 1 ～ 2cm；先端钝，基部截形或稍心形，边缘具钝锯齿，两面有毛；叶柄细，长 2 ～ 6cm，上部具明显狭翅。花茎纤细；花瓣 5，紫堇色或淡棕色；花距细管状。蒴果椭圆形或 3 裂，种子多数，淡棕色。气微，味微苦而稍黏。

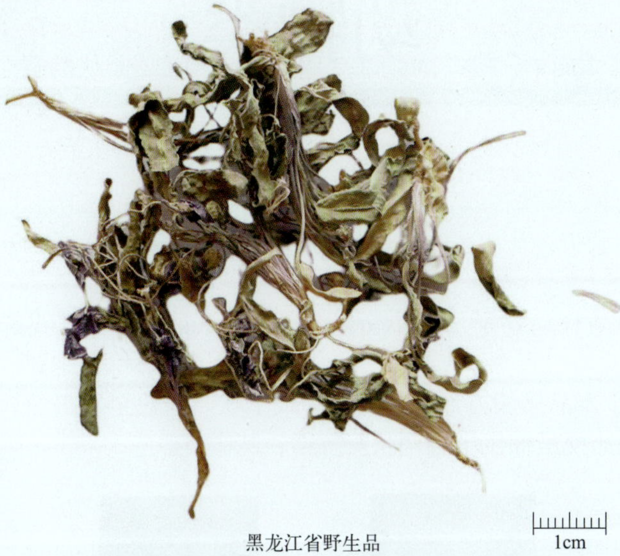

黑龙江省野生品

【饮片鉴别要点】本品主根呈圆柱形的段，淡黄棕色，有细纵皱纹。叶和花多已破碎成不规则的碎末，完整者性状同药材。

附注：紫花地丁同科属植物常作为其混淆品，尤其是饮片，由于破碎更不易鉴别，鉴别时尽可能挑选较完整的叶和花，应注意观察主根的颜色、叶片形状、叶基形状、叶边缘锯齿等特征。

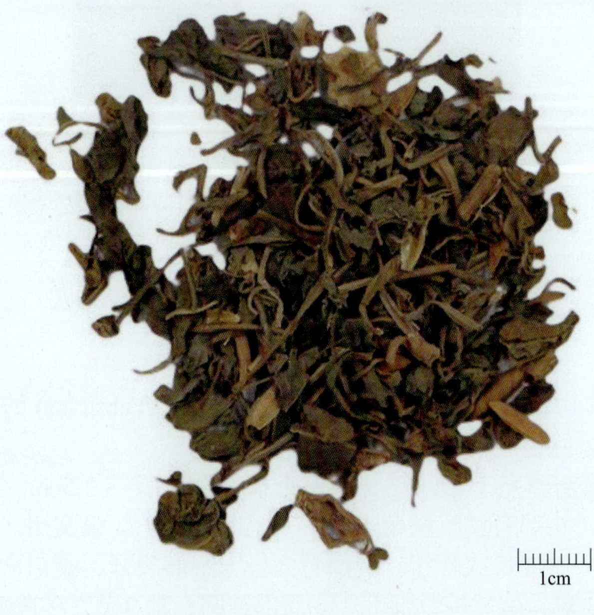

七、动物类

阿胶

【来源】本品为马科动物驴 *Equus asinus* Linnaeus 的干燥皮或鲜皮经煎煮、浓缩制成的固体胶。

【药材鉴别要点】本品呈长方形块、方形块或丁状。棕色至黑褐色，有光泽。质硬而脆，断面光亮，碎片对光照视呈棕色半透明状。气微，味微甘。

【饮片鉴别要点】本品呈不规则块状，大小不一。其余同药材。

蝉蜕

【来源】本品为蝉科昆虫黑蚱蝉 *Cryptotympana atrata* (Fabricius) 的若虫羽化时脱落的皮壳。夏、秋二季收集，除去泥沙，晒干。

【药材（饮片）鉴别要点】本品略呈椭圆形而弯曲，长约 3.5cm，宽约 2cm。表面黄棕色，半透明，有光泽。头部有丝状触角 1 对，多已断落，①复眼突出。额部先端突出，口吻发达，上唇宽短，②下唇伸长成管状。胸部背面呈十字形裂开，裂口向内卷曲，脊背两旁具小翅 2 对；腹面有足 3 对，被黄棕色细毛。③腹部钝圆，共 9 节。体轻，中空，易碎。气微，味淡。

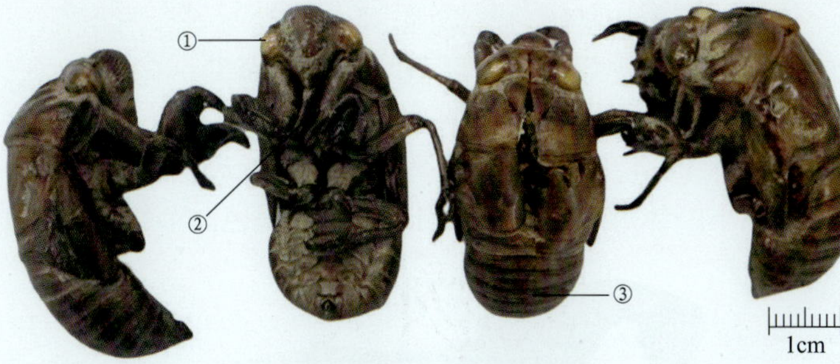

地龙

【来源】本品为钜蚓科动物参环毛蚓 *Pheretima aspergillum* (E. Perrier)、通俗环毛蚓 *Pheretima vulgaris* Chen、威廉环毛蚓 *Pheretima guillelmi* (Michaelsen) 或栉盲环毛蚓 *Pheretima pectinifera* Michaelsen 的干燥体。前一种习称“广地龙”，后三种习称“沪地龙”。广地龙春季至秋季捕捉，沪地龙夏季捕捉，及时剖开腹部，除去内脏和泥沙，洗净，晒干或低温干燥。

【药材鉴别要点】

广地龙　呈长条状薄片，弯曲，边缘略卷，长 15 ～ 20cm，宽 1 ～ 2cm。全体具环节，背部棕褐色至紫灰色，腹部浅黄棕色；第 14 ～ 16 环节为生殖带，习称“白颈”，较光亮。体前端稍尖，尾端钝圆，刚毛圈粗糙而硬，色稍浅。雄生殖孔在第 18 环节腹侧刚毛圈一小孔突上，外缘有数环绕的浅皮褶，内侧刚毛圈隆起，前后两边有横排（一排或二排）小乳突，每边 10 ～ 20 个不等。受精囊孔 2 对，位于 7/8 至 8/9 环节间一椭圆形突起上，约占节周 5/11。体轻，略呈革质，不易折断。气腥，味微咸。

沪地龙　长 8 ～ 15cm，宽 0.5 ～ 1.5cm。全体具环节，背部棕褐色至黄褐色，腹部浅黄棕色；第 14 ～ 16 环节为生殖带，较光亮。第 18 环节有一对雄生殖孔。通俗环毛蚓的雄交配腔能全部翻出，呈花菜状或阴茎状；威廉环毛蚓的雄交配腔孔呈纵向裂缝状；栉盲环毛蚓的雄生殖孔内侧有 1 或多个小乳突。受精囊孔 3 对，在 6/7 至 8/9 环节间。

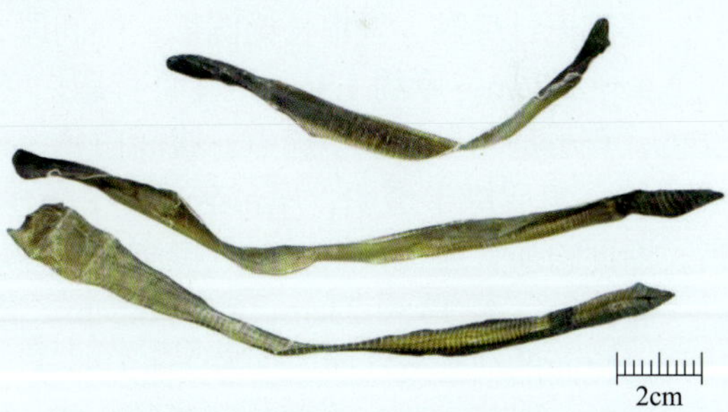

海马

【来源】本品为海龙科动物克氏海马 *Hippocampus kelloggi* Jordan et Snyder、刺海马 *Hippocampus histrix* Kaup、库达海马 *Hippocampus kuda* Bleeker、三斑海马 *Hippocampus trimaculatus* Leach 或小海马（海蛆）*Hippocampus japonicus* Kaup 的干燥体。夏、秋二季捕捞，洗净，晒干；或除去皮膜和内脏，晒干。

【药材鉴别要点】

克氏海马　呈扁长形而弯曲，体长约 30cm。表面黄白色。头略似马头，有冠状突起，具管状长吻，口小，无牙，两眼深陷。躯干部七棱形，尾部四棱形，渐细卷曲，体上有瓦楞形的节纹并具短棘。体轻，骨质，坚硬。气微腥，味微咸。

刺海马　体长 15 ～ 20cm。头部及体上环节间的棘细而尖。

库达海马　体长 20 ～ 30cm。黑褐色。

三斑海马　体侧背部第 1、4、7 节的短棘基部各有 1 黑斑。

小海马　短棘均较细小。体形小，长 7 ～ 10cm。黑褐色。节纹和短棘均较细小。

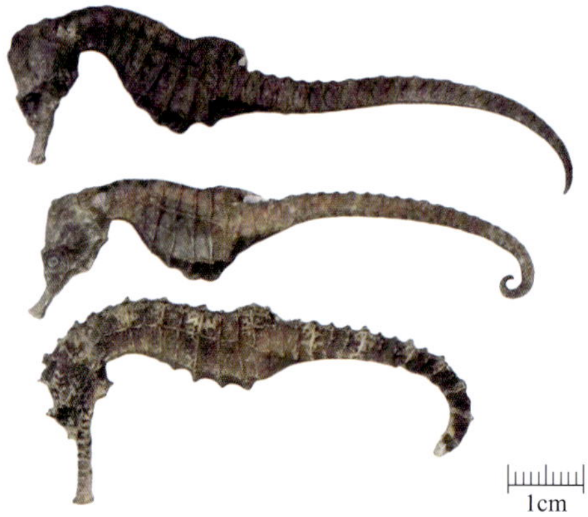

海螵蛸

【来源】本品为乌贼科动物曼氏无针乌贼 *Sepiella maindroni* Rochebrune 或金乌贼 *Sepia esculenta* Hoyle 的干燥内壳。收集乌贼鱼的骨状内壳，洗净，干燥。

【药材鉴别要点】

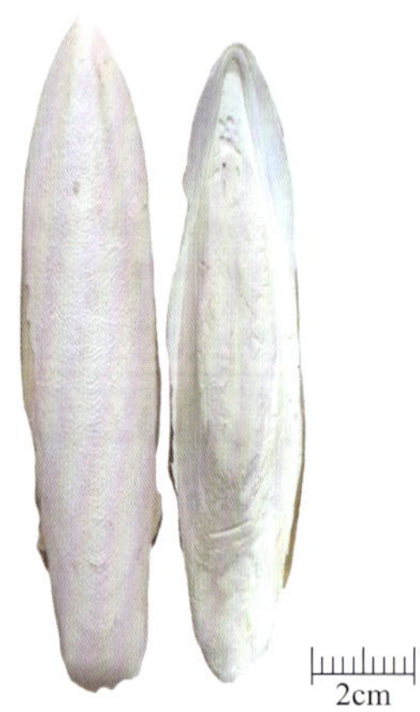

曼氏无针乌贼　呈扁长椭圆形，中间厚，边缘薄，长 9 ～ 14cm，宽 2.5 ～ 3.5cm，厚约 1.3cm。背面有磁白色脊状隆起，两侧略显微红色，有不甚明显的细小疣点；腹面白色，自尾端到中部有细密波状横层纹；角质缘半透明，尾部较宽平，无骨针。体轻，质松，易折断，断面粉质，显疏松层纹。气微腥，味微咸。

金乌贼　长 13 ～ 23cm，宽约 6.5cm。背面疣点明显，略呈层状排列；腹面的细密波状横层纹占全体大部分，中间有纵向浅槽；尾部角质缘渐宽，向腹面翘起，末端有 1 骨针，多已断落。

【饮片鉴别要点】本品为不规则形或类方形小块，类白色或微黄色，气微腥，味微咸。

桑螵蛸

【来源】本品为螳科昆虫大刀螳 *Tenodera sinensis* Saussure、棕污斑螳 *Statilia maculate* (Thunberg) 或广斧螳 *Hierodula patellifera* (Serville) 的干燥卵鞘。以上三种分别习称“团螵蛸”“长螵蛸”及“黑螵蛸”。深秋至次春收集，除去杂质，蒸至虫卵死后，干燥。

【药材鉴别要点】

团螵蛸　略呈圆柱形或半圆形，由多层膜状薄片叠成，长 2.5 ～ 4cm，宽 2 ～ 3cm。表

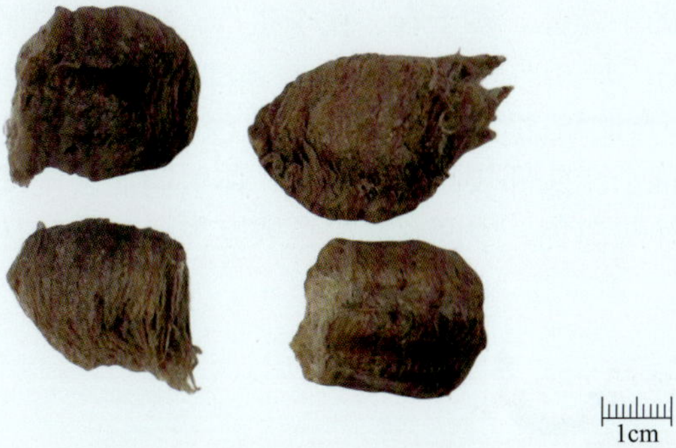

面浅黄褐色，上面带状隆起不明显，底面平坦或有凹沟。体轻，质松而韧，横断面可见外层为海绵状，内层为许多放射状排列的小室，室内各有一细小椭圆形卵，深棕色，有光泽。气微腥，味淡或微咸。

长螵蛸　略呈长条形，一端较细，长 2.5 ～ 5cm，宽 1 ～ 1.5cm。表面灰黄色，上面带状隆起明显，带的两侧各有一条暗棕色浅沟和斜向纹理。质硬而脆。

黑螵蛸　略呈平行四边形，长 2 ～ 4cm，宽 1.5 ～ 2cm。表面灰褐色，上面带状隆起明显，两侧有斜向纹理，近尾端微向上翘。质硬而韧。

【饮片鉴别要点】本品形如药材。表面浅黄褐色至灰褐色。气微腥，味淡或微咸。

鸡内金

【来源】本品为雉科动物家鸡 *Gallus gallus domesticus* Brisson 的干燥砂囊内壁。杀鸡后，取出鸡肫，立即剥下内壁，洗净，干燥。

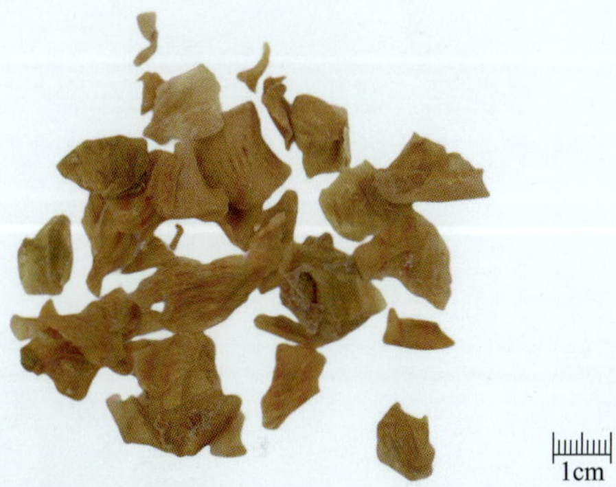

【药材鉴别要点】本品为不规则卷片，厚约 1mm。表面黄色、黄绿色或黄褐色，薄而半透明，具明显的条状皱纹。质脆，易碎，断面角质样，有光泽。气微腥，味微苦。

【饮片鉴别要点】

鸡内金　同药材。

炒鸡内金　本品表面暗黄褐色或焦黄色，显颗粒状或微细泡状。轻折即断，断面有光泽。

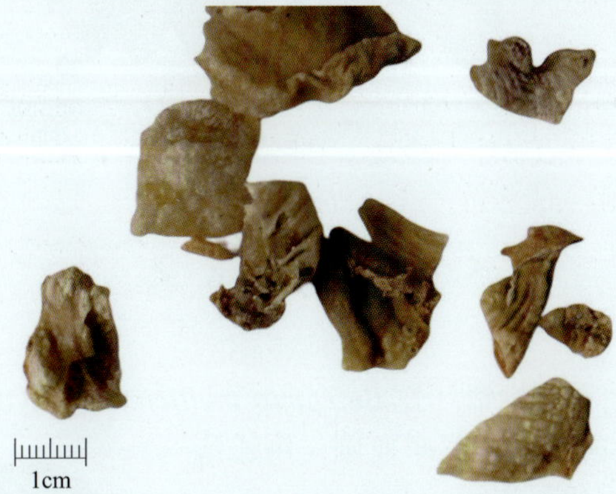

僵蚕

【来源】本品为蚕蛾科昆虫家蚕 *Bombyx mori* Linnaeus 4 ～ 5 龄的幼虫感染（或人工接种）

白僵菌 *Beauveria bassiana* (Bals.) Vuillant 而致死的干燥体。多于春、秋季生产，将感染白僵菌病死的蚕干燥。

【药材（饮片）鉴别要点】本品略呈圆柱形，多弯曲皱缩。长 2 ～ 5cm，直径 0.5 ～ 0.7cm。表面灰黄色，被有白色粉霜状的气生菌丝和分生孢子。头部较圆，足 8 对，体节明显，尾部略呈二分歧状。质硬而脆，易折断，断面平坦，外层白色，中间有亮棕色或亮黑色的丝腺环 4 个。气微腥，味微咸。

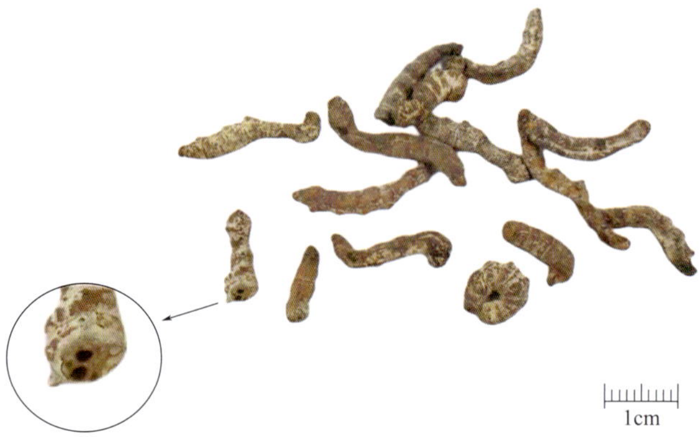

掺伪品—增重僵蚕　本品在僵蚕表面掺有大量碳酸盐类。此种僵蚕丝腺环不明显，质地较酥脆，加盐酸或其他中强酸可产生气泡。

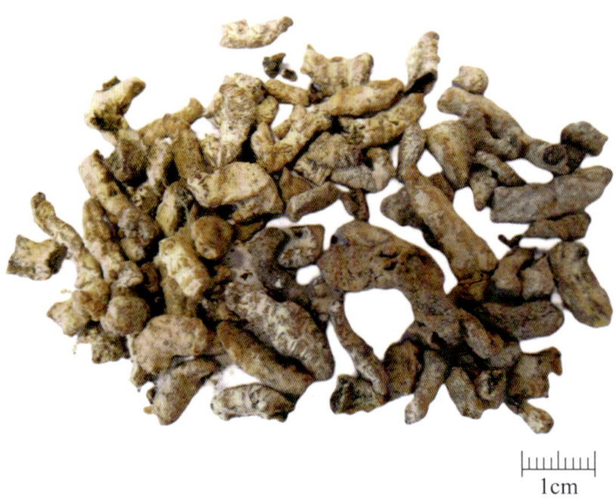

金钱白花蛇

【来源】本品为眼镜蛇科动物银环蛇 *Bungarus multicinctus* Blyth 的幼蛇干燥体。夏、秋二季捕捉，剖开腹部，除去内脏，擦净血迹，用乙醇浸泡处理后，盘成圆形，用竹签固定，干燥。

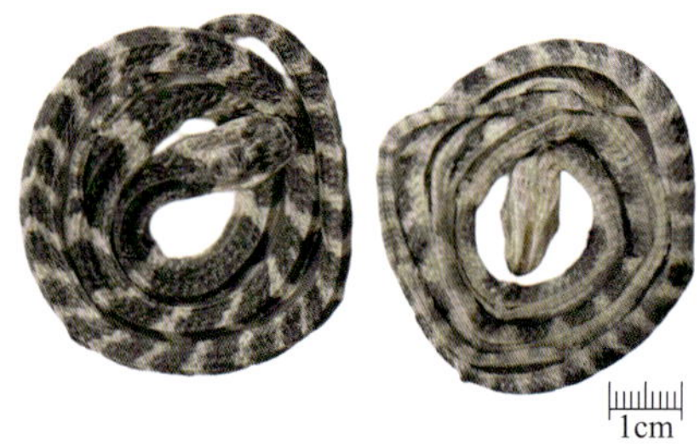

【药材（饮片）鉴别要点】本品呈圆盘状，盘径 3 ～ 6cm，蛇体直径 0.2 ～ 0.4cm。头盘在中间，尾细，常纳口内，口腔内上颌骨前端有毒沟牙 1 对，鼻间鳞 2 片，无颊鳞，上下唇鳞通常各为 7 片。背部黑色或灰黑色，有白色环纹 45 ～ 58 个，黑白相间，白环纹在背部宽 1～2 行鳞片，向腹面渐增宽，黑环纹宽 3～5 行鳞片，背正中明显突起一条脊棱，脊鳞扩大呈六角形，背鳞细密，通身 15 行，尾下鳞单行。气微腥，味微咸。

九香虫

【来源】本品为蝽科昆虫九香虫 *Coridius chinensis* (Dallas) 的干燥体。11月至次年3月前捕捉，置适宜容器内，用酒少许将其闷死，取出阴干；或置沸水中烫死，取出，干燥。

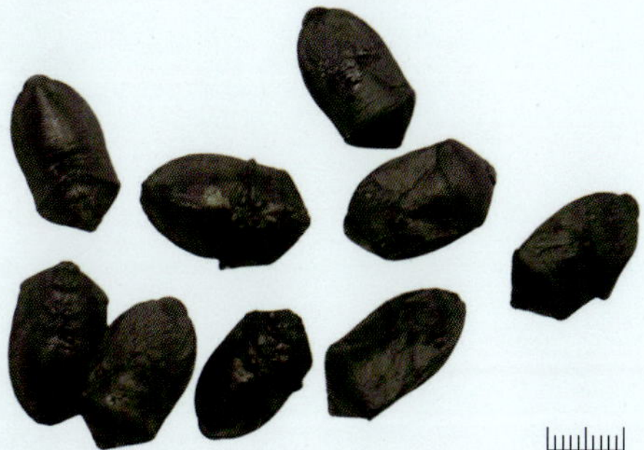

【药材（饮片）鉴别要点】本品略呈六角状扁椭圆形，长 1.6～2cm，宽约 1cm。表面棕褐色或棕黑色，略有光泽。头部小，与胸部略呈三角形，复眼突出，卵圆状，单眼 1 对，触角 1 对各 5 节，多已脱落。背部有翅 2 对，外面的 1 对基部较硬，内部 1 对为膜质，透明。胸部有足 3 对，多已脱落。腹部棕红色至棕黑色，每节近边缘处有突起的小点。质脆，折断后腹内有浅棕色的内含物。气特异，味微咸。

鹿角霜

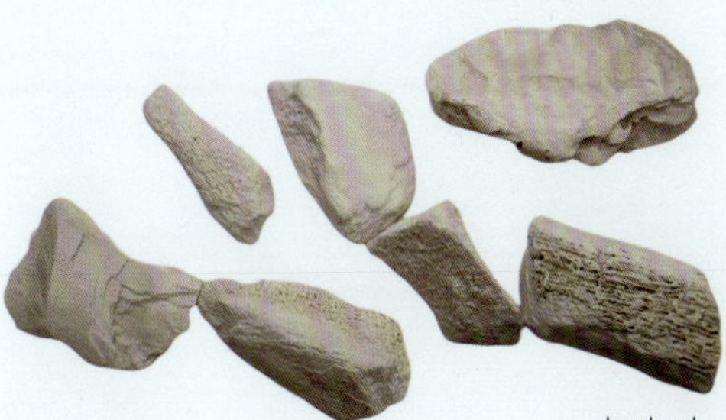

【来源】本品为鹿角去胶质的角块。春、秋二季生产，将骨化角熬去胶质，取出角块，干燥。

【药材（饮片）鉴别要点】本品呈长圆柱形或不规则的块状，大小不一。表面灰白色，显粉性，常具纵棱，偶见灰色或灰棕色斑点。体轻，质酥，断面外层较致密，白色或灰白色，内层有蜂窝状小孔，灰褐色或灰黄色。有吸湿性。气微，味淡，嚼之有黏牙感。

牡蛎

【来源】本品为牡蛎科动物长牡蛎 *Grassostrea gigas* (Thunberg)、大连湾牡蛎 *Grassostrea talienwhanensis* (Crosse) 或近江牡蛎 *Grassostrea ariakensis* (Wakiya) 的贝壳。全年均可捕捞，去肉，洗净，晒干。

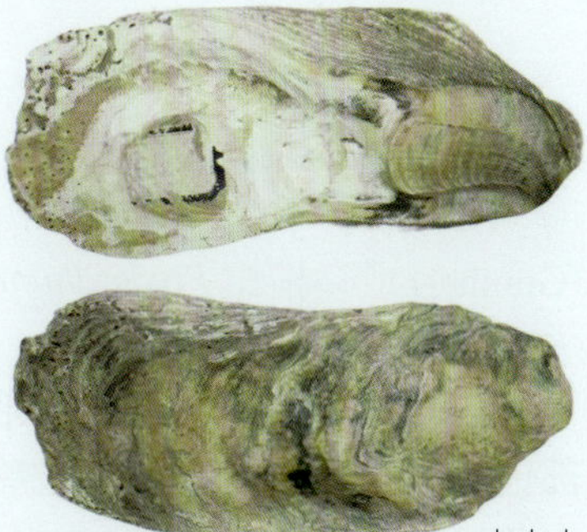

长牡蛎

【药材鉴别要点】

长牡蛎　呈长片状，背腹缘几平行，长 10～50cm，高 4～15cm。右壳较小，鳞片坚厚，层状或层纹状排列。壳外面平坦或具数个凹陷，淡紫色、灰白色或黄褐色；内面瓷白色，壳顶二侧无小齿。左壳凹陷深，鳞片较右壳粗大，壳顶附着面小。质硬，断面层状，洁白。气微，味微咸。

大连湾牡蛎 呈类三角形，背腹缘呈八字形。右壳外面淡黄色，具疏松的同心鳞片，鳞片起伏呈波浪状，内面白色。左壳同心鳞片坚厚，自壳顶部放射肋数个，明显，内面凹下呈盒状，铰合面小。

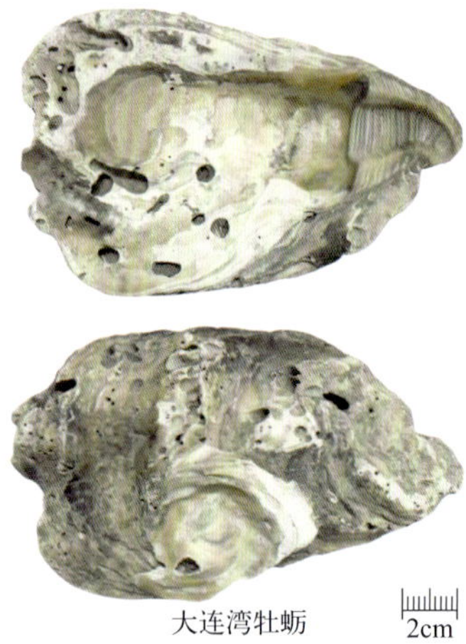

大连湾牡蛎

近江牡蛎 呈圆形、卵圆形或三角形等。右壳外面稍不平，有灰、紫、棕、黄等色，环生同心鳞片，幼体者鳞片薄而脆，多年生长后鳞片层层相叠，内面白色，边缘有的淡紫色。

【饮片鉴别要点】本品为不规则的碎块。白色。质硬，断面层状。气微，味微咸。

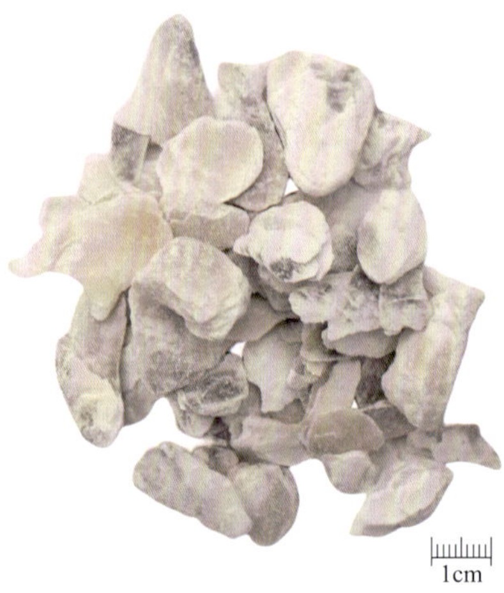

蛇蜕

【来源】本品为游蛇科动物黑眉锦蛇 *Elaphe taeniura* Cope、王锦蛇 *Elaphe carinata* (Günther) 或乌梢蛇 *Ptyas dhumnades*(Cantor) 等蜕下的干燥表皮膜。春末夏初或冬初收集，除去泥沙，干燥。

【药材鉴别要点】本品呈圆筒形，多压扁而皱缩，完整者形似蛇，长可达 1m 以上。背部银灰色或淡灰棕色，有光泽，鳞迹菱形或椭圆形，衔接处呈白色，略抽皱或凹下；腹部乳白色或略显黄色，鳞迹长方形，呈覆瓦状排列。体轻，质微韧，手捏有润滑感和弹性，轻轻搓揉，沙沙作响。气微腥，味淡或微咸。

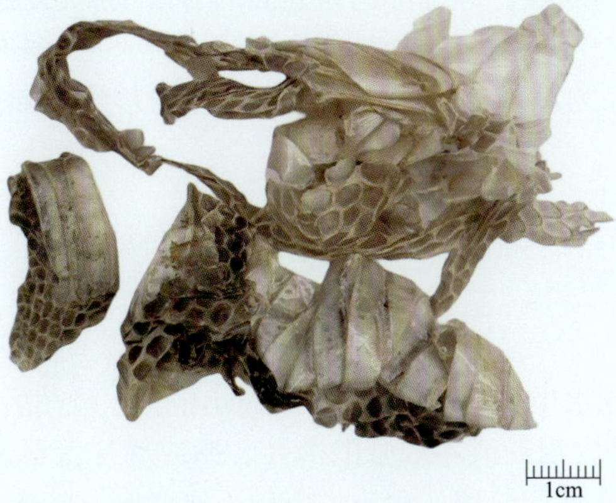

1cm

【饮片鉴别要点】本品呈圆筒形段状，其余特征同药材。

石决明

【来源】本品为鲍科动物杂色鲍 *Haliotis diversicolor* Reeve、皱纹盘鲍 *Haliotis discus hannai* Ino、羊鲍 *Haliotis ovina* Gmelin、澳洲鲍 *Haliotis ruber* Leach、耳鲍 *Haliotis asinina* Linnaeus 或白鲍 *Haliotis laevigata* Donovan 的贝壳。夏、秋二季捕捞，去肉，洗净，干燥。

【药材鉴别要点】

杂色鲍 呈长卵圆形，内面观略呈耳形，长 7 ～ 9cm，宽 5 ～ 6cm，高约 2cm。表面暗红色，有多数不规则的螺肋和细密生长线，螺旋部小，体螺部大，从螺旋部顶处开始向右排列有 20 余个疣状突起，末端 6 ～ 9 个开孔，孔口与壳面平。内面光滑，具珍珠样彩色光泽。壳较厚，质坚硬，不易破碎。气微，味微咸。

皱纹盘鲍 呈长椭圆形，长 8 ～ 12cm，宽 6 ～ 8cm，高 2 ～ 3cm。表面灰棕色，有多数粗糙而不规则的皱纹，生长线明显，常有苔藓类或石灰虫等附着物，末端 4 ～ 5 个开孔，孔口突出壳面，壳较薄。

羊鲍 近圆形，长 4 ～ 8cm，宽 2.5 ～ 6cm，高 0.8 ～ 2cm。壳顶位于近中部而高于壳面，螺旋部与体螺部各占 1/2，从螺旋部边缘有 2 行整齐的突起，尤以上部较为明显，末端 4 ～ 5 个开孔，呈管状。

澳洲鲍 呈扁平卵圆形，长 13 ～ 17cm，宽 11 ～ 14cm，高 3.5 ～ 6cm。表面砖红色，螺旋部约为壳面的 1/2，螺肋和生长线呈波状隆起，疣状突起 30 余个，末端 7 ～ 9 个开孔，孔口突出壳面。

耳鲍 狭长，略扭曲，呈耳状，长 5 ～ 8cm，宽 2.5 ～ 3.5cm，高约 1cm。表面光滑，具翠绿色、紫色及褐色等多种颜色形成的斑纹，螺旋部小，体螺部大，末端 5 ～ 7 个开孔，孔口与壳平，多为椭圆形，壳薄，质较脆。

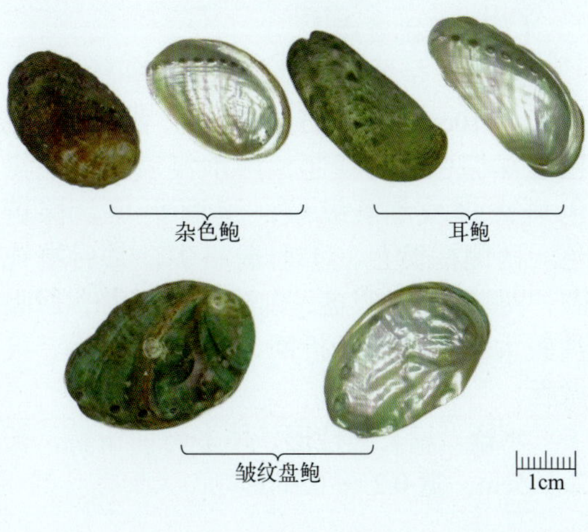

白鲍　呈卵圆形，长 11 ～ 14cm，宽 8.5 ～ 11cm，高 3 ～ 6.5cm。表面砖红色，光滑，壳顶高于壳面，生长线颇为明显，螺旋部约为壳面的 1/3，疣状突起 30 余个，末端 9 个开孔，孔口与壳平。

【饮片鉴别要点】本品为不规则的碎块。灰白色，有珍珠样彩色泽。质坚硬。气微，味微咸。

水牛角

【来源】本品为牛科动物水牛 *Bubalus bubalis* Linnaeus 的角。取角后，水煮，除去角塞，干燥。

【饮片鉴别要点】本品为粗粉或不规则的薄片。镑成薄片者多卷曲，表面黄白至棕黑色，色泽不均，可见弧状平行排列的纹理。角质，坚硬。气微腥，味淡。

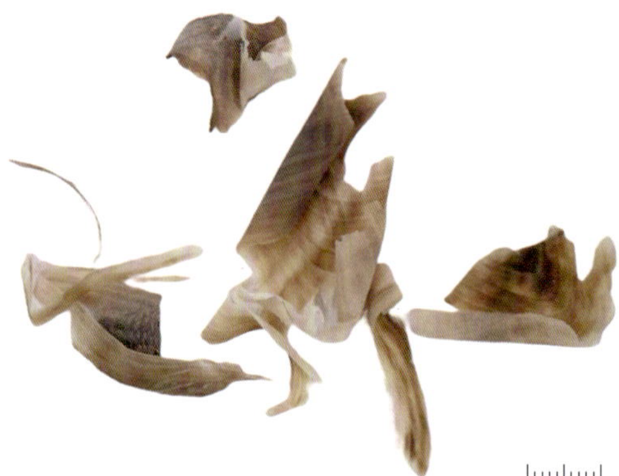

水蛭

【来源】本品为黄蛭科动物蚂蟥 *Whitmania pigra* Whitman、医蛭科动物水蛭 *Hirudo nipponica* Whitman 或黄蛭科动物柳叶蚂蟥 *Whitmania acranulata* Whitman 的干燥全体。夏、秋二季捕捉，用沸水烫死，晒干或低温干燥。

【药材鉴别要点】

蚂蟥　呈扁平纺锤形，有多数环节，长 4 ～ 10cm，宽 0.5 ～ 2cm。背部黑褐色或黑棕色，稍隆起，用水浸后，可见黑色斑点排成 5 条纵纹；腹面平坦，棕黄色。两侧棕黄色，①前端略尖，②后端钝圆，两端各具 1 吸盘，前吸盘不显著，后吸盘较大。质脆，易折断，断面胶质状。气微腥。

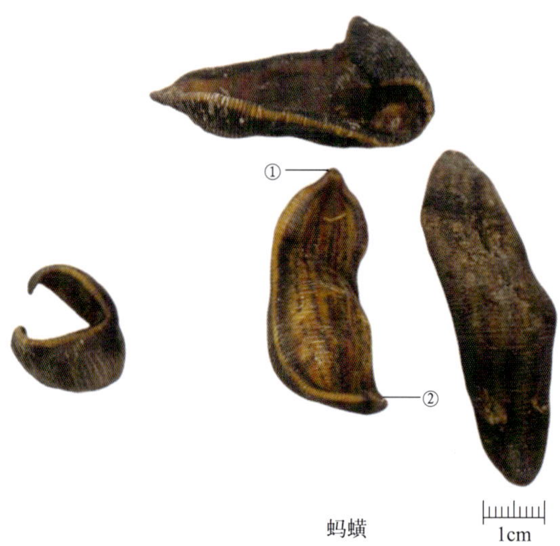

蚂蟥

水蛭　扁长圆柱形，体多弯曲扭转，长 2 ～ 5cm，宽 0.2 ～ 0.3cm。

柳叶蚂蟥 狭长而扁，长 5 ～ 12cm，宽 0.1 ～ 0.5cm。

【饮片鉴别要点】本品呈不规则的段状、扁块状或扁圆柱状。背部表面黑褐色，稍隆起，腹面棕褐色，均可见细密横环纹。切面灰白色至棕黄色，胶质状。质脆，气微腥。

土鳖虫

【来源】本品为鳖蠊科昆虫地鳖 *Eupolyphaga sinensis* Walker 或冀地鳖 *Polyphaga plancyi* Bolívar 的雌虫干燥体。捕捉后，置沸水中烫死，晒干或烘干。

【药材鉴别要点】

地鳖 呈扁平卵形，长 1.3 ～ 3cm，宽 1.2 ～ 2.4cm。前端较窄，后端较宽，背部紫褐色，具光泽，无翅，边缘可见不明显的黑色小点。①前胸背板较发达，盖住头部；②腹背板 9 节，呈覆瓦状排列。腹面红棕色，头部较小，有丝状触角 1 对，常脱落，③胸部有足 3 对，具细毛和刺。腹部有横环节。质松脆，易碎。气腥臭，味微咸。

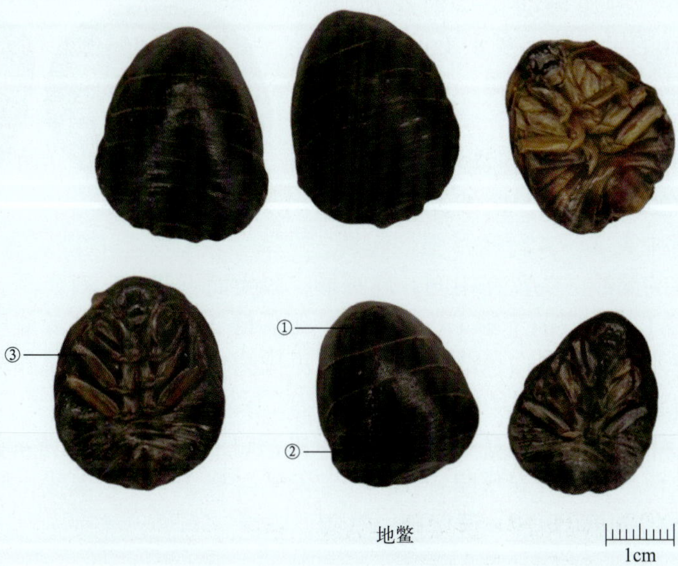

地鳖

冀地鳖 长 2.2 ～ 3.7cm，宽 1.4 ～ 2.5cm。背部黑棕色，通常在边缘带有淡黄褐色斑块及黑色小点。

【饮片鉴别要点】性状同药材。

瓦楞子

【来源】本品为蚶科动物毛蚶 *Scapharca kagoshimensis* (Tokunaga)、泥蚶 *Tegillarca granosa* (Linnaeus) 或魁蚶 *Scapharca broughtonii* Schrenck 的贝壳。秋、冬至次年春捕捞，洗净，置沸水中略煮，去肉，干燥。

【药材鉴别要点】

毛蚶 略呈三角形或扇形，长 4 ～ 5cm，高 3 ～ 4cm。壳外面隆起，有棕褐色茸毛或已脱落；①壳顶突出，向内卷曲；②自壳顶至腹面有延伸的放射肋 30 ～ 34 条。壳内面平滑，白色，壳缘有与壳外面直楞相对应的凹陷，铰合部具小齿1列。质坚。气微，味淡。

泥蚶 长2.5～4cm，高2～3cm。壳外面无棕褐色茸毛，放射肋18～21条，肋上有颗粒状突起。

魁蚶 长7～9cm，高6～8cm。壳外面放射肋42～48条。

【饮片鉴别要点】本品为不规则碎块或粉末。类白色、灰白色至灰黄色。较大碎块外表可见放射状肋线，有的可见棕褐色茸毛。气微，味淡。

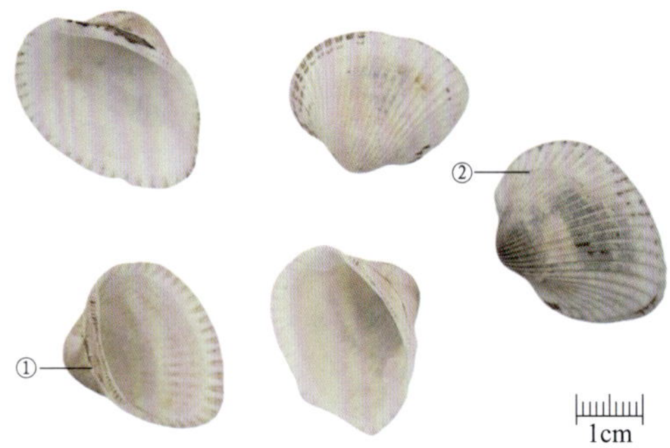

乌梢蛇

【来源】本品为游蛇科动物乌梢蛇 *Ptyas dhumnades* (Cantor) 的干燥体。多于夏、秋二季捕捉，剖开腹部或先剥皮留头尾，除去内脏，盘成圆盘状，干燥。

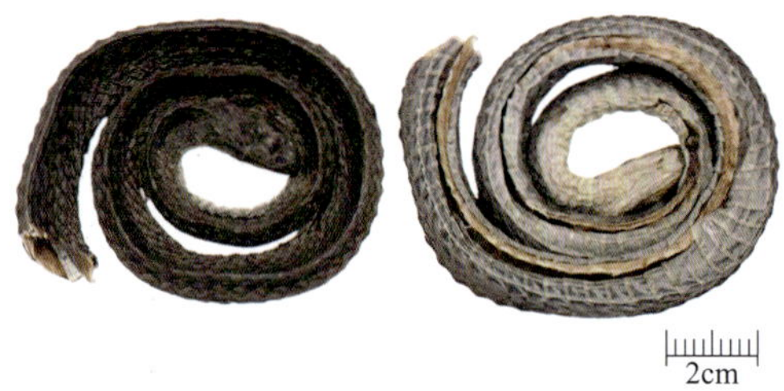

【药材鉴别要点】本品呈圆盘状，盘径约16cm。表面黑褐色或绿黑色，密被菱形鳞片；背鳞行数成双，背中央2～4行鳞片强烈起棱，形成两条纵贯全体的黑线。头盘在中间，扁圆形，眼大而下凹陷，有光泽。上唇鳞8枚，第4、5枚入眶，颊鳞1枚，眼前下鳞1枚，较小，眼后鳞2枚。脊部高耸成屋脊状。腹部剖开边缘向内卷曲，脊肌肉厚，黄白色或淡棕色，可见排列整齐的肋骨。尾部渐细而长，尾下鳞双行。剥皮者仅留头尾之皮鳞，中段较光滑。气腥，味淡。

【饮片鉴别要点】本品呈半圆筒状或圆槽状的段，长2～4cm，背部黑褐色或灰黑色，腹部黄白色或浅棕色，脊部隆起呈屋脊状，脊部两侧各有2～3条黑线，肋骨排列整齐，肉淡黄色或浅棕色。有的可见尾部。质坚硬，气腥，味淡。

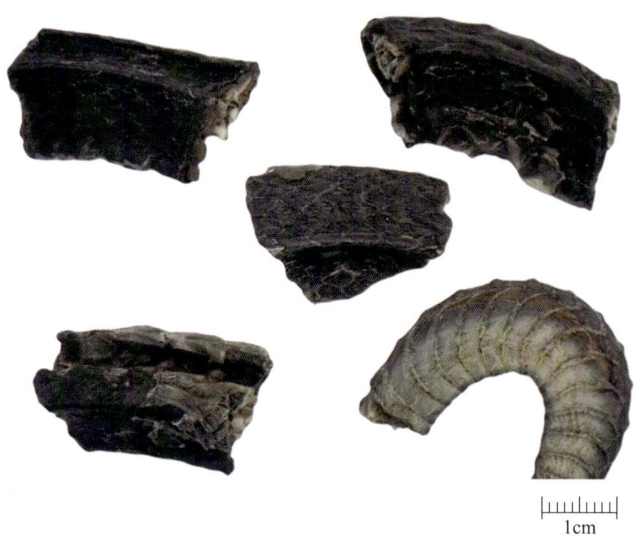

五倍子

【来源】本品为漆树科植物盐肤木 *Rhus chinensis* Mill.、青麸杨 *Rhus potaninii* Maxim. 或红麸杨 *Rhus punjabensis* Stew. Var. *sinica* (Diels) Rehd. et Wils. 叶上的虫瘿，主要由五倍子蚜 *Melaphis chinensis* (Bell) Baker 寄生而形成。秋季采摘，置沸水中略煮或蒸至表面呈灰色，杀死蚜虫，取出，干燥。按外形不同，分为“肚倍”和“角倍”。

【药材鉴别要点】

肚倍　呈长圆形或纺锤形囊状，长 2.5 ～ 9cm，直径 1.5 ～ 4cm。表面灰褐色或灰棕色，微有柔毛。质硬而脆，易破碎，断面角质样，有光泽，壁厚 0.2 ～ 0.3cm，内壁平滑，有黑褐色死蚜虫及灰色粉状排泄物。气特异，味涩。

角倍　呈菱形，具不规则的钝角状分枝，柔毛较明显，壁较薄。

【饮片鉴别要点】本品呈不规则碎片状。表面灰褐色或灰棕色，微有柔毛，内壁光滑。质硬而脆，断面角质样，有光泽。气特异，味涩。

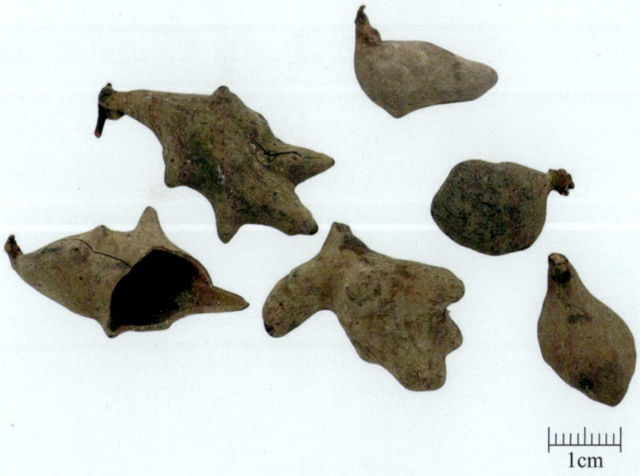

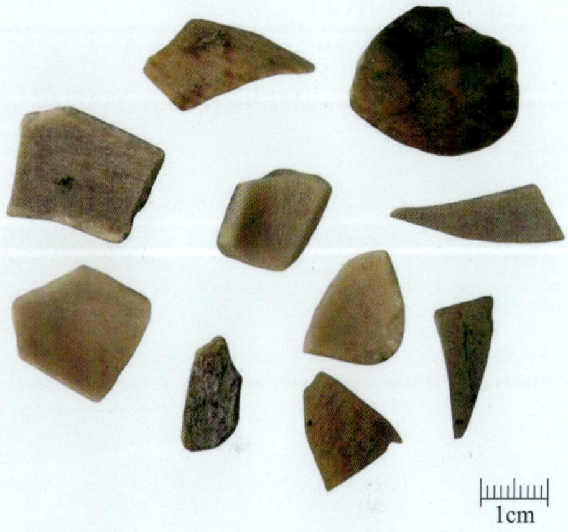

血余炭

【来源】本品为人发制成的炭化物。取头发，除去杂质，碱水洗去油垢，清水漂净，晒干，焖煅成炭，放凉。

【药材（饮片）鉴别要点】本品呈不规则块状，乌黑光亮，有多数细孔。体轻，质脆。用火烧之有焦发气，味苦。

八、矿物类

白矾

【来源】本品为硫酸盐类矿物明矾石族明矾石经加工提炼制成。主含含水硫酸铝钾［$KAl(SO_4)_2 \cdot 12H_2O$］。

【药材（饮片）鉴别要点】本品呈不规则的块状或粒状。无色或淡黄白色，透明或半透明。表面略平滑或凹凸不平，具细密纵棱，有玻璃样光泽。质硬而脆。气微，味酸、微甘而极涩。

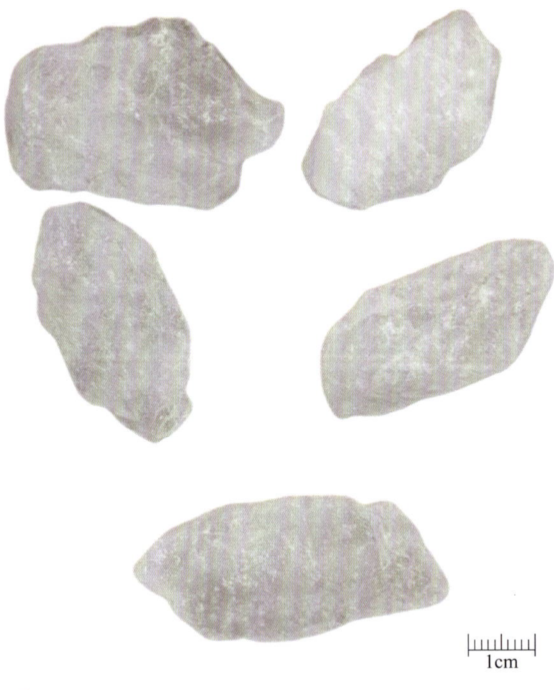

赤石脂

【来源】本品为硅酸盐类矿物多水高岭石族多水高岭石，主含四水硅酸铝［$Al_4(Si_4O_{10})(OH)_8 \cdot 4H_2O$］。采挖后，除去杂石。

【饮片鉴别要点】

煅赤石脂 本品为不规则条状或碎末。表面土红色、深红色或红褐色，无光泽，质硬而脆，易打碎。吸水性强。略具醋气，味淡，嚼之无沙粒感。

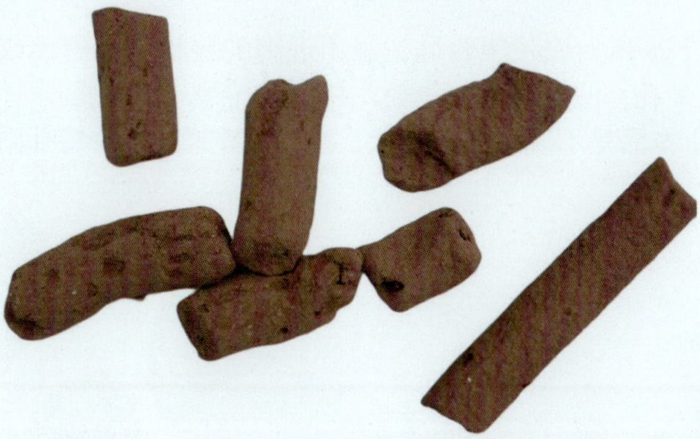

煅赤石脂 1cm

磁石

【来源】本品为氧化物类矿物尖晶石族磁铁矿，主含四氧化三铁 (Fe_3O_4)。采挖后，除去杂石。

【药材鉴别要点】本品为块状集合体，呈不规则块状，或略带方形，多具棱角。灰黑色或棕褐色，条痕黑色，具金属光泽。体重，质坚硬，断面不整齐。具磁性。有土腥气，味淡。

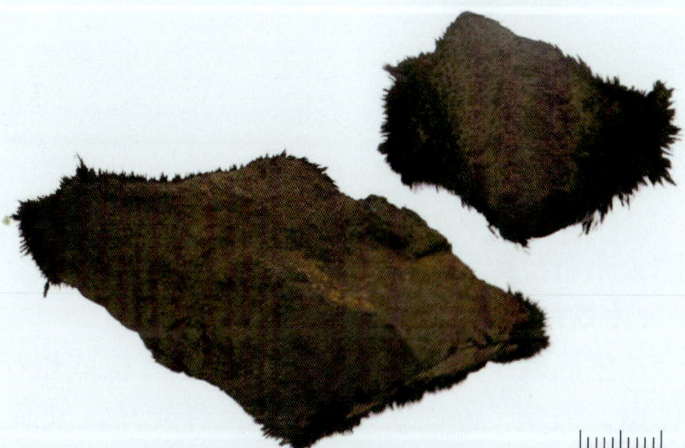

1cm

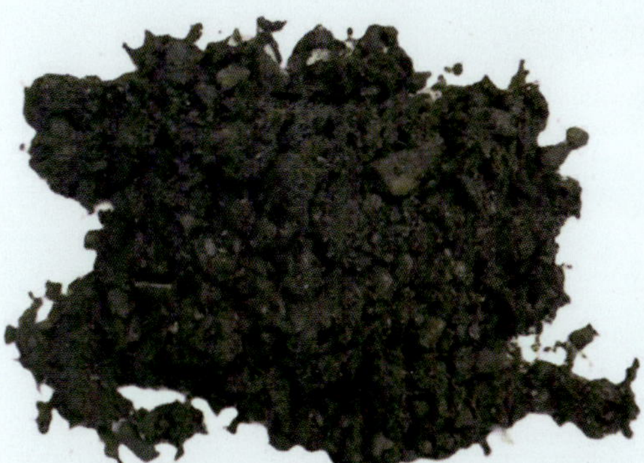

1cm

【饮片鉴别要点】本品为不规则的碎块。灰黑色或褐色，条痕黑色，具金属光泽。质坚硬。具磁性。有土腥气，味淡。

炉甘石

【来源】本品为碳酸盐类矿物方解石族菱锌矿，主含碳酸锌 ($ZnCO_3$)。采挖后，洗净，晒干，除去杂石。

【药材鉴别要点】本品为块状集合体，呈不规则的块状。灰白色或淡红色，表面粉性，无光泽，凹凸不平，多孔，似蜂窝状。体轻，易碎。气微，味微涩。

【饮片鉴别要点】本品呈不规则的碎块状，或带有碎末，其余特征同药材。

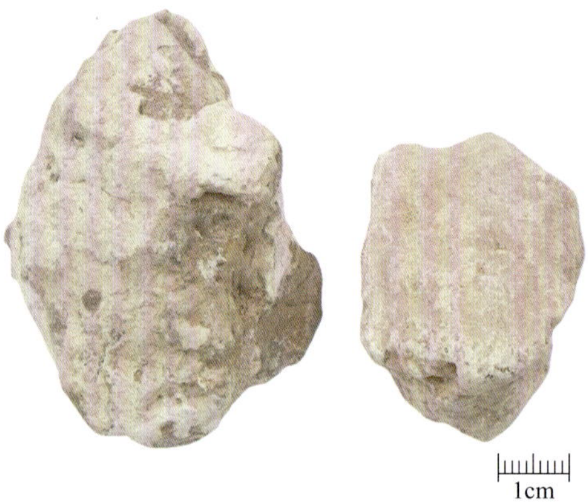

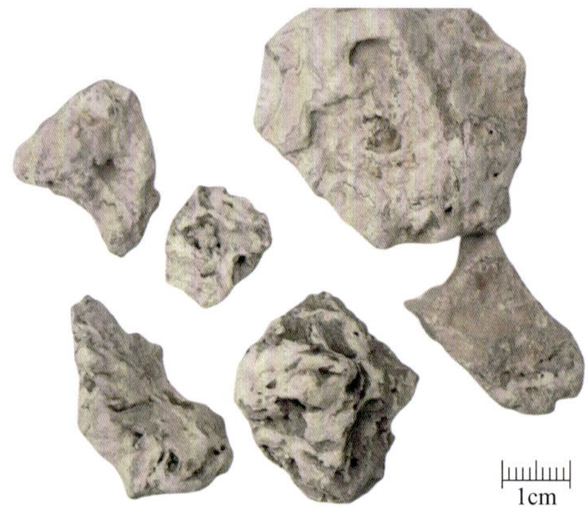

石膏

【来源】本品为硫酸盐类矿物硬石膏族石膏，主含含水硫酸钙 ($CaSO_4 \cdot 2H_2O$)，采挖后，除去杂石及泥沙。

【饮片鉴别要点】

生石膏　本品为不规则长条形碎块或粗粉。表面白色、灰白色或淡黄色，有的半透明。体重、质软，碎块纵断面具绢丝样光泽。气微，味淡。

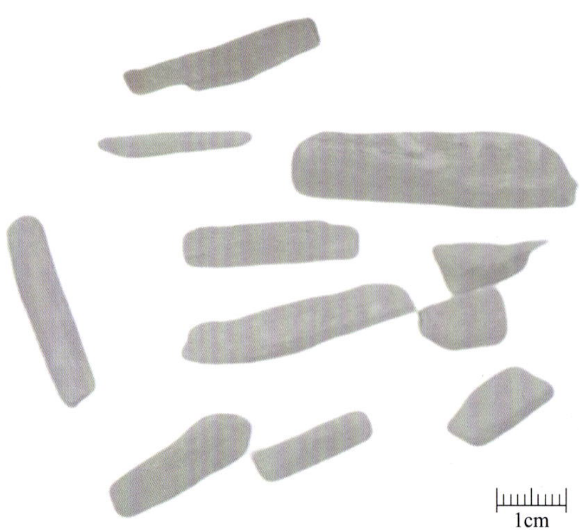

赭石

【来源】本品为氧化物类矿物刚玉族赤铁矿，主含三氧化二铁 (Fe_2O_3)。采挖后，除去杂石。

【饮片鉴别要点】本品为不规则块片状。暗棕红色或灰黑色，有的具有金属光泽，有的可见圆形突起或凹窝。体重，质硬，断面常见层叠状。气微，味淡。

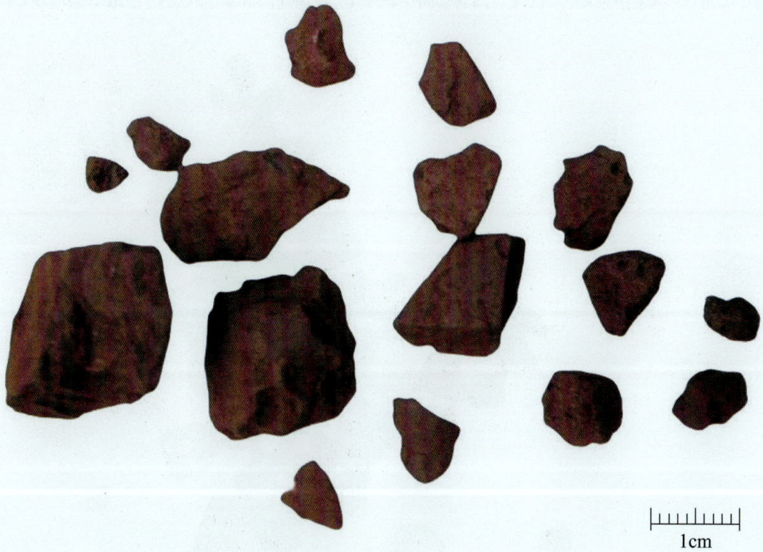

朱砂

【来源】本品为硫化物类矿物辰砂族辰砂，主含硫化汞（HgS）。采挖后，选取纯净者，用磁铁吸净含铁的杂质，再用水淘去杂石和泥沙。

【饮片鉴别要点】

朱砂粉　本品为朱红色极细粉末，体轻，以手指撮之无粒状物，以磁铁吸之，无铁末。气微，味淡。

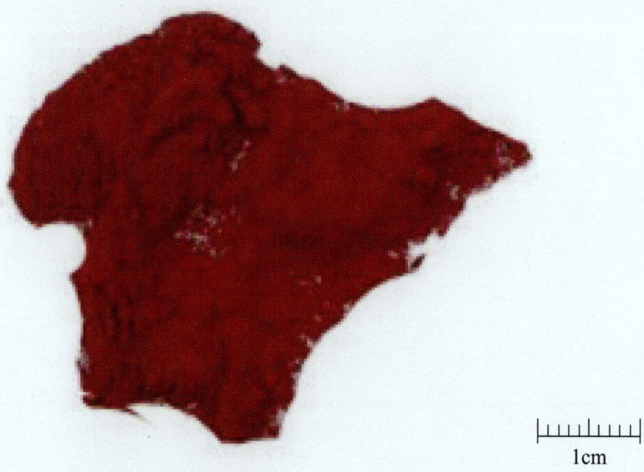

自然铜

【来源】本品为硫化物类矿物黄铁矿族黄铁矿，主含二硫化铁 (FeS_2)。采挖后，除去杂石。

【药材（饮片）鉴别要点】本品晶形多为立方体，集合体呈致密块状。表面亮淡黄色，有金属光泽；有的黄棕色或棕褐色，无金属光泽。具条纹，条痕绿黑色或棕红色。体重，质坚硬或稍脆，易砸碎，断面黄白色，有金属光泽；或断面棕褐色，可见银白色亮星。

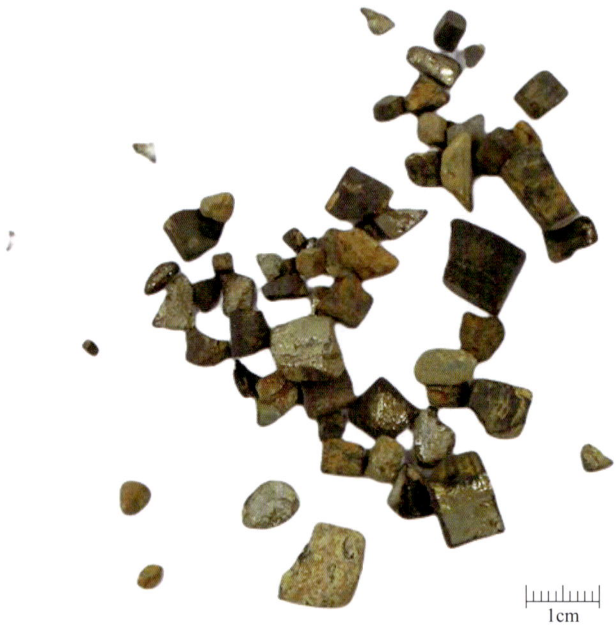

九、菌类、树脂类及其他类

茯苓

【来源】本品为多孔菌科真菌茯苓 *Poria cocos* (Schw.) Wolf 的干燥菌核。多于 7 ～ 9 月采挖，挖出后除去泥沙，堆置“发汗”后，摊开晾至表面干燥，再“发汗”，反复数次至现皱纹、内部水分大部散失后，阴干，称为“茯苓个”；或将鲜茯苓按不同部位切制，阴干，分别称为“茯苓块”和“茯苓片”。

【饮片鉴别要点】

茯苓　为去皮后切制的茯苓，呈立方块状或方块状厚片，大小不一。白色、淡红色或淡棕色。体重，质坚实，断面颗粒性，有的具裂隙。气微，味淡，嚼之粘牙。

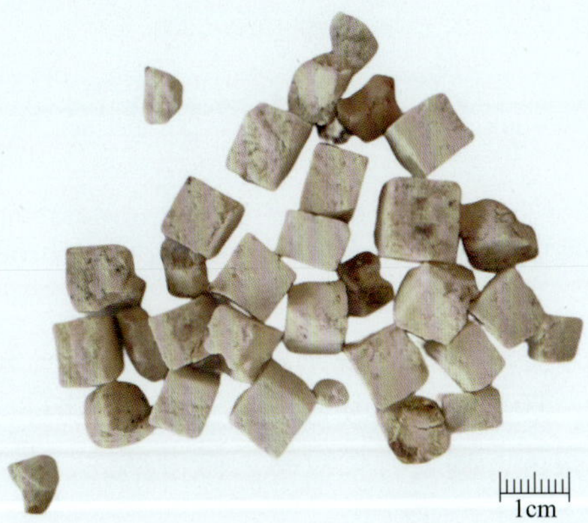

伪品　本品为淀粉和碳酸盐混合加工制成。多呈方块状，表面白色，质坚实，断面不显颗粒型，嚼之不粘牙。

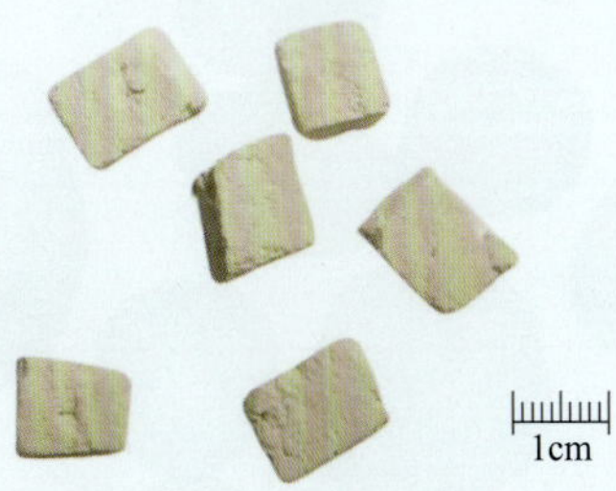

附注：此种伪品显微鉴别可见大量淀粉粒和不规则块状结晶，滴加碘化钾碘试液变为深蓝色。

猪苓

【来源】本品为多孔菌科真菌猪苓 *Polyporus umbellatus* (Pers.) Fries 的干燥菌核。春、秋二季采挖，除去泥沙，干燥。

【药材鉴别要点】

本品呈条形、类圆形或扁块状，有的有分枝，长5～25cm，直径2～6cm。①表面黑色、灰黑色或棕黑色，皱缩或有瘤状突起。体轻，质硬，②断面类白色或黄白色，略呈颗粒状。气微，味淡。

【饮片鉴别要点】本品呈类圆形或不规则的厚片。外表皮黑色或棕黑色，皱缩。切面类白色或黄白色，略呈颗粒状。气微，味淡。

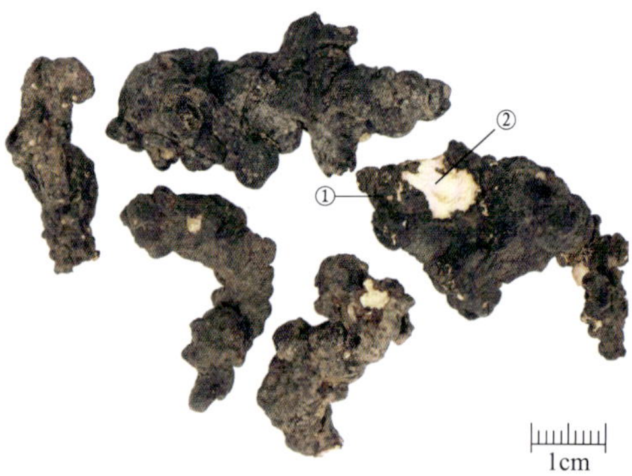

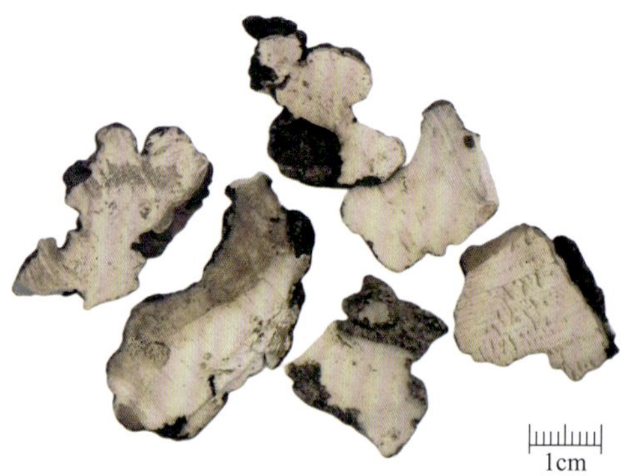

雷丸

【来源】本品为白磨科真菌雷丸 *Omphalia lapidescens* Schroet. 的干燥菌核。秋季采挖，洗净，晒干。

【药材鉴别要点】本品为类球形或不规则团块，直径1～3cm。表面黑褐色或棕褐色，有略隆起的不规则网状细纹。质坚实，不易破裂，断面不平坦，白色或浅灰黄色，常有黄白色大理石样纹理。气微，味微苦，嚼之有颗粒感，微带黏性，久嚼无渣。

附注：断面色褐呈角质样者，不可供药用。

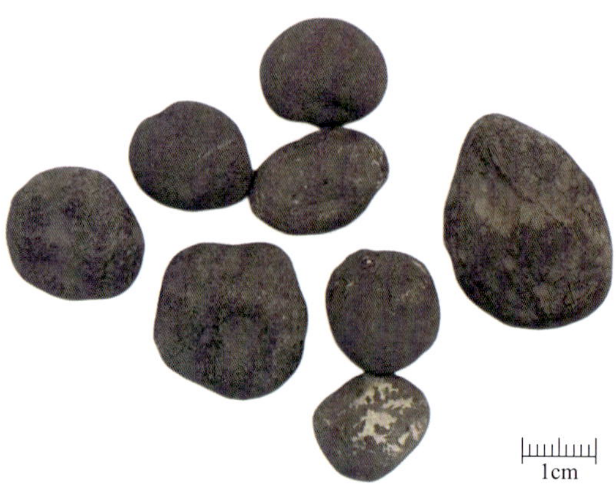

马勃

【来源】本品为灰包科真菌脱皮马勃 *Lasiosphaera fenzlii* Reich.、大马勃 *Calvatia gigantea* (Batsch ex Pers.) Lloyd 或紫色马勃 *Calvatia lilacina* (Mont. et Berk.) Lloyd 的干燥子实体。夏、秋二季子实体成熟时及时采收，除去泥沙，干燥。

【药材鉴别要点】

脱皮马勃 呈扁球形或类球形，无不孕基部，直径 15 ～ 20cm。包被灰棕色至黄褐色，纸质，常破碎呈块片状，或已全部脱落。孢体灰褐色或浅褐色，紧密，有弹性，用手撕之，内有灰褐色棉絮状的丝状物。触之则孢子呈尘土样飞扬，手捻有细腻感。臭似尘土，无味。

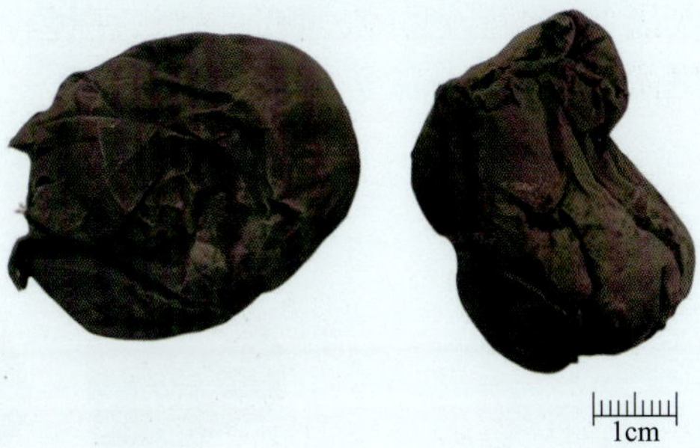

大马勃 不孕基部小或无。残留的包被由黄棕色的膜状外包被和较厚的灰黄色的内包被所组成，光滑，质硬而脆，成块脱落。孢体浅青褐色，手捻有润滑感。

紫色马勃 呈陀螺形，或已压扁呈扁圆形，直径 5 ～ 12cm，不孕基部发达。包被薄，两层，紫褐色，粗皱，有圆形凹陷，外翻，上部常裂成小块或已部分脱落。孢体紫色。

【饮片鉴别要点】为不规则小块，其余同药材。

阿魏

【来源】本品为伞形科植物新疆阿魏 *Ferula sinkiangensis* K. M. Shen 或阜康阿魏 *Ferula fukanensis* K. M. Shen 的树脂。春末夏初盛花期至初果期，分次由茎上部往下斜割，收集渗出的乳状树脂，阴干。

【药材（饮片）鉴别要点】本品呈不规则的块状和脂膏状。颜色深浅不一，表面蜡黄色至棕黄色。块状者体轻，质地似蜡，断面稍有孔隙；新鲜切面颜色较浅，放置后色渐深。脂膏状者黏稠，灰白色。具强烈而持久的蒜样特异臭气，味辛辣，嚼之有灼烧感。

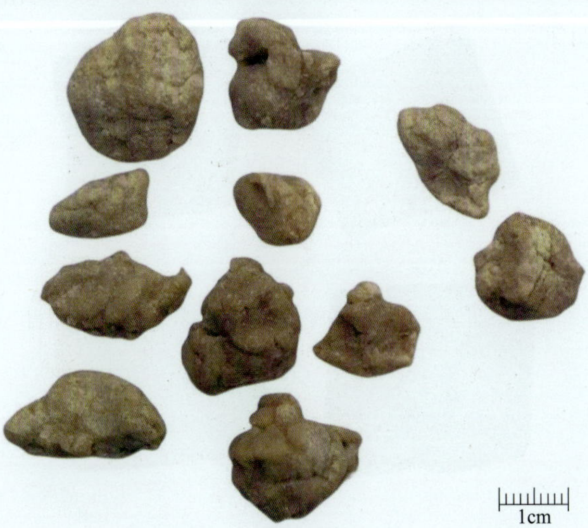

安息香

【来源】本品为安息香科植物白花树 *Styrax tonkinensis* (Pierre) Craib ex Hart. 的干燥树脂。树干经自然损伤或于夏、秋二季割裂树干，收集流出的树脂，阴干。

【药材（饮片）鉴别要点】本品为不规则的小块，稍扁平，常黏结成团块。表面橙黄色，具蜡样光泽（自然出脂）；或为不规则的圆柱状、扁平块状。表面灰白色至淡黄白色（人工割脂）。质脆，易碎，断面平坦，白色，放置后逐渐变为淡黄棕色至红棕色。加热则软化熔融。气芳香，味微辛，嚼之有沙粒感。

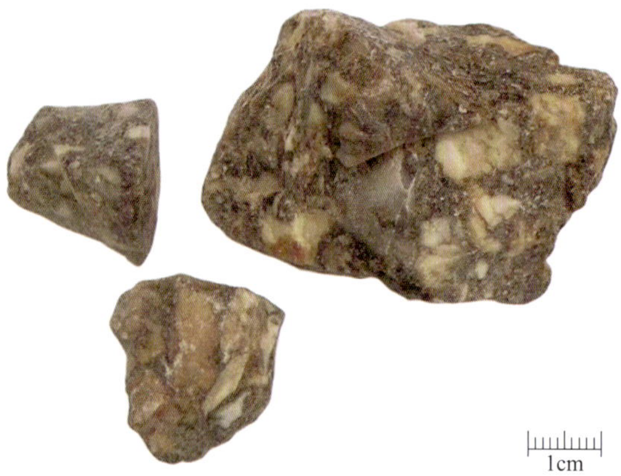

儿茶

【来源】本品为豆科植物儿茶 *Acacia catechu* (L. f.) Willd. 的去皮枝、干的干燥煎膏。冬季采收枝、干，除去外皮，砍成大块，加水煎煮，浓缩，干燥。

【药材（饮片）鉴别要点】本品呈方形或不规则块状，大小不一。表面棕褐色或黑褐色，光滑而稍有光泽。质硬，易碎，断面不整齐，具光泽，有细孔，遇潮有黏性。气微，味涩、苦，略回甜。

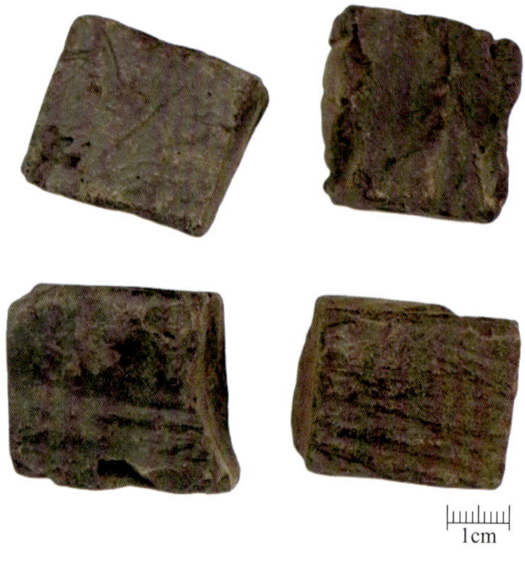

干漆

【来源】本品为漆树科植物漆树 *Toxicodendron vernicifluum* (Stokes) F. A. Barkl. 的树脂经加工后的干燥品。一般收集盛漆器具底留下的漆渣，干燥。

【药材鉴别要点】本品呈不规则块状，黑褐色或棕褐色，表面粗糙，有蜂窝状细小孔洞或呈颗粒状。质坚硬，不易折断，断面不平坦。具特殊臭气。

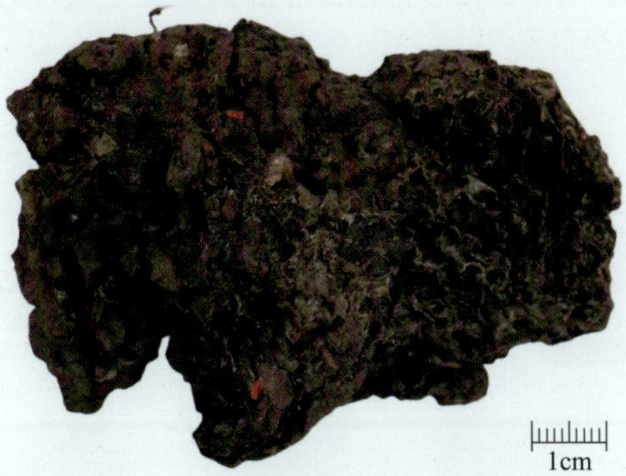

没药

【来源】本品为橄榄科植物地丁树 *Commiphora myrrha* Engl. 或哈地丁树 *Commiphora molmol* Engl. 的干燥树脂。分为天然没药和胶质没药。

【药材鉴别要点】

天然没药 呈不规则颗粒性团块，大小不等，大者直径达 6cm。表面黄棕色或红棕色，近半透明，部分呈棕黑色，被有黄色粉尘。质坚脆，破碎面不整齐，无光泽。有特异香气，味苦而微辛。

胶质没药 呈不规则块状和颗粒，多黏结成大小不等的团块，大者直径达 6cm，表面棕黄色至棕褐色，不透明，质坚实或疏松，有特异香气，味苦而有黏性。

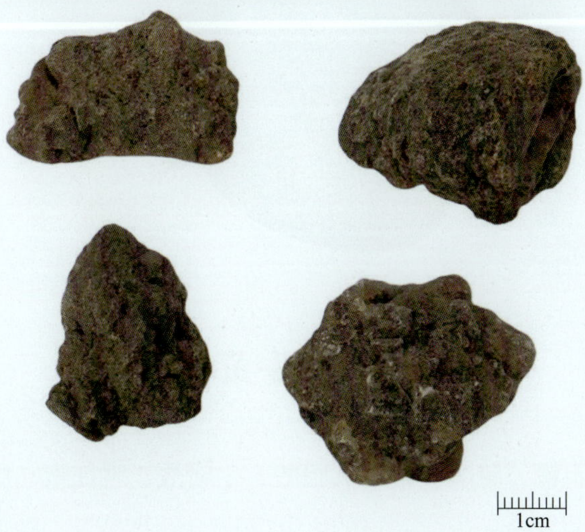

乳香

【来源】本品为橄榄科植物乳香树 *Boswellia carterii* Birdw. 及同属植物 *Boswellia bhaw-dajiana* Birdw. 树皮渗出的树脂。分为索马里乳香和埃塞俄比亚乳香，每种乳香又分为乳香珠和原乳香。

【药材鉴别要点】本品呈长卵形滴乳状、类圆形颗粒或粘合成大小不等的不规则块状物。大者长达 2cm（乳香珠）或 5cm（原乳香）。表面黄白色，半透明，被有黄白色粉末，久存则颜色加深。质脆，遇热软化。破碎面有玻璃样或蜡样光泽。具特异香气，味微苦。

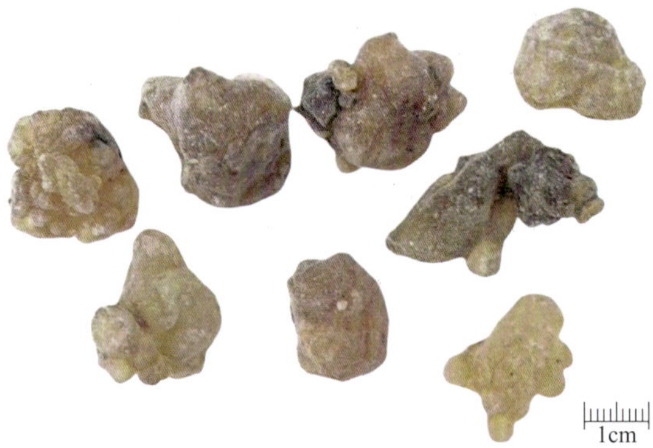

血竭

【来源】本品为棕榈科植物麒麟竭 *Daemonorops draco* Bl. 果实渗出的树脂经加工制成。

【药材鉴别要点】本品略呈类圆四方形或方砖形，表面暗红，有光泽，附有因摩擦而成的红粉。质硬而脆，破碎面红色，研粉为砖红色。气微，味淡。在水中不溶，在热水中软化。

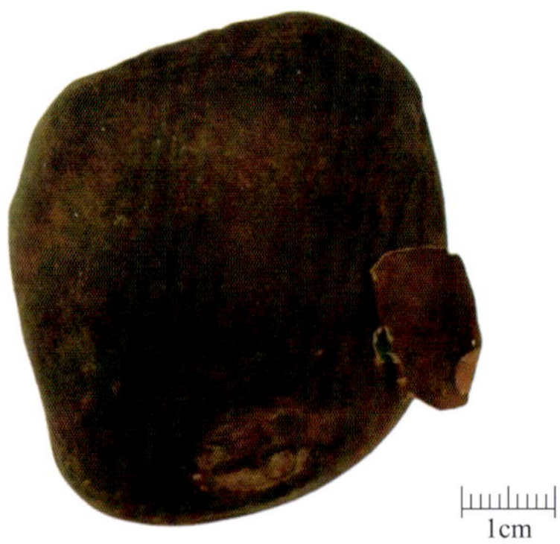

人工牛黄

【来源】本品由牛胆粉、胆酸、猪去氧胆酸、牛磺酸、胆红素、胆固醇、微量元素等加工制成。

【药材（饮片）鉴别要点】本品为黄色疏松粉末。味苦，微甘。

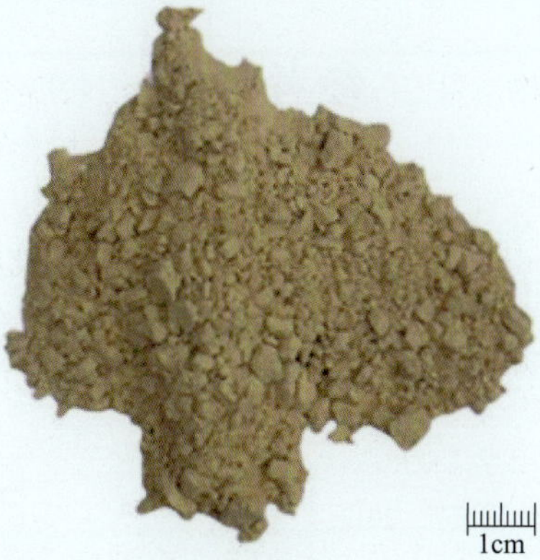

海金沙

【来源】本品为海金沙科植物海金沙 *Lygodium japonicum* (Thunb.) Sw. 的干燥成熟孢子。秋季孢子未脱落时采割藤叶，晒干，搓揉或打下孢子，除去藤叶。

【药材（饮片）鉴别要点】本品呈粉末状，棕黄色或浅棕黄色。体轻，手捻有光滑感，置手中易由指缝滑落。气微，味淡。

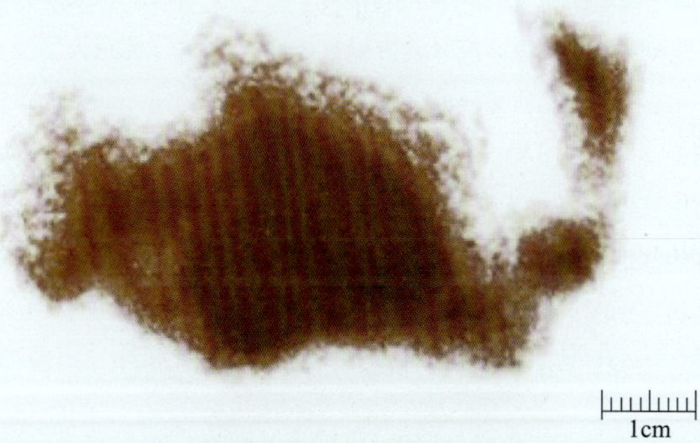

掺伪品 本品为海金沙掺有部分红砖粉或沙石粉。呈浅棕黄色。体稍重，手捻有涩感，置手中不易由指缝滑落。需进行显微鉴别或灰分实验佐证。

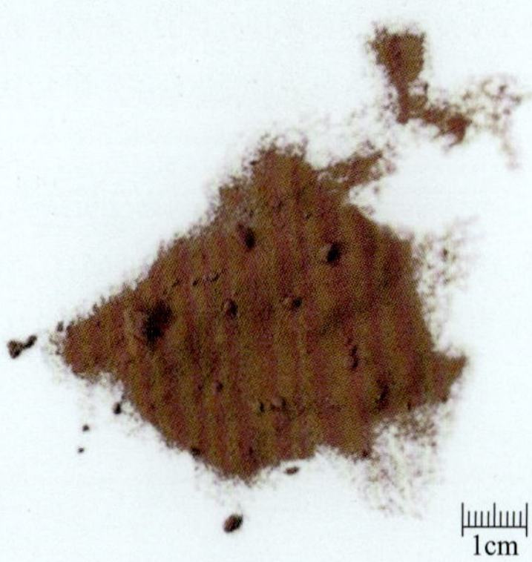

参考文献

[1] 国家药典委员会 . 中华人民共和国药典 . 北京 : 中国医药科技出版社 , 2025.

[2] 肖培根 . 新编中药志 : 第一卷 . 北京 : 化学工业出版社 , 2002.

[3] 肖培根 . 新编中药志 : 第二卷 . 北京 : 化学工业出版社 , 2002.

[4] 肖培根 . 新编中药志 : 第三卷 . 北京 : 化学工业出版社 , 2002.

[5] 肖培根 . 新编中药志 : 第四卷 . 北京 : 化学工业出版社 , 2002.

[6] 蔡少青 . 生药学 . 6 版 . 北京 : 人民卫生出版社 , 2012.

[7] 李萍 . 生药学 . 北京 : 中国医药科技出版社 , 2012.

[8] 李家实 . 中药鉴定学 . 上海 : 上海科学技术出版社 , 1995.

[9] 陈代贤 , 郭月秋 . 中药真伪质量快速影像检定 : 上册 . 北京 : 人民卫生出版社 , 2012.

[10] 陈代贤 , 郭月秋 . 中药真伪质量快速影像检定 : 下册 . 北京 : 人民卫生出版社 , 2017.

[11] 徐国钧 , 徐珞珊 . 常用中药材品种整理和质量研究（南方协作组第一册）. 福州 : 福建科学技术出版社 , 1994.

[12] 徐国钧 , 徐珞珊 . 常用中药材品种整理和质量研究（南方协作组第二册）. 福州 : 福建科学技术出版社 , 1997.

[13] 徐国钧 , 徐珞珊 , 王峥涛 . 常用中药材品种整理和质量研究（南方协作组第三册）. 福州 : 福建科学技术出版社 , 1999.

[14] 徐国钧 , 徐珞珊 , 王峥涛 . 常用中药材品种整理和质量研究（南方协作组第四册）. 福州 : 福建科学技术出版社 , 2001.

[15] 楼之岑 , 秦波 . 常用中药材品种整理和质量研究（北方编第 1 册）. 北京 : 北京大学医学出版社 , 1995.

[16] 楼之岑 , 秦波 . 常用中药材品种整理和质量研究（北方编第 2 册）. 北京 : 北京大学医学出版社 , 1995.

[17] 楼之岑 , 秦波 . 常用中药材品种整理和质量研究（北方编第 3 册）. 北京 : 北京大学医学出版社 , 1996.

[18] 蔡少青 , 李胜华 . 常用中药材品种整理和质量研究（北方编第 4 册）. 北京 : 北京大学医学出版社 , 2001.

[19] 张继 . 中国中药材及饮片真伪鉴别图典（第一册）. 广州 : 广东科技出版社 , 2021.

[20] 张继 . 中国中药材及饮片真伪鉴别图典（第二册）. 广州 : 广东科技出版社 , 2021.

[21] 张继 . 中国中药材及饮片真伪鉴别图典（第三册）. 广州 : 广东科技出版社 , 2021.

[22] 张继 . 中国中药材及饮片真伪鉴别图典（第四册）. 广州 : 广东科技出版社 , 2022.

[23] 张萍 , 郭晓晗 , 金红宇 , 等 . 2022 年全国中药材及饮片质量分析概况 [J]. 中国现代中药 , 2023, 25 (10): 2046-2054+2045.

[24] 冯贞 , 崔宇宏 , 李民生 , 等 . 防风药材及饮片质量控制和评价思路 [J]. 中国现代中药 , 2021, 23(10): 1686-1691.

[25] 张军 , 苏本正 , 戴衍朋 , 等 . 基于市售柴胡饮片质量考察的质量控制标准提升及真伪鉴别研究 [J]. 中华中医药杂志 , 2021, 36(10): 6172-6177.

[26] 周燕燕 , 郭禅英 , 蔡彩敏 . 北柴胡、南柴胡及藏柴胡的鉴别分析 [J]. 海峡药学 , 2019, 31(11): 59-62.

[27] 杨燕梅 , 郑学东 , 王海涛 , 等 . 白头翁、漏芦及甘肃白头翁的生药鉴别研究 [J]. 中国现代应用药学 , 2020, 37(12): 1459-1462.

[28] 张璐 , 田静 , 尹萌 , 等 . 白头翁药材及其混伪品的鉴别研究 [J]. 药物分析杂志 , 2020, 40(10): 1808-1819.

[29] 黄巧巧 . 茜草与大叶茜草比较鉴别 [J]. 实用中医药杂志 , 2013, 29(1): 66.

[30] 罗婧 , 康帅 , 苏畅 , 等 . 砂仁及其近似基原品种的生药学鉴别与数字化研究 [J]. 药物分析杂志 , 2021, 41(8): 1316-1325.